肝脏疾病
饮食营养一本通

求医不如求己 养生别养病

王洪磊◎编著

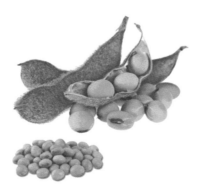

天津出版传媒集团

天津科学技术出版社

图书在版编目（CIP）数据

肝脏疾病饮食营养一本通 / 王洪磊编著 . -- 天津：天津科学技术出版社，2022.7
ISBN 978-7-5742-0148-4

Ⅰ . ①肝… Ⅱ . ①王… Ⅲ . ①肝疾病—食物疗法
Ⅳ . ① R247.1

中国版本图书馆 CIP 数据核字 (2022) 第 112362 号

肝脏疾病饮食营养一本通
GANZANG JIBING YINSHI YINGYANG YIBENTONG

责任编辑：孟祥刚
责任印制：兰　毅
出　　版：天津出版传媒集团
　　　　　天津科学技术出版社
地　　址：天津市西康路 35 号
邮　　编：300051
电　　话：（022）2332490
网　　址：www.tjkjcbs.com.cn
发　　行：新华书店经销
印　　刷：三河市同力彩印有限公司

开本 710×1000　1/16　印张 16　字数 200 000
2022 年 8 月第 1 版　第 1 次印刷
定价：48.00 元

序言

"肝者，在脏为肝，在腑为胆，在体主筋，开窍于目。"由此可见，人体很多器官组织都与肝脏有关，很多疾病也都与肝脏有关，如肝炎、胆囊炎、胆道感染、胆石症等肝胆疾病，肋间神经痛、三叉神经痛等神经系统疾病，肝阳上亢导致的头痛、高血压，以及近视、青光眼、泪囊炎等眼部疾病。从这个意义上来说，肝好，身体就好。

作为人体内重要的排毒、解毒的器官，肝脏在保障人体健康方面起着至关重要的作用，但在当今社会，各种肝脏疾病却越来越严重地威胁着人们的身体健康。每年，全球因病毒性肝炎导致死亡的人口约为 100 万。乙肝病毒和丙肝病毒则是全世界肝癌的主要病因，占总病例数的 78%。全球每 3 个人中就有将近 1 人感染乙肝病毒（约 20 亿人），而每 12 个人中就有 1 人的生活与慢性乙型肝炎或慢性乙肝病毒感染相伴。

我国是肝脏疾病的高发区，出现这种状况的原因，一方面是人们对肝病知识的缺乏，另一方面是大家还没有完全意识到肝病对人类健康的危害性。过去，人们一直认为肝病是由饮酒引起的，然而，近年来的医学研究发现，饮酒只是引发各种肝病的原因之一，导致肝病的原因还有很多，所以，对于肝病，我们应引起重视。

所谓"疾病三分治，七分养"，为了让广大读者能够了解肝病，科学掌握肝病的饮食调养方法，本书从饮食调理入手，告诉读者肝脏疾病适宜吃什么食物，不宜吃什么食物，以及常见保肝养肝的中药材、养肝食疗方，并在第一章介绍肝脏和肝病的一些常识，如肝脏的构造、作用以及肝病相关名词，让大家了解一些与肝病相关的常识。另外，我们精心整理出多种能辅助调养肝病的食材，并对这些食材的别名、适用量、性味归经、调理关键词、食疗作用、选购保存、搭配宜忌和应用指南等内容进行了介绍，并推荐了调理吃法。同时给出了饮食调养原则和日常保健注意事项，让肝病患者能从中受益。

本书结构简单，介绍的有关肝病的知识非常丰富，衷心希望能对肝脏疾病患者提供一定的帮助。祝愿各位肝脏疾病患者早日康复！

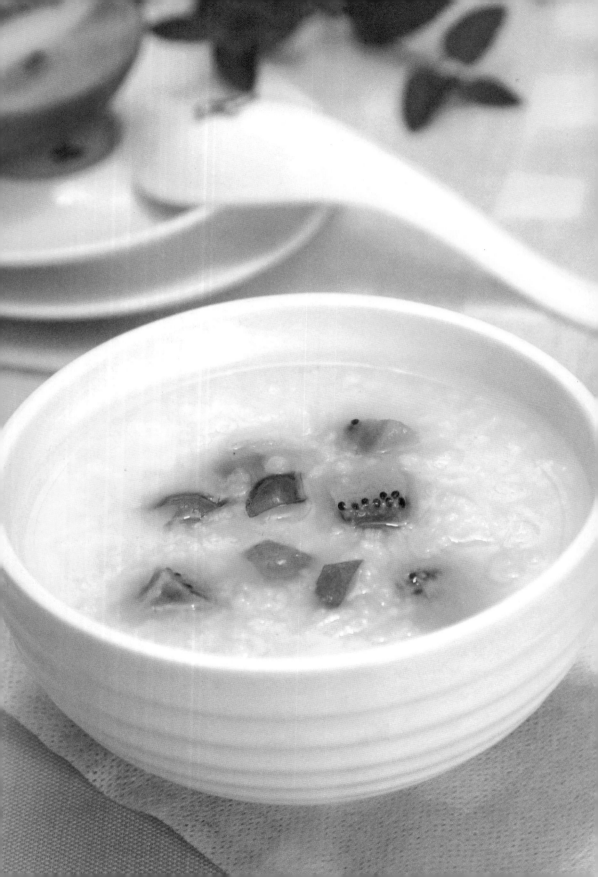

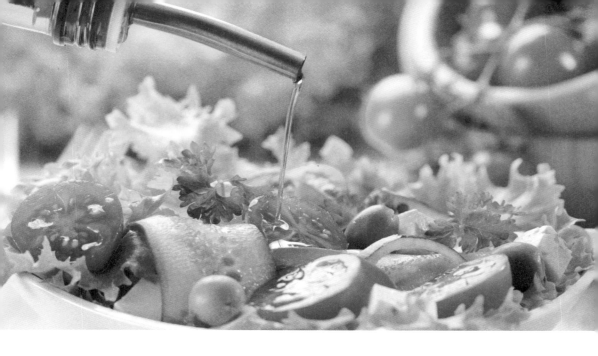

目录

第二章　七大肝病的防治与饮食调养

第三章 | 肝脏疾病患者宜吃的食物

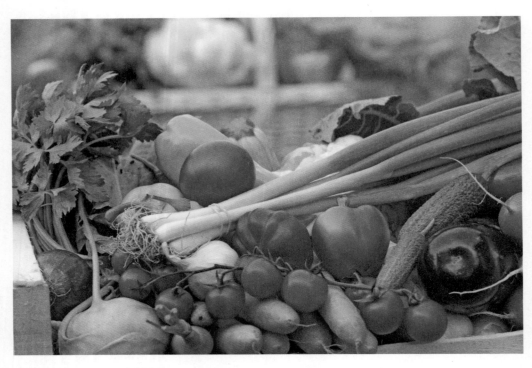

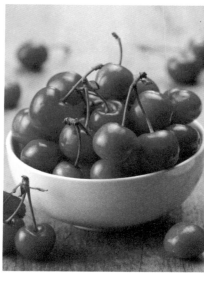

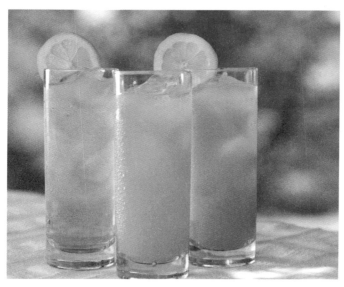

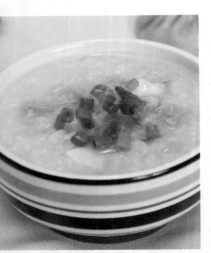

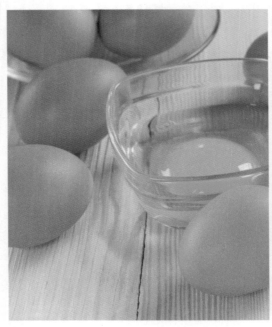

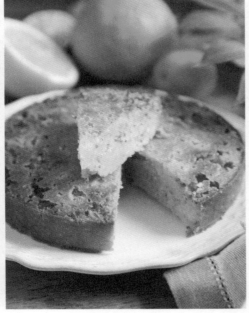

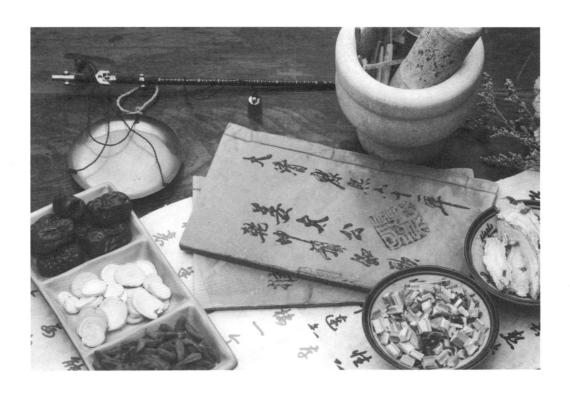

第四章 | 36 种保肝养肝中药材

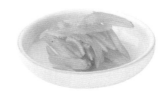

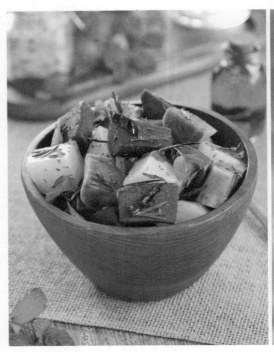
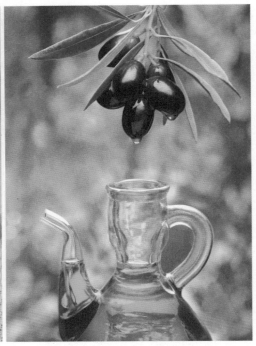

第五章 | 44 道保肝养肝食疗方

第六章　肝病患者忌食的 48 种食物

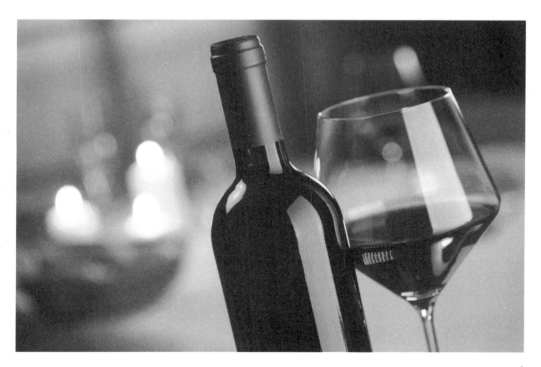

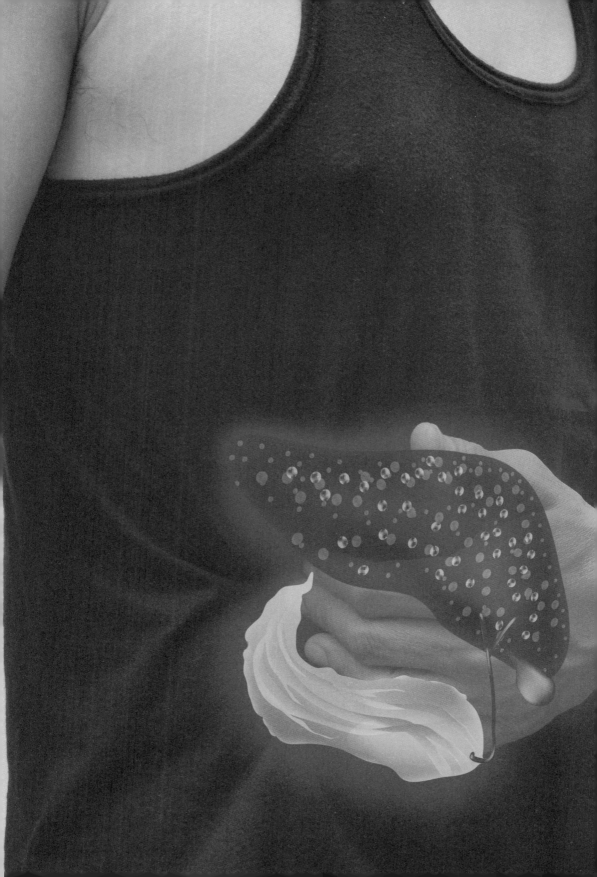

第一章

肝病是人类健康的隐形杀手

　　肝脏是人体的重要器官，在保证人体健康方面起着至关重要的作用，但随着食品安全、环境安全等问题频发，人们的健康正逐渐受到各种各样的威胁，肝脏作为人体重要的器官之一，保护好肝脏，也就是保护了全身的健康。

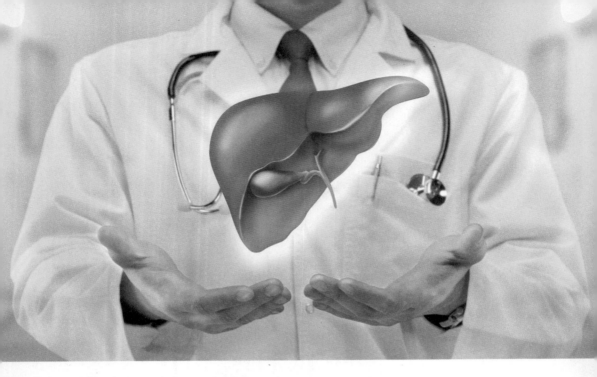

认识我们的肝脏

肝脏是人体物质代谢的主要器官之一，对维持机体的正常生理活动具有重要作用。要防治肝脏疾病，首先要认识我们的肝脏，了解肝脏的构造和作用。

肝脏在人体中的位置

肝脏是具有解毒、合成、代谢、排泄和调节血液流量等功能的一个重要人体器官，它"深藏"在人体右腹腔深部、横膈膜下面，外观呈楔形，分为左右两叶，右叶宽大而厚，左叶窄小而薄。肝脏位于腹腔上部右侧，几乎占据了全部的右季肋区、大部分腹上区和小部分左季肋区。肝上界后方平第 8 胸椎，在右侧腋中线平第 6 肋骨，在右锁骨中线与第 4 肋间隙或第 5 肋骨等高；肝下界在右锁骨中线的右侧，肝下缘与右肋弓大体一致，故体检时，肋弓下不能触及肝脏。正常时在右肋缘下不易触及肝下界。如果肝上界的位置正常，成人若在右肋缘下能触及肝脏，则为病理性肝肿大。上腹部以及右季肋区如受到暴力打击或肋骨骨折，可导致肝脏破裂。

肝脏的内部构造

肝脏是人体最大的内脏器官，成年人的肝脏质量占体重的 1/50 ~ 1/40，体积为 25 厘米 ×15 厘米 ×6 厘米左右。胎儿和新生儿肝脏的质量与体重的比例比成年人大，其质量占体重的 1/20 ~ 1/18。因为肝脏有丰富的血液供应，所以肝脏呈棕红色，质软而脆。肝右端圆钝厚重，左端窄薄呈楔形，有上下两面，前后左右四缘。上面隆凸贴于膈，由镰状韧带分为左、右两叶；下面略凹，邻接附近脏器，有略呈"H"形的左右纵沟及横沟。左侧纵沟窄而深，沟前部有肝圆韧带，右侧纵沟阔而浅，前部有胆囊窝容纳胆囊，后部有下腔静脉窝通过下腔静脉；横沟内有门静脉、肝动脉、肝管、神经及淋巴管。

肝的左叶上面膈邻近心包和心脏，右叶上面膈邻近右胸膜腔和右肺，因此肝右叶脓肿有时会侵蚀膈面而波及右胸膜腔和右肺。肝的右叶后缘内侧邻近食管，左叶下面接触胃前壁，方叶下接触幽门，右叶下面前边接触结肠右曲，中部近肝门处邻接十二指肠，后边接触肾和肾上腺。

肝以肝内血管和肝内裂隙为基础，可分为五叶四段，即左内叶、左外叶、右前叶、右后叶、尾叶。左外叶又分为左外叶上、下段，右后叶又分为右后叶上、下段。肝脏被许多柔韧带固定于腹腔，肝脏表面被灰色的肝包膜包裹着。供给肝脏的血液有 3/4 来自门静脉，1/4 来自肝动脉。门静脉的终支在肝内扩大为静脉窦，它是肝小叶内血液流通的管道，肝动脉中是来自心脏的动脉血，主要供给肝脏氧气，门静脉收集消化道的静脉血，主要供给肝脏营养。

肝脏的再生能力

20 世纪末，人们就发现肝脏具有强大的再生能力。换句话说，肝脏被切除一部分后，很快就能恢复到原来的大小。肝脏惊人的再生能力说起来真是令人难以置信，有人曾做过以下的实验，即把老鼠的肝脏切掉一半，结果发现老鼠仍照常进食并正常地活着，检查其肝功能指标仍然正常。还有人做了这么个有趣的实验：每隔 10 周即在动物身上切除一定量的肝组织，将多次切除的肝组织总量相加，竟然超过原来的肝组织质量；而经多次切除的肝脏，却比原来的更大更重。可见，肝脏有其他器官无法比拟的强大的再生能力。

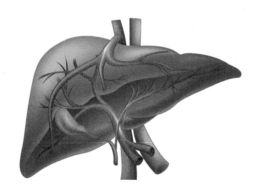

肝脏具有很强的再生能力。

如今，手术切除肝肿瘤的患者，存活 10 年以上的已大有人在，甚至还有 20 年仍然健在的病例。只要能正确认识自己的疾病，从思想、精神上振作起来，合理调整饮食、营养和药物治疗三者之间的关系，依靠自身的毅力和免疫力，积极配合治疗，肝病患者完全康复的可能性已大大提升。

肝脏在人体中扮演的"角色"

肝脏是人体内最大的消化腺，也是体内新陈代谢的中心站。肝脏的血流量极为丰富，约占心输出量的 1/4，每分钟进入肝脏的血流量为 1000 ~ 1200 毫升。肝脏的主要功能是进行糖的分解、贮存糖原，参与蛋白质、脂肪、维生素、激素的代谢，解毒，分泌胆汁，有吞噬、防御功能，制造凝血因子，调节血容量及水电解质平衡，产生热量等，在胚胎时期，肝脏还有造血功能。

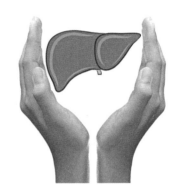

肝脏是新陈代谢的重要器官，对人类健康意义重大。

糖代谢：肝脏对维持血糖浓度具有重要作用，这种作用主要通过肝糖原的合成和分解及糖异生来实现。当饱食后，血糖升高，肝脏通过合成糖原，将葡萄糖转变为肝糖原储存起来；空腹时，血糖降低，肝糖原分解为葡萄糖以补充血糖。但肝糖原的储存量有限，空腹十多个小时就基本消耗完了。长时间饥饿时，肝脏还能将生糖氨基酸、甘油、乳酸等非糖物质转化为葡萄糖或糖原，称为糖异生。肝功能受损时，肝糖原合成、分解及糖异生作用降低，维持血糖处于正常浓度的能力降低，故容易发生低血糖或高血糖症。

脂类代谢：肝脏能将胆固醇转化为胆汁酸，生成和分泌胆汁，胆汁中的胆汁酸有促进脂类消化、吸收的作用。当肝细胞受损时，肝脏分泌胆汁能力降低，可影响脂类的消化吸收。

蛋白质代谢：除了肝脏本身的结构蛋白质外，大多数血浆蛋白质也都是在肝脏合成的，如清蛋白（白蛋白）、纤维蛋白原和凝血因子等。肝脏具有非常活跃的氨基酸分解和转化功能，并能将有毒的氨通过鸟氨酸循环转变为尿素，通过肾脏排出。当肝功能严重受损时，尿素合成能力下降，血氨浓度升高，就容易发生肝性脑病。

维生素代谢：肝脏分泌的胆汁酸能促进脂溶性维生素 A、维生素 D、维生素 E、维生素 K 的吸收，同时肝脏也是脂溶性维生素和 B 族维生素的储存场所。在肝脏，维生素 A 原被转化成维生素 A，维生素 D_3 被转化成 25- 羟基维生素 D_3，是生成活性维生素 D_3 的第一步，多种维生素在肝内参与辅酶的合成，转而参与体内的物质代谢。

激素代谢：许多激素在体内发生作用后，主要在肝脏内进行灭活，激素的灭活过程是体内调节作用时间长短的主要方式之一。

胆汁生成和排泄：胆红素的摄取、结合和排泄，胆汁酸的生成和排泄都由肝脏承担。肝细胞制造、分泌的胆汁经胆管输送到胆囊，经胆囊浓缩后排放入小肠，帮助脂肪的消化和吸收。

解毒作用：在机体代谢过程中，门静脉收集自腹腔回流而来的血液，血液中的有害物质及微生物抗原性物质将在肝内进行解毒和被清除。肝脏是人体的主要解毒器官，它可保护机体免受损害，使毒物成为无毒的或溶解度大的物质，随胆汁或尿液排出体外。

免疫功能：肝脏是最大的网状内皮系统，它能通过吞噬、隔离和消除入侵人体和人体内生的各种抗原。

凝血功能：几乎所有的凝血因子都由肝脏制造，肝脏在人体凝血和抗凝两个系统的动态平衡中起着重要的调节作用。肝功能破坏的严重程度常与凝血障碍的程度相平行，临床上常见有些肝硬化患者因肝功能衰竭导致出血不止甚至死亡。

其他：肝脏参与人体血容量调节，热量的产生和水电解质的调节，如肝脏损害时，对钠、钾、铁、磷等电解质调节失衡，就会让水钠在体内潴留，引起水肿、腹水等症状。

酒对肝脏的影响

酒的种类很多，但不同的酒引起的肝功能障碍程度是否相同呢？像威士忌、白酒等烈酒会引起较为严重的肝功能障碍，而酒精浓度较低的啤酒、葡萄酒会引起肝功能障碍吗？

如果直接饮用酒精浓度较高的酒，会对食管和胃黏膜造成影响，容易引起急性胃炎。但对于肝脏，无论什么样的酒都要花一定时间吸收，所以酒的种类不是问题，喝酒的量才是问题。例如，葡萄酒的酒精浓度比较低，但含有很多铁质，贫血的人适量饮用葡萄酒是有益的，但如果大量饮用葡萄酒，肝脏内就会产生铁沉着，进而引起肝功能障碍。

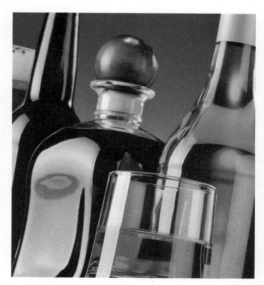

肝脏疾病患者不宜饮酒。

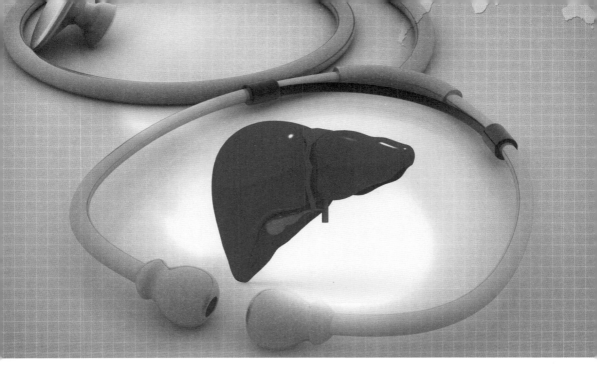

与肝病相关的术语

大多数人对肝病的认识往往是通过对医生的专业描述而"形成"的，这些既专业又口语化的医用名词，也需要我们有所了解。

大三阳

所谓"大三阳"，是指慢性乙型肝炎患者或者乙肝病毒（HBV）携带者体内乙肝病毒的免疫指标，即乙肝表面抗原（HBsAg）、乙肝 e 抗原（HBeAg）、乙肝核心抗体（HBcAb）三项阳性。这三项指标呈阳性往往提示体内病毒复制比较活跃，但是否引起了严重的肝细胞损害，还要看肝功能检测情况和患者的自觉症状，也就是说，并非"大三阳"就表示疾病很严重，只是以上三项指标阳性则体现病毒在人体内存在时的免疫状态。

小三阳

所谓"小三阳"，是指慢性乙型肝炎患者或乙肝病毒携带者体内乙肝病毒的免疫指标，即乙肝表面抗原（HBsAg）、乙肝 e 抗体（HBeAb）、乙肝核心抗体（HBcAb）三项阳性。其中与"大三阳"的区别在于"大三阳"是乙肝 e 抗原阳性、

乙肝 e 抗体阴性，而"小三阳"是乙肝 e 抗原阴性、乙肝 e 抗体阳性。"小三阳"患者分两种情况，其一是病毒阴性的"小三阳"，其二是病毒阳性的"小三阳"，某些人常认为"大三阳"严重而"小三阳"就没事，其实这是一个认识误区，病毒阳性的"小三阳"的危害也不容忽视。

乙肝两对半检查

乙肝两对半是国内医院最常用的乙肝病毒感染检测血清标志物。具体来讲就是抽取患者静脉血，检查血液中乙型肝炎病毒的血清学标志。乙型肝炎病毒免疫学标记一共 3 对，即乙肝表面抗原（HBsAg）和乙肝表面抗体（HBsAb）、乙肝 e 抗原（HBeAg）和乙肝 e 抗体（HBeAb）、乙肝核心抗原（HBcAg）和乙肝核心抗体（HBcAb）。

乙肝两对半又称乙肝五项，其检查意义在于：

检查是否感染乙肝及感染的具体情况，区分"大三阳""小三阳"。其中乙肝表面抗原（HBsAg）是乙型肝炎病毒的外壳蛋白质，本身不具有传染性，但它的出现常伴随着乙型肝炎病毒的存在，所以它呈阳性是已经感染乙型肝炎病毒的标志，一般在感染病毒后2～6个月，转氨酶在还未升高时，就可在血清中测到HBsAg呈阳性，急性乙型肝炎患者部分可在病程早期转阴，而慢性乙型肝炎患者可呈持续阳性。乙肝表面抗体是人体对乙型肝炎病毒免疫和保护性抗体，常在恢复期出现阳性，同时，接受了乙肝疫苗注射者也大多呈阳性。乙肝e抗原一般在乙型肝炎病毒感染后，与乙肝表面抗原同时呈阳性，或在其后数日呈阳性。乙肝e抗体阳性在抗原转阴后数月出现。乙肝核心抗体通常在乙肝表面抗原出现3～5周后，肝炎症状出现前即可在血清中检测出。

急性肝炎

急性肝炎指的是在多种致病因素侵害肝脏，使肝细胞受到破坏，肝脏的功能受损，继而引起人体出现一系列不适的症状，这些损害病程不超

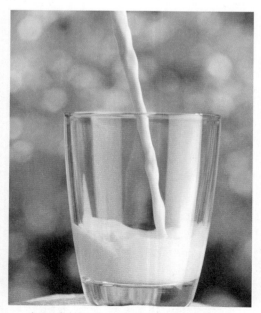

急性肝炎患者宜食用牛奶补充优质蛋白质。

过半年。这些常见的致病因素有病毒、细菌、寄生虫、化学毒物、药物性毒物、酒精等。我国最常见的急性肝炎是急性病毒性肝炎，尤其是急性乙型病毒性肝炎。国外以酒精性肝炎居多。需要注意的是，通常我们生活中所说的急性肝炎，多数指的是"急性病毒性肝炎"，这只是"急性肝炎"中的一个分支，而上文中所说的急性肝炎则是指广义上的概念，并不仅仅局限于急性病毒性肝炎。

慢性肝炎

慢性肝炎是指由不同病因引起的，病程至少持续超过6个月以上的肝组织坏死和炎症，如感染肝炎病毒（乙肝病毒、丙肝病毒），长期饮酒，服用肝毒性药物等。临床上可有相应的症状、体征和肝功能检查异常，也可以无明显临床症状，仅有肝组织的坏死和炎症。病程呈波动性或持续进行性，如不进行适当的治疗，部分患者可转为肝硬化。

病毒性肝炎

病毒性肝炎是由几种不同的嗜肝病毒（肝炎病毒）引起的，以肝脏炎症和坏死病变为主的一组感染性疾病，是法定乙类传染病，具有传染性较强、传播途径复杂、流行面广泛、发病率高等特点；部分乙型、丙型和丁型肝炎患者可演变成慢性，并可发展为肝硬化和原发性肝癌，对人类健康危害甚大。目前已确定的有甲型、乙型、丙型、丁型及戊型病毒性肝炎五种类型，其中甲型和戊型病毒性肝炎主要表现为急性肝炎，乙型、丙型、丁型病毒性肝炎可以呈急性肝炎或慢性肝炎的表现，并有发展为肝硬化和肝细胞癌的可能。

药物性肝炎

药物性肝炎简称"药肝"，是由药物及其代谢产物引起的肝脏损害。可以发生在以往没有肝病病史的健康者或原来就有严重疾病的患者，在使用某种药物后发生程度不同的肝脏损害，均称"药肝"。目前至少有600种药物可引起药肝，

其表现与人类各种肝病的表现相同，可以表现为肝细胞坏死、胆汁淤积、细胞内微脂滴沉积或慢性肝炎、肝硬化等。本病发病率逐渐增高，占所有黄疸住院患者的 2%，占暴发性肝功能衰竭患者的 10%～20%。慢性肝炎中的 1/4～2/3 属"药肝"，其中以老年人多见。

甲型肝炎

甲型病毒性肝炎简称"甲肝""甲型肝炎"，是由甲型肝炎病毒（HAV）引起的，以肝脏炎症病变为主的传染病。主要通过粪—口途径传播，临床上以疲乏、食欲减退、肝肿大、肝功能异常为主要表现，部分病例出现黄疸，主要表现为急性肝炎，无症状感染者常见。任何年龄均可患本病，但主要为儿童和青少年。成人甲肝的临床症状一般较儿童重。冬春季节常是甲肝发病的高峰期。本病病程呈自限性，无慢性化，引起急性重型肝炎者极为少见，随着灭活疫苗在全世界的使用，甲型肝炎的流行已得到有效的控制。

乙型肝炎

乙型病毒性肝炎简称"乙型肝炎""乙肝"，是一种由乙型肝炎病毒（HBV）感染人体后所引起的疾病。乙型肝炎病毒是一种嗜肝病毒，主要存在于肝细胞内并损害肝细胞，引起肝细胞炎症、坏死、纤维化。乙型病毒性肝炎分急性和慢性两种。急性乙型肝炎在成年人中 90% 可自愈，而慢性乙型肝炎表现不一，分为慢性乙肝携带者、慢性活动性乙型肝炎、乙肝肝硬化等。我国目前乙肝病毒携带率为 7.18%，其中约 1/3 有反复肝损害，表现为活动性的乙型肝炎或者肝硬化。随着乙肝疫苗的推广应用，我国乙肝病毒感染率逐年下降，5 岁以下儿童的 HBsAg 携带率仅为 0.96%。

丙型肝炎

丙型病毒性肝炎简称"丙型肝炎"或"丙肝"，是一种由丙型肝炎病毒（HCV）感染引起的病毒性肝炎，主要经输血、针刺、吸毒等传染。据世界卫生组织统计，全球 HCV 的感染率约为 3%，估计约 1.8 亿人感染了 HCV，每年新发丙型肝炎病例约 3.5 万例。丙型肝炎呈全球性流行，可导致肝脏慢性炎症坏死和纤维化，部分患者可发展为肝硬化甚至肝细胞癌（HCC）。一些数据显示，未来 20 年内与 HCV 感染相关的死亡率（肝衰竭及肝细胞癌导致的死亡）将继续增加，对患者的健康和生命危害极大，已成为严重的社会和公共卫生问题。

脂肪肝

脂肪肝是指由各种原因引起的肝细胞内脂肪堆积过多的病变。脂肪性肝病正严重威胁着人们的健康，成为仅次于病毒性肝炎的第二大肝病。脂肪肝是一种常见的临床现象，而非一种独立的疾病。其临床表现轻者无症状，重者病情凶猛。脂肪肝属可逆性疾病，早期诊断并及时治疗常可恢复正常。

脂肪肝就是脂肪在肝内沉淀蓄积，当脂肪的质量超过肝脏质量的 5% 时（正常为 3%～5%），

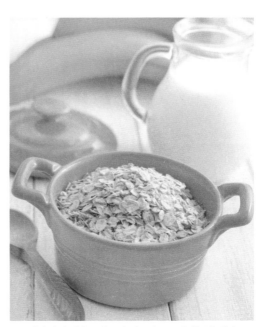

燕麦富含膳食纤维，有助于脂肪肝患者通便消脂。

脂肪代谢途径发生障碍，悬浮的甘油三酯便沉积在肝内，增加到一定的数量就成为脂肪小滴，再聚集，最后形成脂肪肝。当脂肪小滴逐渐增大，可使肝细胞肿胀变性而导致炎症反应，造成脂肪性肝炎。肝脏病变常常影响消化功能，特别是严重的脂肪肝，使脂类的吸收发生障碍，能量代谢紊乱，人体免疫功能降低，出现容易疲劳、肝区疼痛、睡眠不佳、食欲减退、腹泻等症状。肥胖与饮酒过量的人常常具有严重的肝功能损伤而较易导致脂肪性肝硬化。脂肪肝早期无症状，好多年轻人在体检时检查出自己患了脂肪肝而就医，所以人人都要注意体检，有效地把疾病控制在早期阶段。

酒精肝

酒精性脂肪肝简称"酒精肝"，是由于长期大量饮酒导致的肝脏疾病。酒精性脂肪肝是酒精性肝病中的一个分型。有长期饮酒史，一般超过5年，折合乙醇量男性≥40克/天，女性≥20克/天，或2周内有大量饮酒史、折合乙醇量>80克/天，但应注意性别、遗传易感性等因素的影响。乙醇量换算公式为：乙醇量（克）＝饮酒量（毫升）× 乙醇含量（％）×0.8。临床症状为非特异性，可无症状，或有右上腹胀痛、食欲不振、乏力和体重减轻等。

为什么会引起酒精性脂肪肝呢？饮酒后进入人体的乙醇95％以上在肝内分解氧化代谢成乙醛，再转变为乙酸。代谢消耗了肝脏的酶，使肝细胞正常代谢紊乱。乙醛对肝细胞的毒性比乙醇更大，可造成慢性进行性肝损害；乙醛还可能与肝细胞膜结合形成新抗原，刺激免疫系统，引起一种免疫反应，对肝细胞进一步损害。除了引起脂肪肝外，也可使肝细胞变性、坏死，出现炎症反应，胶原纤维增生，最终形成肝硬化，如继续饮酒最后可导致肝衰竭而死亡。酒精性脂肪肝预后比一般营养过剩引起的脂肪肝预后要差得多，但如能及时戒酒和治疗，多数可恢复。

肝硬化

肝硬化是临床常见的慢性进行性肝病，由一种或多种病因长期或反复作用形成的弥漫性肝损害。在我国大多数为肝炎后肝硬化，少部分为酒精性肝硬化和血吸虫性肝硬化。病理组织学上有广泛的肝细胞坏死、残存肝细胞结节性再生、结缔组织增生与纤维隔形成，导致肝小叶结构破坏和假小叶形成，肝脏逐渐变性、变硬而发展为肝硬化。早期由于肝脏代偿功能较强可无明显症状，后期则以肝功能损害和门静脉高压为主要表现，并有多系统受累，晚期常出现上消化道出血、肝性脑病、继发感染、脾功能亢进、腹水和癌变等并发症。

原发性肝癌

原发性肝癌系原发于肝脏的肝细胞或肝内胆管上皮细胞的恶性肿瘤，包括肝细胞癌、胆管细胞癌和混合性肝癌。其起病隐匿，早期常无明显症状及体征，多是经甲胎蛋白（AFP）普检时检出。中晚期肝癌表现为肝部有肿块、肝区疼痛、腹胀、消瘦、乏力、黄疸及不明原因的发热等。原发性肝癌是我国常见的恶性肿瘤之一，高发于东南沿海地区。我国肝癌患者年龄以40～50岁居多，男性比女性多见。其病因和发病机制尚未确定。随着原发性肝癌早期诊断、早期治疗，总体疗效已有明显提高。

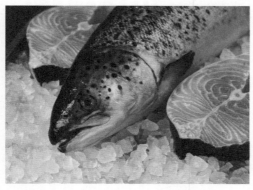

鱼肉富含优质蛋白质，对酒精肝患者有益。

继发性肝癌

继发性肝癌又称转移性肝癌，人体全身各部位发生的恶性肿瘤，都可以通过血液或淋巴系统转移至肝脏，邻近器官的肿瘤更可以直接浸润肝脏，形成继发性肝癌。在这种情况下，肝脏往往是一个无辜的受害者，本身没有什么毛病，只是被其他肿瘤连累了而已。而原发性肝癌患者的肝脏大都有肝炎或肝硬化的基础，肝癌只是长期肝病的结果而已。出现肝脏癌细胞转移，意味着原发肿瘤的扩散，是危险信号，但现代科技的进步使这一局面已有所改观。

黄疸型肝炎

黄疸型肝炎就是由于肝炎病毒使肝细胞破坏、肝组织破坏重构、胆小管阻塞，导致血中结合胆红素与非结合胆红素均增高，所引起的皮肤、黏膜和眼球巩膜等部分发黄的症状。通常，血液的胆红素浓度高于 2～3 毫克／分升时，这些部分便会出现肉眼可辨别的颜色。

病毒性肝炎出现这种黄疸现象，原因主要是由于肝炎病毒侵犯肝脏，并在肝细胞内复制，在人体的免疫反应作用下，一起损害肝细胞，使肝细胞水肿、破坏，使肝脏组织发生炎性浸润、充血、水肿、渗出、肝细胞变性和坏死等一系列变化。这样就影响了肝组织的正常状态和结构，损害了肝脏的胆红素代谢功能，使胆红素不能从胆管系统正常地排出而进入血液，胆红素随血液运行到身体各个脏器，则各脏器均可被染成黄色。这种胆红素与弹性硬蛋白的组织结合最紧密，因此，含有丰富弹性硬蛋白的巩膜、皮肤最易显出黄色，而黄染消退也较其他组织缓慢。其中最为常见的是急性黄疸型肝炎，它是急性病毒性肝炎的一个类型，是由肝炎病毒引起的一种急性消化道传染病。

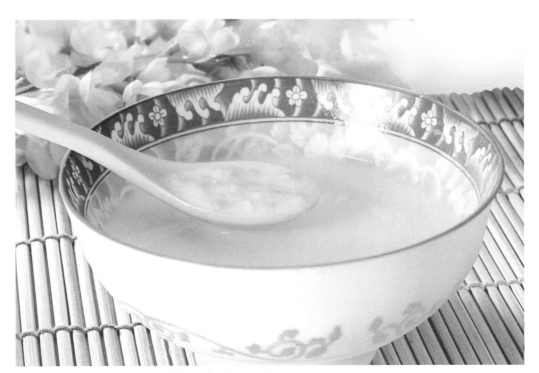

黄疸型肝炎患者适宜进食富于营养的流食、半流食、软食。

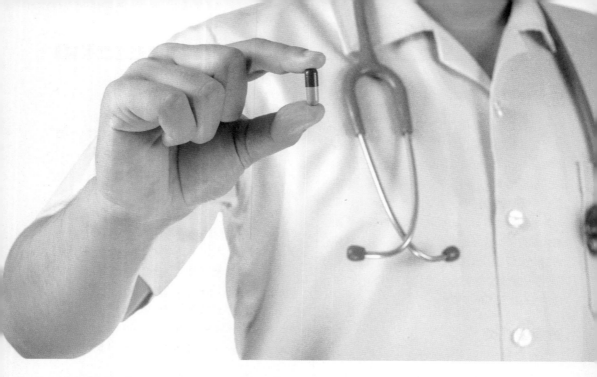

肝病常识，不容忽视

　　肝病是指发生在肝脏的病变，包括甲肝、乙肝、丙肝、肝硬化、脂肪肝、酒精肝、肝癌等多种肝病，对于肝病的一些常识，不能完全忽视，要积极应对，以预防为主。

肝病有哪些危害

　　肝病具有较强的传染性。乙型肝炎病毒是一种脱氧核酸病毒，这种病毒不同于一般的致病细菌，它有着一层质地坚硬的外核，这种外核对病毒本身有着保护作用，它可以在酸性或碱性的环境下生存，生命力极其顽强，在常温下可以生存6个月，20℃时可以存活15年。它可以随着患者排出体外的各种体液传染给其他的健康人，在患者尿液、唾液、乳汁、羊水、月经和阴道分泌物中可以分离出肝炎病毒、标志物表面抗原，正常人接触这些分泌物，通过血液或溃疡面极易感染。

　　肝病具有难康复性。现在肝炎药品种繁多，但是患者使用后有明显效果的却很少，主要是由于治疗乙肝要正规系统化的治疗，现在市面上大多都是抗病毒的药物，无法从根本上阻断乙肝病毒的复制程序，最多只能起到一个抑制的作用，

所以治疗肝病必须在医生的指导下，根据个人具体病情和个人体质差异正确用药，规范治疗。

　　肝病具有恶变性。统计资料证实，乙肝病毒携带者如果治疗不及时，将有31.6%～60.1%转化成慢性肝炎，20.8%～56.3%的慢性肝炎患者将恶化成肝硬化、肝腹水，6.5%～51.1%的肝硬化患者将发生癌变，得了肝癌即是走到了生命的边缘。

　　肝病具有一定的家族聚集性。经过调查，发现很多肝病患者一个共同的问题：在有乙肝病史的家庭内得病概率比普通家庭高25.2%，我国患乙肝的幼儿中有22%～50%，是母体通过胎盘或产道传染给胎儿的垂直传染，如今已成为攻克肝炎的一项世界性难题。

　　肝病具有一定的突发性。当肝炎病毒侵入人体后，具有一定的潜伏期，当外界条件成熟时忽然暴发，且具有不可抑制性。

肝病具有预后良好性。急性肝炎的预后绝大多数良好，90%以上在3个月内可完全治愈，约10%会转变为慢性肝炎，1%～2%可发生肝硬化，其中，极少数可演变成原发性肝癌，总的病死率较低。

肝病是否会遗传

遗传是指父母把自己的各种性征转达、传递给下一代，凡是自身所固有的遗传特征，比如身高、相貌，甚至头发、皮肤颜色等，都会对下一代产生影响，其中也包括某些特定的疾病。许多人认为肝病是一种遗传疾病，因为在父母患有病毒性肝炎的家庭中，儿女患肝炎的比例也会很高。但实际上，肝病并不是遗传疾病，这一点已经得到了明确证实。至于父母有病毒性肝炎导致其子女也患肝炎的现象，则主要是因为病毒性肝炎是一种传染病，如果与患者之间有亲密接触，就很可能受到传染。病毒性肝炎是由肝炎病毒引起的，而不是由自身遗传基因异常所造成的。因此，只要积极做好防护，注意家庭中的卫生消毒与隔离，完全可以避免将肝炎病毒传染给子女。

什么是肝炎

肝炎是肝脏的炎症。通常是指由多种致病因素如病毒、细菌、寄生虫、化学毒物、药物和毒物、酒精等，侵害肝脏，使得肝脏的细胞受到破坏，肝脏的功能受到损害，它可以引起身体一系列不适症状，以及肝功能指标的异常。肝炎的原因可能不同，较常见的是由病毒造成的，此外，还有可能由自身免疫力造成的。酗酒也可以导致肝炎。肝炎分急性肝炎和慢性肝炎。各型肝炎的病变主要是在肝脏，都有一些类似的临床表现，可是在病原学、血清学、损伤机制、临床经过及预后、肝外损害等方面往往有明显的不同。

需要注意的是，通常我们生活中所说的肝炎，多数指的是由甲型、乙型、丙型、丁型、戊型等肝炎病毒引起的病毒性肝炎，这只是"肝炎"家庭中一个重要的分支，而上文中所说的肝炎则是

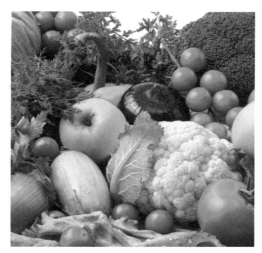

肝炎患者宜多补充维生素以增强免疫力。

指广义上的肝炎，并不仅仅局限于病毒性肝炎。有时人体营养不良、劳累，甚至一个小小的感冒发热，都有可能造成肝功能的受损。

肝炎的潜伏期是多长

从肝炎病毒入侵人体后，直到临床最初症状的出现，这一段时间称为"潜伏期"。"潜伏期"随病原体的种类、数量、毒性、人体免疫状态不同而长短不一。甲型病毒性肝炎的潜伏期通常为15～45天。乙型病毒性肝炎的潜伏期通常为6～24周，一般为3个月潜伏期。感染丙型肝炎病毒后潜伏期为5～12周，最长可达30周，最短为2周左右。丁型病毒性肝炎的确切潜伏期尚不明确，但在医学研究中，有人曾将丁肝病毒阳性血液输给乙肝表面抗原携带者，14天后出现转氨酶增高和类似乙肝的临床表现，确定为丁肝潜伏期。戊型病毒性肝炎的潜伏期一般为40天左右，最长为60天，最短10天就可发病，比乙型和丙型肝炎的潜伏期稍短，但比甲型肝炎的潜伏期要长。

肝区疼痛就是患了肝炎吗

肝区疼痛虽然是肝炎的症状之一，但肝脏周围还有许多其他脏器，因此，有肝区疼痛的症状

并不能认定就是患了肝炎。出现肝区疼痛时应考虑到以下几种原因，并与肝炎加以鉴别：

1. 肝胆疾病，如肝癌、胆管癌、胆石症、中毒性肝炎、胆道感染、肝脓肿等。

2. 固定性书写体位，可使肋间肌肉受压而产生局部疼痛。

3. 肋间神经痛、肋间肌损伤、胸壁结核或其他隐患。

4. 水痘——带状疱疹病毒。

5. 胸膜意外撞击引起的胸壁挫伤、肋骨骨折。

6. 由肠道病毒近期感染引起的放射性胸痛。

7. 胸膜和肺组织病变，如肺癌、结核性胸膜炎、气胸、肺栓塞及肺炎剧烈咳嗽等。

8. 膈下脓肿、右肾肿瘤及胰头癌等。

总之，一旦出现肝区疼痛，一定要及时到医院检查治疗，不要盲目臆测，尽早确诊，尽早治疗。

小儿肝炎有哪些特点

小儿肝炎的症状对于治疗很重要，因此，家长们熟知小儿肝炎的症状是非常有必要的。家长们可通过以下几种方式识别孩子是否得了肝炎。

面色：主要是观察孩子的面部是否发黄，特别是巩膜和结膜（白眼球）是否发黄，接着就要看是否有周身皮肤发黄。一旦发现黄疸体征，就应及时带孩子去做相关的检查。

上腹部是否疼痛：孩子患有肝炎，肝脏发生肿大时，会表现出右上腹有隐痛或连续性胀痛感，疼痛感在夜间尤为严重。个别肝炎患儿会表现为脾脏肿大，并伴有脾区疼痛，常用手自觉不自觉地按抚上腹部。发现孩子有捂肚子的动作，要亲自动手摸摸，确定疼痛的部位。

发热：小儿肝炎的症状往往与感冒相仿，尤其是在肝炎流行区域，如果孩子发生低热（体温在 38℃以下）的，同时有呼吸道症状，应考虑小儿肝炎。

食欲：孩子最近吃饭香不香，饭量是否下降了，如果一见到肉或闻到油腻味就呕吐，那就要特别当心了。

大便稀薄：孩子在没有着凉或饮食不洁的情况下，大便变稀，次数增多，颜色深黄，也应想到小儿肝炎。

尿黄：尿黄是小儿肝炎早期经常出现的征兆之一，应特别留心。但要鉴别孩子近日的用药史（如服用维生素 B_2、小檗碱、呋喃唑酮等）或吃某些食物所致。

老年人患肝炎有什么特点

肝炎可根据其发病原因的不同分为多种类型，平常人们所说的肝炎一般是指病毒性肝炎，老年人也是其发病人群之一，老年人患了肝炎后除了有一般临床症状外，还有以下三个方面的特点。

肝炎多呈慢性。临床调查表明，甲型肝炎抗体与年龄密切相关，由于甲型肝炎病毒的隐性感染，其年龄越大，感染率越高，从而抗体比例越多，老年人肝脏抗体阳性率很高，患甲肝的可能性就相对减少，而以乙型肝炎和其他类型的肝炎居多，从而使老年人肝炎的预后较差，容易变成慢性肝炎。

重症较多。老年人肝脏的再生能力、解毒功能、蛋白质合成功能、肝糖原代谢功能等均较差，因此，老年人患肝炎时病情经常比较严重，使重型肝炎的发病率高、死亡率也高。而非重型肝炎

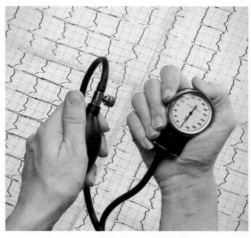

老年肝炎患者常患有高血压等慢性病。

的患者,常表现为黄疸的程度较严重,持续时间长,胆汁淤积型较多。

并发症较多。老年人在发生肝炎的同时常患有各种慢性疾病,如高血压、冠心病、慢性支气管炎、肺气肿等。另外,老年人的抵抗力较差,在肝炎发生时可伴有各种各样的急性疾病、慢性疾病,给诊断、治疗及预后带来影响。

怒为什么会伤肝

中医学认为"怒"为肝之"志",这种情志上的反应是和"肝"息息相关,互为影响的。中医学认为"怒则气上",多指过度的愤怒使得肝气上逆了。中医学认为,"气为血之帅,血为气之母",气血是相依的,是互为根本的。气行则血行,气逆则血逆。这样血也会随着气向上走,人就会出现面红目赤,有的人还会咯血,甚至昏倒、不省人事。而中医基础理论认为"肝"的功能是主疏泄和藏血,所以大怒自然会伤及肝脏。

小怒使人气血不和,经络阻塞,脏腑功能失调而致病。"大怒伤肝"就会导致肝的功能失常,出现气血逆乱的症状,甚至会危及生命。凡是有肝病的,包括肝炎、肝硬化、肝硬化腹水、胆囊炎、胆石症、肝癌等患者,更需要注意调控自己的情绪。

现代医学研究证明,人在发怒时,情绪急剧变化,交感神经极度兴奋,肾上腺素分泌增加,心跳加快,呼吸急促,血压升高,双眼圆睁,肌肉紧张,体内血液循环急需重新调配,各器官的正常生理功能受到干扰,很容易诱发消化性溃疡、高血压、冠心病、神经衰弱、精神病等疾病的发作或加剧。正是证明《黄帝内经》说的:"喜怒不节则伤肝,肝伤则病起,百病皆生于气矣。"

家属如何预防被传染肝病

家庭成员中有人患了肝炎,如果是甲型急性黄疸型肝炎,应尽量让患者住院隔离,防止传染给其他家庭成员。患者用过的衣物等应煮沸半小时以上,或置于太阳光下暴晒2小时。居家可用1%的煤酚皂溶液或"肝炎84消毒液"擦洗。必

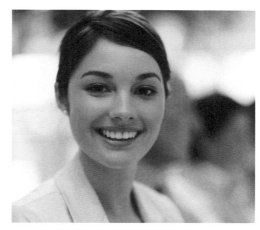

保持心情开朗,有助于增强抵抗力。

要时可口服一些板蓝根冲剂或连饮2天以茵陈、生甘草煎的汤水,每日2次;也可连饮2天以金银花、蒲公英、虎杖、生甘草四味草药煎的汤水。

为了防止乙肝病毒传染,乙肝患者在家中应实行分餐制,患者应有自己专用的碗、筷、茶杯、毛巾、牙刷、牙缸和面盆;有条件者应单独居一室;患者不要乱摸食物和饮食器皿;被褥要勤晒,餐具面巾等要常消毒。家中其他成员还应尽快去医院检查乙肝病毒标志物和肝功能,如正常,应接种乙肝疫苗。

夫妻之间如一方患有乙肝,行房时应尽量使用避孕套,另一方如尚未感染乙肝,则应尽早注射乙肝疫苗。如感染的是丙型、丁型或戊型肝炎,其预防方法与甲肝、乙肝的预防方法相同。空气是不会传染病毒性肝炎的,因此不必太忧虑,只要按上述方法预防,患者积极治疗,就不会传染给家庭其他成员。

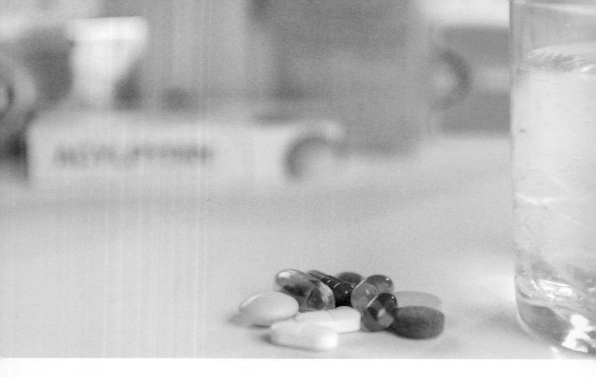

肝病患者的整体调养原则

肝病患者由于肝功能受损，使新陈代谢发生不同程度的障碍，在一定程度上影响患者的生活质量，所以在日常生活中、饮食上都应注意多加调养。

起居规律，睡眠充足

肝炎患者的生活应顺从人体生物钟的节律，吃饭、睡眠、学习、休息、工作和活动都要有一定规律，养成习惯，以保证内脏器官有条不紊地工作，促进肝脏功能恢复正常。

肝炎恢复期和慢性肝炎患者要每日睡眠8小时，中午保证午休1小时。睡眠姿势一般以右侧卧为佳，使心脏不受压迫，可促进胃肠蠕动和排空，加上全身肌肉放松，可使睡眠安稳、舒适、自然。睡眠时还应注意，不要将手置胸前压迫心前区。那种张口呼吸、蒙头大睡的方式显然不符合睡眠卫生。

心态乐观，情绪愉快

中医认为，七情不可为过，过激会损伤脏器，如"怒伤肝、喜伤心、思伤脾、忧伤肺、恐伤肾"等。肝主疏泄，有调畅情志的作用。肝病患者往往因为疾病而情绪抑郁，闷闷不乐，这样的情绪反过来对健康也是不利的，因此要关注情绪对肝病患者的影响。一方面，肝病医生应该关心患者，给患者足够的关心与开导，处方用药中可以加疏肝解郁的药物；另一方面，患者自己要正确认识疾病，积极配合治疗，良好的情绪也是一剂治肝病的良药。

如果缺乏战胜肝病的信心、过分忧郁、感情脆弱、喜怒无常、情绪波动大，会使中枢神经系统的功能紊乱，造成其他器官功能调节障碍，直接或间接影响肝功能的康复。慢性肝炎患者如果性格顽强、心胸开阔、情绪饱满，就会减轻症状，增强免疫力，有利于治疗和促进康复。乐观情绪是人体内环境稳定的基础，保持内环境稳定是肝病患者自身精神治疗的要旨。

适量运动

运动可以增强人体的脏腑功能，促进新陈代

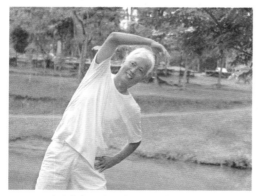

肝脏疾病患者适量运动有助于增强体质。

谢并增加人体的抵抗力，而且可以改善患者的心理状态，调节患者情绪，但是对肝病患者而言，一定要科学地运动。

慢性肝病患者运动时一定要循序渐进，运动量不能太大，以不感觉疲劳为度，即在运动后感觉疲乏，但在稍事休息后即可恢复。运动项目可根据自己的爱好以及年龄来选择，年轻人可以选择慢跑、打羽毛球、打乒乓球等，老年人则以散步、打太极拳等为宜。如果患者肝功能异常，则必须减少运动，症状较重者要多休息。但完全卧床休息、绝对不动对疾病恢复并无好处，应劳逸结合，这样既可锻炼身体，改善消化功能，还可以调节不良情绪、转移注意力，有利于病体康复。但是当病情严重时则必须卧床休息，从而增加肝脏血流量，有利于肝细胞的修复。

劳逸结合，房事有节

有的慢性肝炎患者不注意休养，结果使肝病恶化、复发，个别人因一时纵欲或疏忽，导致不可挽回的后果。肝脏病理修复比临床指标复杂、缓慢得多，因此慢性肝炎患者在康复期内过早从事繁重的工作和较激烈的运动都是不合适的。但也不必卧床休息，如肝功能（转氨酶）正常3个月以上者，可从事较轻的工作，然后逐渐增加工作量，直至恢复原工作。

预防感染

慢性肝炎患者本已久病体虚，人体免疫功能低下，极易被各种病毒、细菌等致病因子感染，如感冒、支气管炎、肺炎、尿路感染、皮肤感染等，这样会使已得到控制或趋于痊愈的病情再度活动和恶化。因此，患者在饮食起居、个人卫生等方面都应加倍小心，要适当锻炼，并根据气候温度变化适时增减衣服，预防感冒和其他感染。

戒烟、戒酒

对于肝病患者来说，要戒烟戒酒才能让身体更健康。酒精在体内的代谢过程主要在肝脏中进行，少量酒精在进入人体之后，可马上随肺部呼吸或经汗腺排出体外；而绝大部分酒精在肝脏中先与乙醇脱氢酶作用，生成乙醛，乙醛本身就对肝细胞有非常大的毒害作用，正常人很快会在乙醛脱氢酶的作用下将乙醛转化成乙酸，进而产生热量。但是，酒精在人体内的代谢速率是有限的，如果饮酒过量，酒精就会在肝脏中蓄积，蓄积至一定程度即造成酒精性肝损伤。因此，肝炎病毒携带者绝对不能过度饮酒，因为肝细胞本来就携带有肝炎病毒，过量饮酒会加重肝细胞的负担，进而会导致肝细胞的损害。

同时，科学证实，肝炎活动会随患者吸烟的数量增加而增加。患者一生总吸烟量与肝脏炎症活动度密切相关。同时，吸烟能加速肝纤维化，所以吸烟量与肝纤维化程度密切相关。有资料显示，在吸烟的患者中，具有严重组织学病变的患者，平均一生中香烟的消耗量明显高于组织学病变较轻的患者，肝病患者中吸烟的患者肝纤维化程度比较重。因此，吸烟加速原发性胆汁性肝硬化患者的肝纤维化进程，导致肝病恶化。

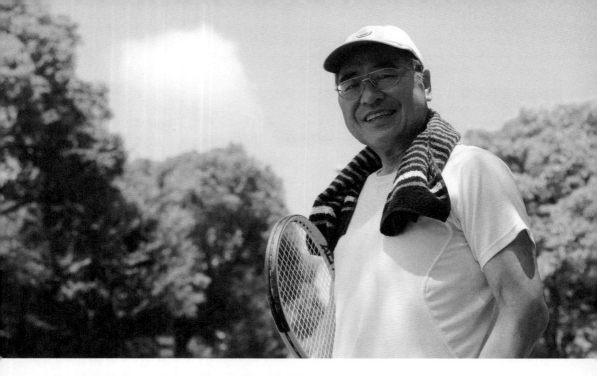

肝病患者的日常保健

要想使肝脏这个人体的"综合化学工厂"能够顺畅地运作，先决条件就是保持人体节奏的规则性。以下所讲的主要是各个时间点和工作、节假日的肝病患者在日常保健上的注意事项。

早晨的注意事项

一日之计在于晨，早晨是一天的开始，想要维持身体的正常运作、保持身体健康就要从早晨开始。

洗漱时注意观察肤色和眼睛。早上起床洗漱的时候，可以面对镜子仔细地检查自己的皮肤和眼睛，看看皮肤是否黯黄、无光泽，看看瞳孔是否炯炯有神，眼白是否清澈洁白。黄疸是肝炎的临床症状之一，一般的黄疸患者，当血液中的胆红素（胆汁里的黄色色素）增加时，全身的皮肤就会泛黄，因此我们从皮肤外表上就可以判断出来。除了皮肤还要检查眼白（球结膜）。检查眼白应该在明亮的地方，看看其是否有泛黄的现象，如果手掌呈现黄色，而眼白却清澈洁白，那就不是黄疸的症状了。

如厕时注意大小便的颜色。养成在早晨上厕所时观察粪便的习惯是爱护肝脏的好方法。这时，

只要稍稍留意一下尿液的颜色，大便的颜色、形状、分量，就可以窥视出身体的状态。很多人患了肝炎后，最早的表现就是尿色越来越黄，大便灰白，继而才出现巩膜、皮肤发黄等症状。所以应经常注意观察尿液、大便的颜色，以便及时发现、预防和及早治疗疾病。

吃好早餐是关键。对肝病患者来说，吃好早餐是一件非常重要的事情。一些人早晨起得早，早餐也吃得早，其实这样并不好。医学专家指出，人在睡眠时，绝大部分器官都得到了充分休息，而消化器官却仍在消化吸收晚餐存留在胃肠道中的食物，到早晨才渐渐进入休息状态。一旦吃早餐太早，势必会干扰胃肠的休息，使消化系统长期处于疲劳应战的状态，扰乱胃肠的蠕动节奏，所以在早上 7 点左右吃早餐最合适，而且这时人的食欲最旺盛。

科学的早餐应该是结构均衡的，蛋白质、脂

肪、碳水化合物应该维持一个合理的比例，其中碳水化合物是基础，这一点很多人都没有认识到。谷物类食物是碳水化合物的主要来源，所以谷物早餐是最适合现代家庭的理想营养早餐。相对于其他碳水化合物，谷物具有低脂肪、低胆固醇等特点，不能省略。

中午的注意事项

辛苦了一个上午，到了中午，吃一顿营养丰富的午饭和好好利用午休时间对肝病患者来说是必不可少的。

午餐要吃得健康丰富。在吃午餐时有意识地选择食物的种类，可以起到营养均衡的作用。主食一定不能缺少，尤其是下午要进行体力活动的人，最好多吃点米、面，其中的碳水化合物释放能量缓慢，能够长时间地维持体力。坐在办公室里的人则应多吃粗粮，粗粮中的膳食纤维虽然不能被人体消化利用，但能通肠排毒、清理废物，促使食物残渣尽早排出体外。至于蔬菜，有条件应尽量吃现炒的，或在快餐中选择生菜沙拉。蔬菜的种类以豆类和芽菜类为最好，因为这些蔬菜中营养物质含量高。如果只能吃盒饭，最好在饭后1小时左右吃些新鲜水果，以弥补维生素的摄入不足。

午休很重要。很多人在午饭后都会有一点困乏感，这种睡意的产生是人体正常生物节律的表现。对肝病患者来说，适当午休能使身体各个系统都得到放松和休息。午休要适当睡眠，时间虽短，但它对健康所产生的作用却很大。

饭后的1～2小时是消化、吸收最活跃的时候，在这段时间，血液如能畅通地流经肝脏，肝脏的负担就比较轻。流进肝脏的血液，因体位而有颇大的差异，仰卧的时候最多。但饭后不能立即午睡，因为午饭后胃内充满尚未消化的食物，此时立即卧倒会使人产生饱胀感。正确的做法是吃过午饭后，先做些轻微的活动，如散步等，然后再午睡，这样有利于食物的消化吸收。

晚上的注意事项

在睡眠中，同化作用以及体内疲劳产物（有害物质）的处理活动最为旺盛，过度劳累和睡眠不足之所以会危害身体，便是因为这些作用无法充分发挥的缘故。一旦肝脏恶化，一天的睡眠时间至少要有8～10小时，并且必须做到当日的疲劳当日消除。

晚餐要吃少。合理科学的晚餐有利于健康，所以要和重视吃早餐一样重视吃晚餐，并遵循"晚餐宜少不宜饱"的原则。肝病患者的晚餐宜注意以下问题。

晚餐提供的热量占一日三餐总热量的比例以20%～25%为宜，再多则不妥。所以不论男女老少，晚餐的饮食应以清淡的素食为主。含高蛋白、高脂肪的饮食，胃肠难以消化，睡觉后腹部也不会舒服。还应注意，晚餐不能过饱，如果晚餐摄入热量太多，可使体内脂肪过剩，对肝病患者很不利。

晚餐时间与入睡时间的间隔最好为4小时，因为4小时后，吃到胃里的食物大都已被消化。如果与晚餐时间间隔不足4小时就睡觉，人体新陈代谢开始变慢，血液循环和尿液的形成与排泄也趋于缓慢，尿液中的钙质与尿酸结合成为尿酸钙，与草酸结合则为草酸钙，可沉积于尿道的输尿管和膀胱，久之，越积越多，便可形成尿路结石。而且晚餐后不久就睡，不但促使人体肥胖，而且也为糖尿病、心脑血管疾病、肝病等埋下了隐患。所以，晚餐不可吃得太晚，在晚上6点以后、7点以前吃最好。这样，在晚餐4小时以后，即到晚上10点以后或11点左右睡觉，不早不晚正好。

按时作息，不宜熬夜。肝病患者的生活应顺从人体生物钟的节律，吃饭、睡眠、学习、休息、工作和活动都要有一定规律，养成习惯，以保证内脏器官有条不紊地工作，促进肝脏功能恢复正常。肝病患者要特别注意休息，因为肝脏具有贮藏血液和调节血流量的作用，活动量越大，肝脏

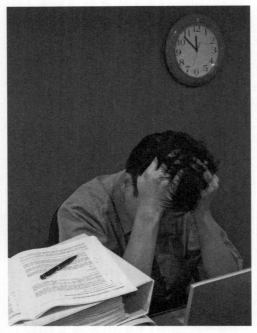

熬夜会影响肝脏排毒。

的血流量就越小，故到达肝脏的营养成分就越少，肝功能恢复就越慢，所以休息对肝病患者非常重要。

少吃夜宵。越来越多的人有晚上吃夜宵的习惯，而且现在的夜宵一般都是一些油腻、煎炸、烧烤的食物，肝病患者千万不能多吃这些高脂肪食物，否则可引起消化功能减弱，容易导致吸收不良性脂肪泻。此外，过剩的脂肪沉积于肝脏，则会形成脂肪肝，可导致肝病迁延不愈。如长期吃油腻、煎炸食品，还会使体重剧增，出现肥胖，并多有气虚、瘀滞症状。加上煎炸食物中断的脂肪链可产生致癌的化学物质，所以易导致肝硬化，甚至癌变。因此，肝病患者的膳食应以植物性食物或清淡饮食为主，动物性食物为辅，热量来源按中国人的饮食特点仍以粮食为主，在吃夜宵时切忌多油、多肉，少吃高蛋白的火锅类食物。

工作时的注意事项

人一天有 1/3 的时间在工作，工作的时候，

肝病患者也应注意保肝、护肝。

上班方法的选择。在地窄人稠的地方，人们被迫在居住环境与便利性之间做抉择，所以很多上班族选择住在离上班地点很远的郊外。其实危害上班族健康的原因之一，就是上班的路上所花费的时间太多。如果每天上班要乘坐 1 个多小时的公交车，每天早上都在拥挤的公交车上消耗掉大半的体力，那工作时很容易提不起劲来。假如出现肝脏功能不佳、容易疲劳、四肢无力等症状，就更不适合再挤公交车去上班了。

如果工作单位不是很远，在步行不会使身体疲劳的情况下，可以选择步行上班。上下班是交通高峰时间，步行不但可免去挤公交车之苦，而且能够增强心肺功能。

工作忙时也要顾及病情。每个人都可能患病，但许多人由于工作忙碌，在饮食、日常保健和疾病治疗上产生了很多误区，以致延误治疗。在生活中最常见的误区之一，就是有一些慢性肝病患者病情本来不是很严重，医生让患者按时服药、注意休息、戒烟禁酒，但过了一段时间再去化验，病情不但没有减轻，各项检查指标反而恶化了。经追问才知，患者只遵从了"按时服药"的嘱咐，

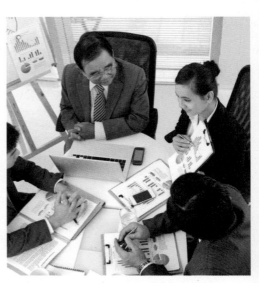

肝脏疾病患者要劳逸结合，避免长时间工作。

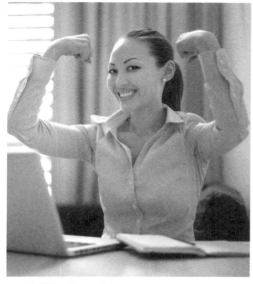

上班期间适当运动。

由于工作忙、压力大，经常出差、应酬，酒照喝，烟照吸，其结果可想而知。因此，患者的康复不仅依赖于医术高超、责任心强的医生，同时也需要患者自己的积极配合。

工作时也要注意消除疲劳。劳累过度会消耗大量营养，使肝脏的能量供应大幅度减少，从而削弱肝脏的抗病力。如果是乙肝患者，乙肝病毒就会迅速扩散，破坏肝脏功能直至发生不可逆转的病变。因此，肝病患者在工作中应自我调节，利用合理的方法消除疲劳。上班时，工作1～2小时可以适当休息10～15分钟，利用这个时间站起来走一下；或者闭上眼睛，暂时不要想事情，用手轻轻按压一下太阳穴，揉一下眼睛；或者到窗户边远眺一下，放松一直紧张的大脑；或者看几个小笑话，轻轻一笑，调节一下紧张的工作压力，这些对恢复精力，以便更有效地工作有很大益处。

上班时，可以冲一杯绿茶，里面加点枸杞子、菊花，这对保持活力非常有好处。因为枸杞子具有明目作用，能养肝，菊花也具有明目、清肝的作用，绿茶则具有一定的抗氧化和防辐射功能，这对"电脑一族"很有好处。

少加班，护健康。据澳大利亚一项调查显示，如果长期加班，每天工作时间多于10小时，会严重损害肝脏健康。悉尼大学的科学家指出，人体肝脏的新陈代谢每天都有一定的规律，以配合身体每天不同时间的需要。但是如果经常熬夜、工作过劳、作息不定时，就会使得肝脏新陈代谢紊乱，影响肝功能。有数据统计，估计亚洲有超过30万人患有脂肪肝，其患病的主要原因就是工作繁忙，缺乏运动，加上西式快餐的饮食文化，令脂肪过量储存在肝细胞内。

节假日的注意事项

对于繁忙劳碌的现代人来说，节假日就好像是漫漫长路上的一个小驿站，在这里大家可以放松心情，调理身体，缓解由于紧张工作带来的各种压力。可要是度假的方法不恰当，很可能会适得其反。

节假日要注意饮食。在节假日里，患各种慢性病的中老年患者最容易发生问题。由于假日的生活规律或多或少偏离了日常状态，再加上患者的疏忽大意，往往会造成旧病复发或使正在治疗的疾病病情加重。有一些年老的肝硬化患者，本来在医生的治疗下，病情已经趋于稳定，一次假日聚会却给自己带来了不必要的麻烦。过春节的时候，如果暴饮暴食，忘记了肝病患者的饮食宜忌，一次小小的疏忽就能引起疾病的"反弹"。因为肝病患者的肝脏负担已经很重，如果在饮食上不注意，高脂肪的食物吃得过多，给肝脏带来更重的负担，就会加重肝病患者的病情。因此，作为肝病患者，在节假日期间应注意饮食，多学习有关肝病患者饮食宜忌方面的知识。

记得按时服药。肝病患者在假日里千万不要改变原来的药物治疗计划。慢性病有一个坚持治疗的过程，这一点常常被很多人忽略。很多人觉得节假日可以不吃药，如很多的慢性肝病患者，在节假日就会不自觉地停药。如果在节假日饮食没有规律，过度疲劳，又停了药，往往会使病情恶化，这时就得不偿失了。

注意休息。社会经济的发展和生活水平的提

高让人们度假的方式也日趋多样化,到外面旅游,泡酒吧和朋友在一起聊天、喝茶、聚餐等。节假日大家通常都将时间安排得很满,玩的时候又会很兴奋,所以本来可以用来好好休息的节假日,反而比平时上班更累。

肝病患者应注意休息,尤其是慢性肝病患者,症状比较重者,如肝硬化患者,更要注意休息,休息不好也是造成病情恶化的一个直接原因。适当、合理的休息是慢性肝炎患者养生的重要环节,肝病患者在节假日同样要注意休息,这是对生活压力的合理释放、对身心健康的科学调整。总之,应该记住,休假是放松,而不是放任,更不是放纵。

几种简易的养肝运动

散步:运动时间一般宜在晚饭 1 小时后,一般在晚上 7 点至 9 点。每分钟 100 ~ 130 步。肝病患者要根据自己的年龄、体质、病情轻重不同,找到适合自己的运动量。原则是以不感到疲劳、每次活动自觉微微出汗为度。

练太极拳:一般人群皆宜,尤其适合急性肝炎恢复期、慢性肝炎、肝硬化代偿期等患者。运动最佳时间为早上 6 点至 7 点。练一遍 20 分钟左右为宜,具体视不同太极拳式而定。

练瑜伽:每次 30 ~ 60 分钟皆宜。练习前应热身,可以做几个简单的舒展动作,使全身筋骨放松,在练习时要适度调整呼吸,全身放松,将瑜伽动作连贯流畅地做好。每个动作保持 3 ~ 5 次呼吸,尽量将步骤做到位,在自然规律下循序渐进,千万不要勉强。

慢跑:运动的最佳时间宜选择上午 10 点左右、下午 4 点左右,每分钟 100 ~ 120 米。先做 3 分钟准备活动,使肢体伸展开,再慢跑 10 分钟。

骑自行车:最初每次 10 ~ 20 分钟,之后逐渐延长时间。骑自行车的速度不做强制限制,但要以使心率保持在正常水平为宜。

打羽毛球:青少年每次 40 ~ 50 分钟为宜,中老年人每次 20 ~ 30 分钟为宜。运动强度以每次能接到球为宜,不宜太过激烈。运动前先热身,进行全身舒展,或小跑几圈,使身体微微发热为宜。

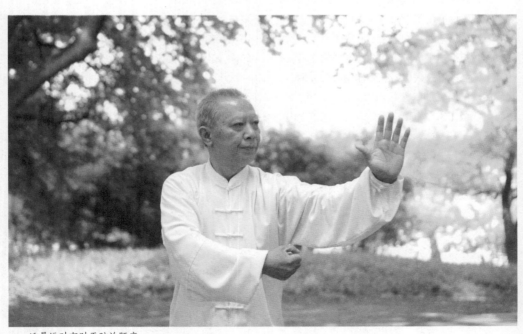

适量运动有助于防治肝病。

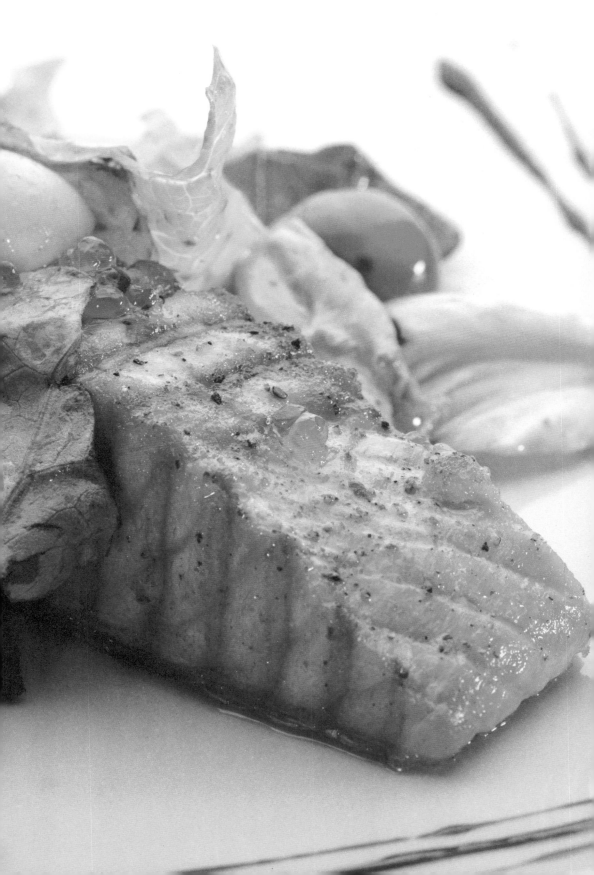

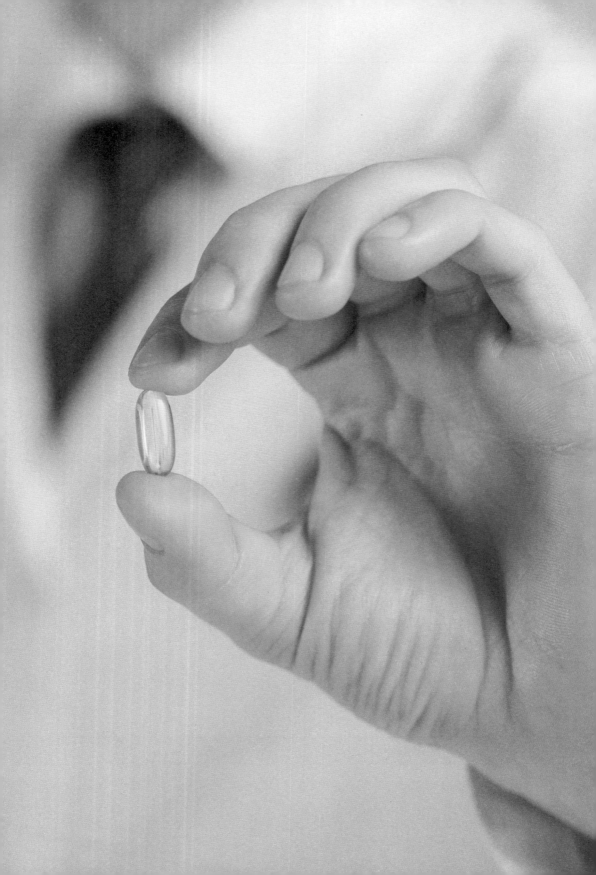

第二章

七大肝病的防治与饮食调养

　　肝病是一种常见的危害性极大的疾病，应以积极预防为主。在日常生活中，我们应该主动去认识肝病，懂得如何去预防肝硬化，养成科学的饮食习惯，什么食物可以多吃，什么食物应该禁吃，这些都是肝病患者及其家属必须牢牢记住的。本章选取了甲肝、乙肝、酒精肝、脂肪肝、药物性肝炎、肝硬化、肝癌这七种生活中较为常见的肝病，对其预防、饮食调养上的一些知识进行介绍。

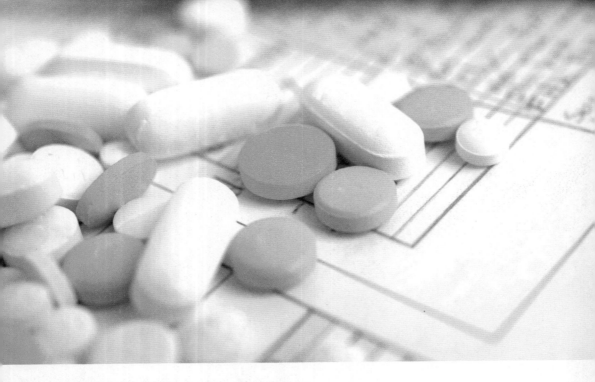

甲肝的防治与调养

　　冬春季节是甲肝发病的高峰期，本病病程呈自限性，无慢性化，发病时因类似感冒往往被大家忽视。因此，要了解甲肝的发病症状，提早做好各项预防措施。

甲肝的症状

　　甲型肝炎潜伏期平均约 30 天，多以发热起病，类似感冒症状，平均发热 3 天左右；常伴随有恶心、呕吐、厌油腻食物等类似胃炎的表现；随之出现尿色深红、皮肤黏膜发黄、粪便颜色变浅等症状。化验检查出现血清胆红素和谷丙转氨酶水平明显增高。经过治疗，大多数患者可在 3 个月内症状消失，肝功能恢复正常，6 个月内完全治愈。如不是甲肝病毒慢性携带者，极少会出现重型肝炎的情况。甲肝病情一般不因妊娠而加重，也无母婴传播之忧，对胎儿无直接影响。

甲肝的高发人群

　　凡是未感染过甲肝病毒的人，无论是儿童还是成人，均是易感染者。甲肝病毒感染与社会经济状况及个人卫生习惯有密切关系。在我国，15 岁以下的儿童及青少年是最易感染的人群。由于大部分患者在病后已获得了持久的免疫力，因此，成年群体中，患甲型肝炎者明显减少，老年人群则更少。

易引发甲肝的环境因素

　　调查表明，甲肝病毒在哪个季节流行与它在环境中的存活能力有关。甲肝一年四季均可发病，但以秋冬及早春季节发病率最高，这与秋冬大量上市的水产品有关，如毛蚶、螃蟹等引起的甲肝暴发，都多发于冬春季节；早春甲肝病例增多，则可能与春节期间人口流动频繁有关。甲肝的流行规律为每 7 年一个循环，并与社会经济状况和人民生活条件有关。在被传染源污染的环境中，甲肝病毒通常可存活 1 个月。杀灭甲肝病毒并不困难，在 98℃的温度下加热 1 分钟、经紫外线照射、用含甲醛或氯的去污剂都可将其灭活。甲肝病毒在水生贝类里能存活 3 个月左右，这是一个很重要的扩散源。在污染严重的水域中，用常规浓度的氯是无法杀灭病毒的；水源清洁，但水管通过的地区被污染，仍可传播病毒。人在病毒潜伏期内不当饮食，如喝生水、生吃贝类等，都会引起甲肝非季节性广泛流行。

甲肝的防治与调养技巧

甲肝的预防

甲肝主要通过消化道传染，因此与甲肝患者密切接触，共享餐具、茶杯、牙具等，或食用了受甲肝病毒污染的食品和水，都可能受到传染。如果水源被甲肝患者的大便或其他排泄物所污染，也容易引起甲肝暴发流行。因此，必须采取以下措施预防甲肝病毒的传播：

1. 注意饮水卫生，不喝生水。加强饮水消毒，不论是自来水，还是井水、河水、塘水都要消毒。每 50 升水中加入漂粉精片 1 片，就可有效杀灭甲肝病毒；如周围地区已有甲肝流行，则应适当加大漂粉精用量。为防止水源和农作物受到污染，不要用新鲜粪便施肥，也不要在河中洗甲肝患者的衣物。

2. 注意饮食卫生。毛蚶、蛤蜊等水产品易受到甲肝病毒的污染，要避免生吃；生吃瓜果蔬菜前要清洗干净，最好用热水烫过再食用。

3. 注意餐具消毒。如家中有甲肝患者或周围有甲肝流行时，每次使用前要彻底对餐具进行消毒；另外要尽量避免外出用餐，以防受到感染。

4. 及时接种丙种球蛋白。丙种球蛋白含有健康人群血清所具有的各种抗体，因而可以增强人体抵抗力，有效预防病毒感染。因此，如果和甲肝患者有过接触，在 2 周之内及时接种丙种球蛋白，可以有效预防甲肝的发生。

5. 早发现、早隔离、早治疗。甲肝患者症状明显出现以前，传染性很强，如果想要减少受到感染的危险，早发现、早隔离、早治疗是最好的对策。甲肝流行期间，要加强公司、学校、幼儿园等公共场所的检查和消毒，一旦发现患者，要早期隔离。

甲肝治疗原则

甲肝患者除少数特别严重的暴发型外，其他病例通常都预后良好，一般病程不会超过 3 ~ 6 周。只需根据病情进行适当休息、补充营养和对症治疗，防止继发感染及其他损害，即可迅速恢复健康。治疗甲肝一般分以下两个步骤：

1. 住院。轻症和一般症状的甲肝患者，如果家庭有疗养条件，可以回家疗养，定期到门诊复查。病情较重者，或家庭缺乏疗养条件者，则应住院治疗。重症患者住院后，经治疗病情好转、症状基本消失后，即可回家继续疗养。

2. 休息。在肝炎症状明显时期均应卧床休息。恢复期则应适当增加活动量，但要避免过度疲劳。卧床休息阶段，要特别注意每次进食后平卧休息，严格禁止饭后立即散步。住院患者出院后，仍需多休息。

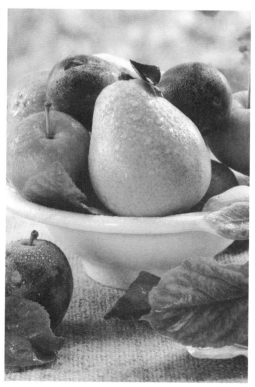

甲肝患者要注意饮食卫生，生吃水果要洗干净再食用。

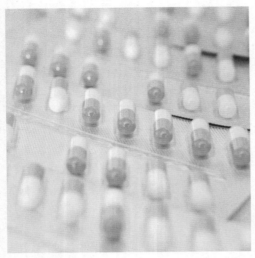

得了甲肝要及早治疗。

患了甲肝怎么吃

控制蛋白质摄入量。肝脏是体内蛋白质分解合成的重要器官，肝脏发生病变，影响消化酶的分泌，使胃肠蠕动减弱，食物的消化吸收受阻，蛋白质吸收合成减少。而且当肝脏病变时，人体自身的蛋白质分解加速，大量蛋白质丢失，血浆蛋白下降，使受损的肝组织难以修复，甚至因低蛋白而产生局部水肿及腹腔积液，故肝病患者应补充高蛋白的饮食。实施食物疗法时，既要注意蛋白质的量，还要从质的方面加以选择。在高蛋白食物中，必须选用含氨基酸丰富的食物，如蛋类、牛奶、瘦肉和豆制品，含脂肪过多的肥肉食后不易消化，故不宜食用。肉类食物宜选用鱼肉、鸡肉、猪瘦肉等。豆类蛋白应与动物蛋白同食，有互补作用，可提高两者的营养价值，但消化不良、食后有胀满感者，不宜多食豆腐。

适量摄入糖类。甲肝患者由于食欲减退，进食量少，血糖浓度下降，容易出现面色苍白、心悸出汗、倦怠乏力等低血糖反应。糖类是人体能量的主要来源，补充糖类，如葡萄糖、蔗糖、蜜糖、水果汁等，可有效防治低血糖反应。

补充必要维生素。肝脏受损害时，维生素摄入和合成减少，但消耗却增加了，以致维生素缺乏，故必须适当补充维生素 A、B 族维生素、维生素 C 等。维生素 A 的主要来源是胡萝卜、绿色菜叶、牛奶、鱼肝油和动物肝脏等。动物的肝脏含有丰富的 B 族维生素，可适量地吃。小麦、花生、豆芽、新鲜蔬菜和水果均含有丰富的 B 族维生素。而维生素 C 主要来源于新鲜水果、蔬菜，如山楂、柑、橙的维生素 C 含量特别丰富。因此，肝病患者可多吃上述水果、蔬菜、肉类，以补充足够的维生素。

热量适当，限制脂肪。脂肪是人体热量的主要来源，并可提供某些脂肪酸和脂溶性维生素，而且可以促进食欲，一般患者每日可摄入40～60 克脂肪，脂肪代谢需要有肝脏分泌的胆汁，凭借胆汁才能将脂肪分解成能够吸收的微粒。但患有急性肝炎时，由于肝脏炎症导致胆汁分泌不足，从而使脂肪的分解和吸收能力下降，大量食用高脂肪的物质，强迫肝脏分泌胆汁，会增加患者肝脏的负担，使病情加重，因此，处于急性肝炎期的患者，应少食含有脂肪的食物，以患者能耐受又不影响食欲及消化为度。

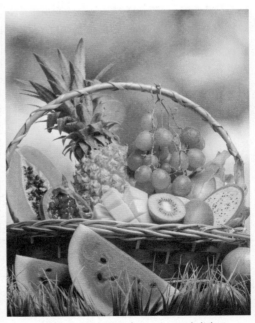

水果中含有丰富的维生素，适合甲肝患者食用。

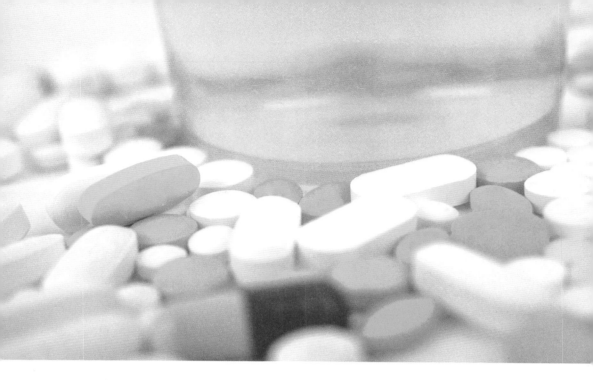

乙肝的防治与调养

　　乙肝在我们的生活中屡见不鲜，流行病学调查表明，我国至少有 8 亿人感染过乙肝，对于乙肝，我们应该学会它的防治和调养方式，认识到乙肝病毒携带者并非乙肝患者。

认识乙肝

乙肝的传播途径

　　1. 母婴传播。母婴传播是最重要的传播途径之一，包括两方面的内容，一方面是垂直传播，另外一方面就是水平传播。在宫内传播引起的只占 10%。主要是在围生期和出生后的密切生活接触水平传播。作为一个"大三阳"母亲，孩子出生后被感染的可能性达到 90%～95%。

　　2. 医源性传播。在医院的检查治疗过程中因使用未经严格消毒而又反复使用被 HBV 污染的医疗器械引起感染的，叫医源性传播，包括手术、牙科器械、采血针、针灸针和内镜等器材。

　　3. 输血传播。输入被 HBV 感染的血液和血液制品后，可引起输血后乙型肝炎的发生。

　　4. 密切生活接触。皮肤黏膜受到损害之后乙肝患者的体液再落到破损的皮肤和黏膜就有可能被感染上；也可能因在日常生活中共用剃须刀、

牙刷等引起 HBV 传播。

　　5. 性传播。乙肝可以通过性传播。在家庭中，夫妻间如有一方是乙肝患者或乙肝病毒携带者，另一方一定要接种乙肝疫苗，获得抗体。在日常生活中还要做好各项预防措施。

乙肝的高发人群

　　乙肝高发人群包括：接受输血及血制品者，尤其是血友病患者；注射（尤其是静脉注射）吸毒者；血液透析及肾移植患者；有过外科手术或其他创伤性行为的人（包括美容，口腔手术等）；酗酒成瘾者，乙型肝炎家庭内接触者，尤其是配偶；有不正当性行为或同性恋者；乙肝孕妇所生婴儿；医务人员、实验室工作人员、处理血或血制品者。

患上乙肝易引起的疾病

　　1. 乙肝所导致的肝外病变：①肾小球肾炎，乙肝病毒及免疫复合物可引起肾脏损伤，表现为

蛋白尿、低蛋白血症、血尿及水肿。②血清病，乙肝常有荨麻疹、斑丘疹等血清病的皮肤表现。③结节性多动脉炎，这种炎症的临床表现为腹痛、关节痛等多种症状交替或同时出现，这些症状是由免疫复合物引起的。

2. 与乙肝病毒有直接关系的肝外病变：①血液病。②神经系统表现，多见于重型肝炎患者，可出现脑膜炎、多发性末梢神经炎、脊髓炎等。③肺部表现，胸腔有积液，患者可出现发热、咳嗽、胸闷等症状，不过在肝炎痊愈后很快就会消退。④心脏受损，多以心肌炎和心包炎的形式出现。

乙肝病毒携带者与乙肝患者的区别

1. 慢性乙肝病毒携带者或者乙肝病毒带原者（乙肝表面抗原阳性携带状态）是指血液中能检测到乙肝病毒 HBsAg 阳性。但无任何肝炎的自觉症状和特征，肝功能在未服用药物的情况下始终正常，肝穿刺活体检查基本正常，经半年以上观察复查仍无变化者。这些携带者的免疫功能相对较差，暂时或者长期尚无能力清除已入侵的乙

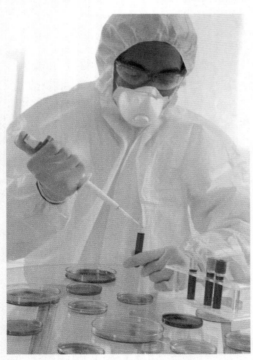

接受输血及血制品者易患乙肝。

肝病毒，但并没有成为乙肝患者，在日常工作、学习和社会活动中，一般不会对周围人群构成直接威胁。

2. 乙肝患者。不仅是需要有乙肝表面抗原阳性，更应该有肝功能波动升高，其中谷丙转氨酶一定要 2 次以上升高。同时兼有胆红素可能异常或血球蛋白比值等化验数据有异常。乙肝病毒基因（HBV-DNA）明显复制，肝穿刺病理肝细胞有炎症、坏死，甚至肝纤维化表现。

乙肝的防治与调养技巧

乙肝的预防

1. 患乙型肝炎或 HBV-DNA 阳性的孕妇可以进行母婴阻断，即在婴儿产前、产后进行全程干预，对新生儿接种乙肝疫苗，能有效阻断乙型肝炎病毒从母体传至婴儿。

2. 加强卫生意识，不与乙肝患者或病毒携带者共用剃须刀、牙具等用品。

3. 可以注射疫苗，以防感染乙肝。

乙肝的治疗用药原则

1. 讲究安全性。乙肝患者病情易变化，多采用联合治疗，所以用药安全是首要的。对于民间验方、偏方一定要慎用，以防中毒。有问题应及时前往正规医院治疗。

2. 追求有效性。目前，治疗乙肝的主打药物是抗乙肝病毒药物，公认的有干扰素、拉米夫定等几种。肝病患者用药必须认真选择，不能草率鲁莽，切勿轻信广告和其他各种宣传。

3. 提倡经济性。治疗乙肝花费大、药物贵是众所周知的事实，因此乙肝患者用药一定要精打细算，少花冤枉钱。例如，具有保肝降酶功能的药物非常多，选择用药时，一定要考虑到经济承受能力，货比三家，选择价廉物美的药物。

4. 掌握适当性。①适当的药物使用。②适当的剂量：中国人使用干扰素的合适剂量为每隔 1 天使用 500 万 ~ 600 万单位。③适当的时间：例如长效干扰素，每周使用 1 次就可以确保患者在这 1 周内血液中的药物浓度都保持在有效范围

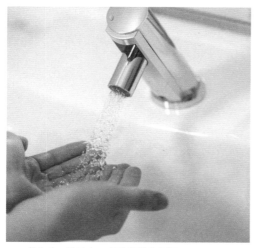

勤洗手，讲卫生，有助于预防乙肝。

内。④适当地给药途径：口服是目前最好的给药途径。⑤适当的患者：重度或重型的乙肝患者不宜使用干扰素治疗。⑥适当的疗程：按照治疗学原则规定药物的治疗周期。

乙肝患者的日常调理注意事项

1. 要定期检查。

2. 注重药物的选择。要科学进行，听从医生的指导和安排，不能盲目地道听途说，否则不但对治疗和调养没有帮助，还会加重病情。

3. 调理饮食。合理的饮食习惯，科学的膳食结构，能为人体提供丰富的营养物质，才能保证身体功能的正常运作。

4. 作息规律。肝脏的排毒时间是在夜间11点以后，因此应在11点之前入睡，避免加重肝脏负担，保证充足的睡眠，便于肝脏排毒、造血。

5. 保持良好的心态。中医上讲，肝喜疏恶郁，生气会导致肝脏的气血不畅，愉快的心情会使肝气条达，达到保肝的目的。

患了乙肝怎么吃

乙肝属病毒性传染病，患者除积极治疗、注意休息外，还应配合饮食调养，合理的营养有利于肝细胞的修复与再生，增强免疫功能，促进肝脏功能的恢复。

控制热量的摄入。主食量每天应控制在300克以上；多摄入优质蛋白，没腿动物的肉要多吃，两条腿动物的肉要少吃，四条腿动物的肉最好不吃，偶尔可吃些瘦肉；忌烟、酒和辛辣食物。每日摄入的热量应控制在 8364 ~ 10455 千焦。适量的热量可以节约蛋白质消耗，增强体力，促进肝细胞的再生与修复，但热量过高会造成体重增加，诱发脂肪肝。

宜食用高蛋白的食品。蛋白质的供给要充足。蛋白质的供给要高于健康人，由蛋白质提供的热量应占全日总热量的15%，其中优质蛋白宜占50%，奶、蛋、瘦肉、水产品、豆腐及豆制品等要多吃。

适量摄入脂肪。脂肪的供给与健康人相当。要用植物油，慎食动物油脂，当肝功能较差时，则应适当减少脂肪的供给，尤其要控制胆固醇的摄入量。

适当提高碳水化合物的摄入量。碳水化合物提供的热量应占全日总热量的60%～70%，以利于肝糖原的储备，保护肝脏，维持肝脏的功能，可适量地补充纯糖食品，如白糖、葡萄糖、果糖等。

保证摄入充足的维生素。宜多补充脂溶性维生素，如维生素A、维生素E、维生素K等，对肝细胞的解毒、再生和提高免疫力等方面都很有益。

饮食宜清淡，注意烹饪方式。饮食要清淡，易于消化。宜用蒸、煮、烩、炖、汆、炒等烹调方法，不宜吃炸、煎、熏、烤食品。要选用新鲜无污染的绿色食品，慎用食品添加剂，杜绝霉变及各种腐败变质食品。

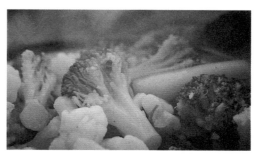

乙肝患者宜食蒸、煮、烩、炖、汆、炒等烹调食品。

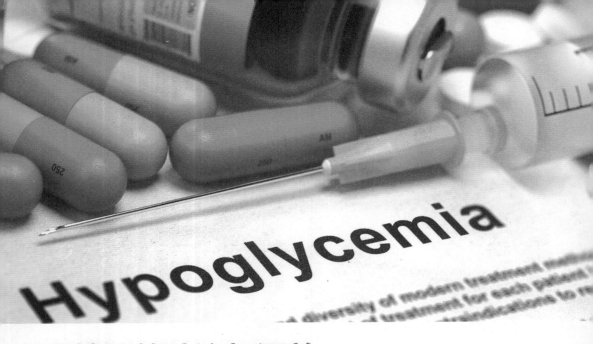

酒精肝的防治与调养

我国酒精肝的患者数量每年有增无减，发病率呈明显上升趋势。酒精肝已成为不容忽视的隐形杀手。患上了酒精肝就应该对症治疗，在日常生活中还应注意饮食调理。

认识酒精肝

酒精肝的症状

酒精肝的发病症状为非特异性，表现为右上腹胀痛、食欲不振、乏力、体重减轻、黄疸等，严重时可伴有自主神经精神症状和蜘蛛痣、肝掌等表现。

造成酒精肝的原因

当人达到一定的饮酒量，或达到一定饮酒年限之后，酒精肝的患病率就会大大增加，对肝的损害也会加大，这时候如果还继续饮酒、酗酒，就会导致酒精性脂肪肝，又如饮酒方式不健康、肥胖、肝炎病毒感染、遗传因素、营养状况等，也都容易造成酒精性脂肪肝。

酒精肝与饮酒的关系

酒精肝的形成与酒的种类并无多大关系，却与酒精含量的多少有关。传统医学认为，每天喝酒精含量为160毫克的酒，持续喝上5年就有可能患上肝硬化；现代医学认为每天喝酒精含量为80毫克的酒就很危险了。所以酒精肝患者一定要

杜绝饮酒以免使已发生病变的组织继续恶化。

酒精肝容易引起的并发症

酒精肝如不及时治疗的话，可能会朝着肝纤维化、肝硬化的方向发展。酒精肝的并发症可体现在以下几个方面：

1. 酒精代谢产生高乳酸血症、酮症，引起代谢性酸中毒；酒精过度，可能麻醉抑制呼吸可致呼吸性酸中毒，戒酒综合征过度呼吸可致呼吸性碱中毒。此外由于摄入少、排泄多、胃肠道与肾小管吸收不良以及酒精所致酸碱紊乱，出现电解质紊乱，发生低钾血症、低镁血症、低钙血症、低磷血症等，严重时会导致死亡。

2. 酒精肝会引起门静脉高压症，而门静脉高压症多发生上消化道出血，如果不能及时有效地处理和应对，可能会出现休克等情况危及生命。

3. 酒精肝患者多因消化道出血，电解质与酸碱水平紊乱，继而引发感染等因素，再结合本身错综复杂的疾病，如果发生肝昏迷，抢救不当或不及时，会导致死亡。

4. 酒精肝患者因渗透压、电解质、营养等因素进而出现大量腹腔积液，类似于肝硬化和肝癌患者的腹腔积液，严重影响酒精肝患者的正常生活。

酒精肝的防治与调养技巧

酒精肝的预防

1. 酒精肝是因长期饮酒造成的，最重要就是要戒酒，或严格控制饮酒量，不得不喝时，尽量饮用低度酒或不含酒精的饮料，更要避免空腹饮酒，但症状严重的酒精肝患者，建议戒酒。

2. 平时应多适当运动，做散步、慢跑、爬楼梯等轻度运动，对肝脏功能的调节有益。

酒精肝的治疗原则

1. 减轻酒精性肝病的严重度。

2. 阻止或逆转肝纤维化。

3. 改善已存在的继发性营养不良。

4. 对酒精性肝硬化进行治疗。戒酒是首要方法，其疗效与肝病的严重程度有关。对普通的酒精性肝病可使临床和病理病情明显改善。

酒精肝患者的日常调养注意事项

1. 严格戒酒。饮酒可导致多种疾病的发生，尤其以伤害肝脏为甚。长期过量饮酒是导致酒精肝的根本原因，故酒精肝患者在日常调理中要严格戒酒。若能彻底戒酒，消除病因，则可提高治疗效果，促进身体康复，防止疾病的复发、恶化，或癌变。

2. 合理饮食。应多食素食，以清淡、忌油腻、营养丰富、易消化为原则，少食多餐，忌食生冷、甜腻、辛热及生痰助湿之品。平时可多吃新鲜水果和蔬菜，增加维生素摄入量；另外，还可以多吃一些鱼类、菌类食品。

3. 调畅情志。肝胆之病，易于瘀滞，应以疏泄调畅为佳。若情志不畅，精神抑郁，容易诱发或加重疾病症状。酒精肝患者需消除恼怒、忧郁、悲伤、恐惧等不良情绪，树立与疾病抗衡的信心，促进身体的康复。

4. 劳逸结合。要注意休息，做到起居有节，劳逸适量。在日常生活中应根据病情的轻重缓急及体质强弱不同，选择适合自己的运动方法，坚持长期锻炼。做到动静结合，循序渐进，避免过度劳累而加重肝脏负担。

5. 适度锻炼。适度锻炼身体，能够增强体质，减少或防止各种疾病的发生。慢跑、散步、打太极拳等都不失为有益的活动方式。

患了酒精肝怎么吃

酒精肝患者常并发蛋白质热量不足和多种维生素缺乏，身体营养状态的改变与酒精肝的预后密切相关，因此饮食调养对改善酒精肝的预后十分重要。当然，饮食调养和一切治疗的前提是，酒精肝患者必须戒酒。酒精肝患者的饮食应注意以下几点：

摄入高能量、高蛋白、高维生素的饮食，改善营养不良的身体状况。酒精肝患者每日应摄入每千克体重146千焦以上的能量。高蛋白质饮食，可从每日每千克体重0.5克，逐渐增加到每日每千克体重1~1.5克。高维生素饮食应包括B族维生素等多种维生素。患者的肝脏功能较虚弱，每天要补充的能量应比正常人多一点，食用高蛋白、低脂肪的食物，如牛奶、牛肉、羊肉、猪瘦肉、鸡肉、鹌鹑、鸡蛋、鸭蛋、鱼、黄豆和黑豆等，对患者的身体恢复有益。多补充富含维生素的食物，尤其应该补充B族维生素，如猪瘦肉、粳米、花生、葵花子、松子、榛子、蒜、鸡蛋、松蘑、香菇、杏仁、黄花菜和苜蓿菜等，都是对肝功能虚损的患者十分有益的食物。

需逐步戒酒者，宜减少饱和脂肪酸的过量摄入，以免加剧酒精性肝损伤。

禁过量饮茶，慎食刺激性的食物。喝茶应适量，不能太浓，每天茶水总量不超过1000~1500毫升，饭前1小时内不能喝茶，以免茶水冲淡胃酸，妨碍食物消化吸收。少吃带有刺激性、辛辣、肥腻的食物，如油炸食品、酒类、葱、蒜、姜、辣椒、鸡皮、肥肉、鱼子、蟹黄、猪肝、鸡肝、鸭肝和鹅肝等，都应该少吃，否则容易加重肝脏的负担。

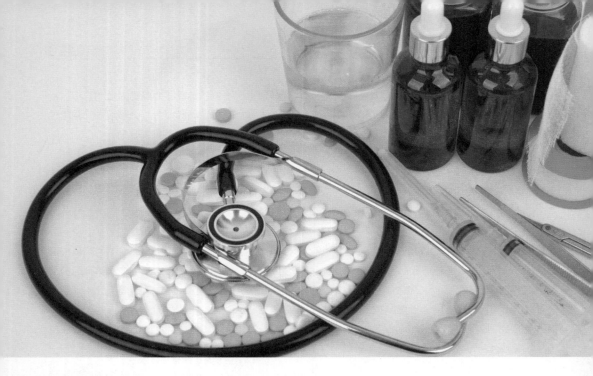

脂肪肝的防治与调养

得了脂肪肝，节食固然不可取，但是严格戒烟戒酒，培养科学的生活习惯，坚持摄入高能量、高蛋白质、高维生素的饮食原则是非常重要的。

认识脂肪肝

脂肪肝的症状

轻度脂肪肝患者通常有疲乏感，常常易困、易疲劳，而多数脂肪肝患者较胖，所以比较难发现轻微的自觉症状。中度脂肪肝患者有类似慢性肝炎的表现，常有食欲不振、疲倦乏力、恶心、呕吐、体重减轻、肝区或右上腹隐痛等。

造成脂肪肝的原因

引起脂肪肝的原因是多方面的，包括长期饮酒，致使肝内脂肪氧化减少；长期摄入高脂肪饮食或长期大量吃糖、淀粉等碳水化合物，使肝脏脂肪合成过多；体重过重，缺乏运动，使肝内脂肪合成过多；也有可能是糖尿病、肝炎，或某些药物引起的急性或慢性肝损害。

脂肪肝的高发人群

高血压等心脑血管疾病患者；肝病患者；胃肠疾病患者；糖尿病患者。

怎样早期发现脂肪肝

有脂肪肝发病的危险因素者要有自我保健意识，应定期（每年1～2次）做肝脏B超等影像学检查以早期发现脂肪肝。脂肪肝的高危人群主要包括肥胖患者，特别是内脏脂肪型肥胖者；糖尿病患者，特别是成年型非胰岛素依赖性糖尿病患者；长期大量饮酒者；高脂血症患者，特别是有血液甘油三酯升高者；长期服用损肝药物者以及有肥胖症、糖尿病和脂肪肝家族史的个体。现主要采用B超和CT诊断脂肪肝。现已证实，通过影像学检查不仅可筛查脂肪肝，还能确定诊断。鉴于B超诊断脂肪肝具有经济、迅速、无创伤等优点，因此，定期给脂肪肝高危人群做肝脏B超检查是早期发现脂肪肝的最佳方法。

脂肪肝的防治与调养技巧

脂肪肝的预防

1. 不能喝酒。酒精是损害肝脏的第一杀手。

2. 不宜摄入过多的动物性脂肪、食用油、蛋白质和碳水化合物。营养长期过剩会诱发脂肪肝，所以应该适当减少体内的脂肪。

3. 尽量避免服用各种药物。有数十种药物与脂肪肝有关，如四环素、阿司匹林、糖皮质类固醇、合成雌激素、胺碘酮、硝苯地平、某些抗肿瘤药物等，都可以导致脂肪在肝内积聚。

脂肪肝的治疗原则

1. 病因治疗。病因治疗是最关键、最有效的治疗方法。酒精性脂肪肝患者需戒酒；肥胖性脂肪肝患者应进行减肥治疗；营养不良性脂肪肝患者则更需要加强营养；高脂血症引起的脂肪肝患者应给予降血脂治疗；急性妊娠脂肪肝患者需及时中止妊娠；药物性脂肪肝患者应停用引起脂肪肝的相应药物。

2. 延缓疾病进展的治疗。对于主观或客观原因不能进行有效病因治疗的患者来说，尤其是对脂肪性肝炎、肝纤维化的患者，应给予保肝药物、抗肝纤维化的药物进行治疗，以延缓疾病进展，防止肝硬化的形成。

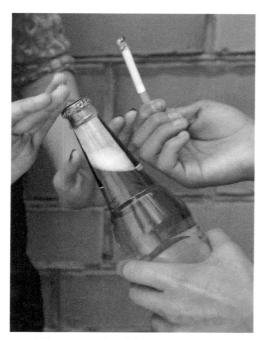

吸烟、饮酒不利于肝脏健康。

3. 伴随疾病的治疗。脂肪肝尤其是肥胖性脂肪肝患者易于发生糖尿病、高血压、高脂血症、冠心病等，应加强对脂肪肝患者伴随上述疾病的治疗。

4. 及早治疗。理论上，单纯性脂肪肝在去除病因后，可完全恢复正常，即使到了脂肪性肝炎阶段，如果给予积极的治疗，病变的肝脏也可完全逆转，但如果发展到了肝硬化阶段，即使积极治疗，病变的肝脏也不可能完全恢复正常。因此，发现脂肪肝后应当尽早进行治疗。

脂肪肝的调养注意事项

1. 脂肪肝的饮食调养。脂肪肝患者应吃低脂肪、低糖和高蛋白的饮食，从根本上减少脂肪的摄入和积聚，少食巧克力、冰淇淋，多食豆类食物，并适当进行运动锻炼。有嗜酒习惯的患者应该戒酒。脂肪肝的病变程度除与肥胖的轻重成正比外，也与进食脂肪或糖过多有关，限制热量的摄入，减轻体重，肝脏脂肪浸润也随之减轻。另外，还应以食疗作为脂肪肝的辅助治疗，如用荷叶或决明子开水冲泡后代茶饮；山楂、山药煮粥食用；苦瓜能降糖去脂，糖尿病性脂肪肝患者可常食，还有一些能降脂的蔬菜如香菇、紫菜、蒜等，如适量增加食用，可作为脂肪肝患者的饮食调理。

2. 脂肪肝的运动调养。散步、慢跑和游泳对脂肪肝患者的康复非常有帮助，同时也可有效预防脂肪肝的形成，这些运动有利于锻炼心肺功能，减少脂肪堆积。运动时间最好在 30 ~ 50 分钟，运动量要循序渐进，逐步增加，散步和慢跑的速度要快慢交替，这样才能达到最佳的锻炼效果。脂肪肝有可逆性，预后良好，可消除引起脂肪肝的因素，调节合理的饮食、加强运动以及配合适当的保肝调脂治疗，脂肪肝可减轻或消除。

患了脂肪肝怎么吃

饮食调养是脂肪肝患者的基本治疗措施。通过合理改变膳食种类及数量，既能保证儿童及青少年患者的正常生长发育，维持成年患者的正常体力和生理功能，又能最大限度地使脂肪肝及基础疾病得到有效控制。因此，饮食调养既是治疗手段，也是预防脂肪肝进一步恶化的重要措施。脂肪肝患者的饮食调养原则如下：

合理控制热能摄入量。糖类、蛋白质和脂肪为食物中的能量来源，其需要量要根据患者的年龄、性别、体重和劳动程度而定。能量摄入量不足，就无法保证儿童、青少年正常的生长发育及维持成年人的正常体力和生理功能，而摄入过多能量会使患者体重增加，脂肪合成增多，从而加速肝细胞脂肪变性。因此，合理控制每日能量的摄入量，对治疗脂肪肝十分重要。

增加蛋白质供给量。高蛋白膳食可避免体内蛋白质消耗，有利于肝细胞的修复和再生。蛋白质中的许多氨基酸都有抗脂肪肝作用。高蛋白提供胆碱、蛋氨酸等抗脂肪因子，使肝内脂肪结合成脂蛋白，有利于将其顺利运出肝脏，防止肝内脂肪浸润。因此，脂肪肝患者应适量增加蛋白质摄入量，按每日每千克体重 1.5 ~ 1.8 克供给或每日总摄入量 90 ~ 120 克为宜，其中优质蛋白应占 35% 以上。供给蛋白质的食物可选用瘦肉类、鱼虾类、牛奶、鸡蛋清及少油豆制品等；适量糖类饮食，限制单糖和双糖的摄入，高糖类尤其是高蔗糖，可增加胰岛素分泌，促进糖转化为脂肪，较易诱发肥胖、脂肪肝、高脂血症及龋齿等。脂肪肝患者应摄入低糖食品，慎食富含单糖和双糖的食品，如高糖糕点、干枣、糖果及冰淇淋等。一般人需糖量为每日每千克体重 2 ~ 4 克。糖类的主要来源为米、面等主食。

限制脂肪摄入。脂肪中的必需脂肪酸参与磷脂的合成，能使脂肪从肝脏中顺利运出，对预防脂肪肝有利。但摄入过量的脂肪可使热能增高，不利于改善病情。因此，应供给适量脂肪，每日 40 ~ 50 克为宜。烹调用油应使用植物油，植物油不含胆固醇，而所含谷固醇、豆固醇和必需脂肪酸都有较好的降脂作用，可阻止或消除肝细胞的脂肪变性，对治疗脂肪肝有利。对含胆固醇高的食物，如动物肝脏、鱼子、蛋黄、动物脑髓等，应适当限制。

补充维生素。患肝病时肝脏贮存维生素能力降低，如不及时补充，就会引起体内维生素缺乏。为了保护肝细胞和防止毒素对肝细胞的损害，脂肪肝患者应多食富含各种维生素的食物，如新鲜蔬果、菌藻类等。

补充微量元素硒。硒与维生素 E 合用，有调节血脂代谢、阻止脂肪肝形成及提高人体氧化能力的作用，对高脂血症也有一定的防治作用。肉、蛋和海产品等都含有丰富的硒。

增加膳食纤维摄入量。膳食纤维可促进肠道蠕动，有利于排便；它与胆汁酸结合，增加粪便中胆盐的排出量，有降低血脂和胆固醇的作用；它可降低空腹血糖水平，改善糖耐量曲线，还可增加饱腹感，防止饮食过量，有利于控制患者的饮食。脂肪肝患者的膳食纤维摄入量可从每日 20 ~ 25 克增至 40 ~ 60 克。膳食纤维的主要来源为粗杂粮、干豆类、海带、蔬菜和水果等。

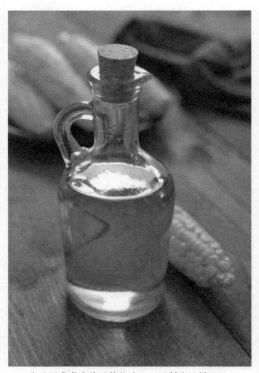

脂肪肝患者应使用植物油，以限制脂肪摄入。

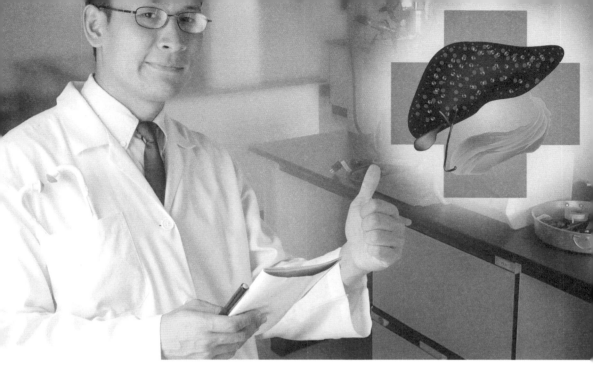

药物性肝炎的防治与调养

药物性肝炎可以发生在以往没有肝病病史的健康者或原来就有严重疾病的患者身上。患病者亦无须灰心丧气，积极治疗的同时可搭配科学的饮食宜忌，更有利于身体的康复。

认识药物性肝炎

药物性肝炎的诊断标准

1. 给予药剂后，大多于1～4周出现肝损害的表现（睾酮类激素例外）。

2. 初发症状可能有发热、皮疹、瘙痒等过敏表现。

3. 周围血液内嗜酸性粒细胞水平大于6%。

4. 有肝内胆汁淤积或肝实质细胞损害的病理和临床征象。

5. 巨噬细胞或淋巴母细胞转化试验阳性。

6. 各种病毒性肝炎血清标志阳性。

7. 偶然再次给药又发生肝损害。

具备上述第1条，再加上其中任何2条均可考虑为药物性肝炎。

造成药物性肝炎的原因：药物性肝炎是由于服用可造成肝损害的药物使得肝脏细胞受到破坏。在治疗某些疾病时使用了可造成肝损害的药物，

这是造成药物性肝炎最常见的原因。例如糖尿病患者使用降糖药、结核病患者使用抗结核药物、器官移植患者使用免疫抑制剂等（这些药物都可能危害到肝脏的健康而引起肝炎）。

药物性肝炎的防治与调养技巧

药物性肝炎的治疗原则

1. 立即停用有关或者可疑损害的药物。

2. 卧床休息，配合饮食疗法（同病毒性肝炎的饮食），给予B族维生素及维生素C。

3. 重度黄疸应静滴维生素C、葡萄糖，静滴中药茵栀黄，维持电解质平衡。

4. 根据药物使用情况，给予相应的解毒剂。

5. 明显胆汁淤积者可给予泼尼松治疗。

6. 并发暴发性肝衰竭，应按急性重型肝炎的原则处理，可采用人工肝或人工肾清除药物，并应用特殊解毒剂，对乙酰氨基酚容易引起肝坏死，

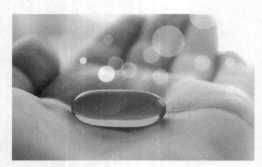

肝病患者用药须谨慎。

可用 N- 乙酰半胱氨酸解毒。

警惕易引起药物性肝炎的药物

1. 对乙酰氨基酚药。对乙酰氨基酚每日服用2克是安全的，但是如果服用过多，即可引起肝细胞坏死。如果正常人一次服用 10 克即可引起大范围的肝组织坏死，甚至肝功能衰竭。

2. 非甾体消炎镇痛药。此类药物可引起胃黏膜损伤，也可能成为引起肝功能障碍的原因之一。如双氯芬酸在体内的代谢产物可与肝细胞蛋白质结合，从而获得抗原性，然后通过变态反应机制而导致肝组织损伤。

3. 大环内酯类抗生素。该类药物引起的肝损害并非由药物本身引起的，多属于间接肝损型变态反应性肝损害。其发病具有不可预测性，发病率低，与用药剂量不相关，仅发于有特异性体质的少数患者。

4. 氟他胺。为雄激素拮抗剂，具有抗雄激素作用，主要用于治疗前列腺癌。一般在用药后 3 个月出现症状，有广泛肝细胞坏死。

5. 奥美拉唑。奥美拉唑又名洛赛克，是质子泵抑制剂，主要用于治疗十二指肠溃疡、反流性食管炎及卓－艾综合征。奥美拉唑可引起转氨酶一过性升高，停药后可自行消失。

药物性肝炎的预防

1. 及早了解药物性肝炎的知识，熟悉易导致药物性肝炎的诱发因素，尽可能避免各种诱因的发生。

2. 合理安排饮食。有肝硬化、曾发生过肝性脑病的患者避免高蛋白饮食。

3. 避免使用大剂量利尿剂。

患了药物性肝炎怎么吃

药物性肝炎患者首先要停止服用一切对肝脏有害的药物，如果无法避免，也要在医生的指导下用药。药物性肝炎患者可以通过饮食调节，促进病情好转。药物性肝炎患者的饮食要注意以下几个方面：

1. 患者应该多吃一些蛋白质含量高的食物，比如肉类、鱼类、蛋类、奶类、各种豆制品等，有利于肝细胞的修复。

2. 患者应该限制高糖、高脂肪类食物的摄入，否则可能会在肝脏处堆积，形成脂肪肝，从而加重病情。

3. 患者应该多食用一些新鲜蔬菜水果，比如南瓜、胡萝卜、菠菜、黄瓜、苹果、葡萄等。一方面，能够补充人体对维生素和矿物质的需求；另一方面，还能够预防病情恶化，促进身体恢复。

4. 患者应该多吃一些菌类食物，比如黑木耳、香菇、蘑菇等，不但能够提高人体的免疫力，还有抑制肿瘤、抗癌的作用。

5. 患者在日常生活中应该注意不能多吃油炸、肥腻、辛辣、有刺激性的食物。

6. 忌吃过硬、过热的食品，防止上火、便秘、加重病情。

7. 忌吃方便面、香肠和罐头。这些食品中含有的防腐剂、食物色素等会加重肝脏代谢及解毒功能的负担。

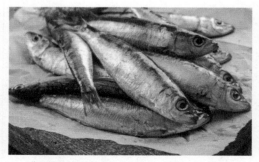

药物性肝炎患者宜多吃鱼肉，以补充蛋白质。

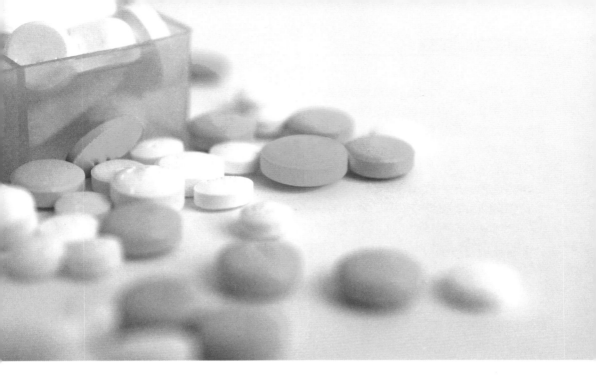

肝硬化的防治与调养

在日常生活中，肝硬化的高危人群及其家属要懂得如何去预防，学会观察判断肝硬化分期的技巧，养成科学的饮食习惯。

认识肝硬化

造成肝硬化的原因

引起肝硬化的病因很多，不同地区的主要病因也不相同。我国以肝炎、病毒性肝硬化为多见，其次为血吸虫病肝纤维化，酒精性肝硬化亦逐年增加。长期嗜酒、饮食不节、病毒性肝炎、营养不良、大量用药等也是常见的病因。

不同时期肝硬化的区别

1. 早期肝硬化的临床表现（代偿期临床表现）：身体乏力、食欲减退、肝区不适等，偶尔也会伴有蜘蛛痣、肝掌等，但并没有特异性，不能作为诊断依据。当出现上述症状时，在排除肝炎、脂肪肝等疾病后应考虑肝硬化的可能。

2. 肝硬化的中晚期临床表现：慢性肝病症状逐渐变得明显，许多严重的肝硬化并发症状也接踵而来；除早期肝硬化的临床表现外，出现肝病面容，伴有蜘蛛痣、肝掌、脾肿大、黄疸等。男

性肝硬化患者的临床表现为性功能减退、阳痿和"女性乳房发育"。女性肝硬化患者的临床表现为月经减少、月经失调、闭经、不育症、性欲减退等。这些肝硬化的临床表现日益加重，表示肝损害情况也越来越严重。

3. 肝硬化的晚期症状：（1）面容是肝硬化晚期症状的具体表现之一。面色多较病前黧黑是肝硬化晚期症状。除面部外，手掌纹理和皮肤皱纹等处也有色素沉着也是肝硬化晚期症状。肝硬化晚期症状还有面容消瘦枯槁，面颊有小血管扩张、口唇干燥。（2）黄疸也是肝硬化晚期症状的具体表现。肝硬化晚期症状出现黄疸表示肝细胞有明显损害，该肝硬化晚期症状对预后的肝硬化判断有一定意义。（3）晚期肝硬化症状的具体表现为身体会发热。约 1/3 活动性肝硬化的患者常有不规则低热的肝硬化晚期症状。此类发热的肝硬化晚期症状用抗生素治疗无效，只有在肝

病好转时才能消失。如出现持续热尤其是高热，多数提示并发呼吸道、尿路或腹腔积液感染，革兰氏阴性杆菌败血症等。合并结核病的肝硬化晚期症状也不少见。（4）腹壁静脉曲张是肝硬化晚期症状的具体表现。这种肝硬化晚期症状由于门静脉高压和侧支循环建立与血管扩张，在腹壁与下胸壁可见到曲张的皮下静脉。脐围静脉突起形成的水母头状的静脉曲张，或静脉上有连续的静脉杂音等体征均属罕见。（5）肝硬化晚期症状的具体表现包括腹腔积液。腹腔积液症状的出现常提示肝硬化已属晚期，在这种肝硬化晚期症状出现前常先有肠胀气。

肝硬化易引发的并发症

1. 肝性脑病。

2. 上消化道大量出血。

3. 感染。

4. 原发性肝癌。

5. 肝肾综合征。

6. 门静脉血栓形成。

7. 呼吸系统损伤。

8. 腹腔积液。

肝硬化的防治与调养技巧

肝硬化的预防

1. 预防肝硬化，要做好对乙肝、丙肝等病毒性肝炎的防治工作。

2. 注意饮食，合理营养。肝硬化患者在饮食上要注意不能偏食，应保证营养均衡。

3. 节制饮酒，最好戒酒。

4. 适量做运动，生活中注意保健，还要定期进行身体检查。

肝硬化的治疗原则

1. 病因治疗。根据早期肝硬化的特殊病因给予治疗。血吸虫病患者在疾病的早期采用较为彻底的治疗，可使肝功能改善，脾脏缩小。酒精性肝病及药物性肝病，应中止饮酒及停用易中毒药物。

2. 饮食治疗。应给予高蛋白、低脂肪的饮食。

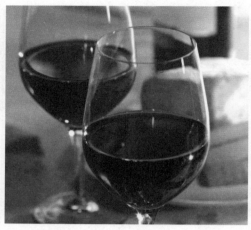

肝病患者应忌酒。

每日每千克体重补充优质蛋白 1 克，多吃新鲜蔬菜水果等。

3. 一般药物治疗。据病情的需要主要补充多种维生素。护肝药物激活细胞，在体内提高腺嘌呤核苷三磷酸（ATP）的水平，转变为多种核苷酸，参与能量代谢和蛋白质合成。如用中药可达到活血化瘀、疏肝理气功效，如丹参、黄芪等。

4. 改善肝功能和抗肝纤维化。肝脏中的转氨酶及胆红素异常多揭示肝细胞损害，应按照肝炎的治疗原则给予中西药结合治疗。

5. 积极防治并发症。肝硬化失代偿期并发症较多，可导致严重后果。对于食管－胃底静脉曲张、腹腔积液、肝性脑病、感染等并发症，根据患者的具体情况，选择行之有效的方法。

肝硬化患者的调养注意

1. 肝硬化患者更应强调少量多餐的原则，尤其是有腹腔积液的患者。

2. 有食管静脉曲张的患者应进食软、少刺激食物，要细嚼慢咽。

3. 有腹腔积液时，应低盐限液。每日钠摄入量不超过 500 毫克，根据腹腔积液的程度限制液体摄入量在 800 ~ 1500 毫升。

4. 在肝性脑病发作时严格限制蛋白质饮食，而在肝性脑病缓解后由少量开始逐渐增加蛋白质的摄入。

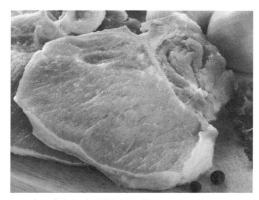

多吃瘦肉有助于补充蛋白质。

患了肝硬化怎么吃

肝硬化是一种常见的慢性进行性肝脏疾病。肝硬化患者一般食欲较差，消化功能下降。因此，妥善安排肝硬化患者的饮食，保证患者的合理营养，是肝硬化治疗过程中举足轻重的事。肝硬化患者在进行饮食调养时，要注意以下几个方面：

饮食宜多样化、易消化。肝硬化患者的消化功能一般都有所下降，食欲不振，所以应注意食谱的变化，选择一些患者喜爱的食物，讲究烹饪方法，可以增加患者的食欲。应避免食用带刺、带骨以及韭菜等含膳食纤维的食物，更不能食用硬、脆的食品，以防止刺伤食管造成破裂出血。伴有食管静脉曲张者宜给予流质饮食，如菜泥、肉糜、烂饭等。上消化道出血时应慎食。

适量供应糖类。充足的糖类可保证肝脏合成并贮存肝糖原，防止毒素对肝细胞造成损害。但是，过量进食糖类，不仅影响食欲，而且容易造成体内脂肪堆积，诱发脂肪肝及动脉硬化等症，患者体重也会日渐增加，会进一步加重肝脏的负担，导致肝功能下降。每日供给糖类以 30 克为宜。

适量的蛋白质。较高的蛋白饮食对保护肝细胞、修复已损坏的肝细胞具有重要的意义。当血浆蛋白过低而引起腹腔积液和水肿时，可适当增加蛋白质供应量。而在肝功能严重受损或出现肝昏迷先兆症状时，则不应给予高蛋白饮食，而要严格限制进食蛋白质的量，以减轻肝脏负担和减少血中氨的浓度。一般每日供给 100 ~ 120 克为宜。血浆蛋白减少时，必须大量补充蛋白质，每日每千克体重可供给 1.5 ~ 2 克，有腹腔积液或使用糖皮质激素治疗者可增至每日每千克体重 2 ~ 3 克。

脂肪摄入不宜过多。禁用动物油，可采用少量植物油。肝硬化患者的肝脏胆汁合成及分泌均减少，使脂肪的消化和吸收受到严重影响。进食过多的脂肪后，脂肪会在肝脏内沉积，不仅会诱发脂肪肝，而且会阻止肝糖原的合成，使肝功能进一步减退。一般来说，脂肪摄入以每日 40 ~ 50 克为宜。

补充维生素。B 族维生素对促进消化，保护肝脏和防止脂肪肝有重要生理作用。维生素 C 可促进新陈代谢并具有解毒功能。宜补充脂溶性维生素 A、维生素 D、维生素 E，这类药物对肝脏都有不同程度的保护作用。

摄入适量的矿物质。肝硬化的患者普遍血锌水平较低，尿锌排出量增加，肝细胞内含锌量也降低，应适当食用猪瘦肉、牛肉、蛋类、鱼类等含锌量较多的食物。为了防止镁离子缺乏，应多食用绿叶蔬菜、豌豆、乳制品和谷类食物。

盐摄入要适量。盐的每日摄入量以不超过 5 克为宜，饮水量应限制在 2000 毫升以内。对于严重的腹腔积液患者或水肿者，每日盐的摄入量应严格控制在 500 毫克以下，水的摄入量在 1000 毫升以内。

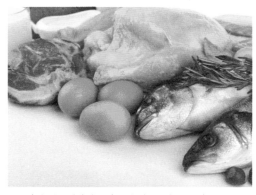

含有蛋白质丰富的食物有助于保护肝细胞。

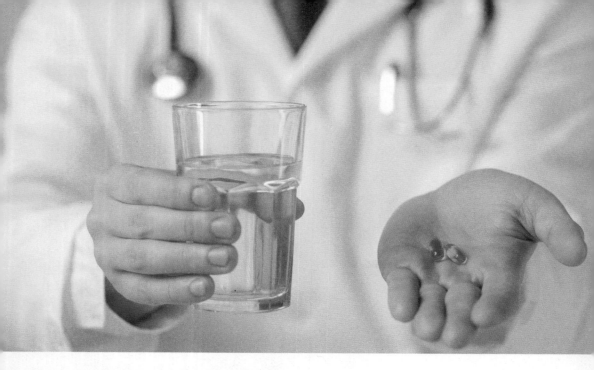

肝癌的防治与调养

我们应该主动去认识肝癌，了解肝癌患者在日常生活中应如何去调养，什么食物可以多吃，什么食物应该禁吃，这些都是肝癌患者及其家属必须牢牢记住的。

认识肝癌

肝癌分类

1. 原发性肝癌。原发性肝癌是我国常见恶性肿瘤之一，其死亡率高，在恶性肿瘤死亡顺序中位居中等。

2. 肝细胞癌。是指在肝叶的肝细胞发生的癌变。当前在我国 HBV 感染是最重要的。

3. 胆管细胞癌。在胆管的上皮细胞发生的癌变。

4. 转移性肝癌。

肝癌分型

1. 单纯型。临床和化验检查无明显肝硬化表现者。

2. 硬化型。有明显的肝硬化临床和化验表现者。

3. 炎症型。病情发展迅速并伴有持续癌性高热或血清谷丙转氨酶升高 1 倍以上者。

肝癌的高发人群

40 岁以上，有 5 年以上肝炎病史或乙型肝炎病毒抗原标记物阳性者，以及有 5 ~ 8 年以上的酗酒史并有慢性肝病临床表现者、已经确诊的肝硬化患者。

肝癌的诱因

1. 病毒性肝炎。主要是乙型与丙型肝炎病毒感染，尤其是乙肝与乙肝病毒携带者，其原发性肝癌的发病率要比正常人高出 2 ~ 100 倍。

2. 黄曲霉毒素（AFT）。以黄曲霉毒素 B 为最重要的致癌物质。适宜于高温、高湿的气候环境中生长繁殖，尤其是夏季的霉变食物及谷物、饲料等，最易被黄曲霉菌污染而产生黄曲霉毒素，长期食用含此毒素的食物可诱发肝癌。

3. 化学致癌物质。能引起肝癌的化学物质以 N- 亚硝基化合物为主，如亚硝胺和亚硝酸胺等。

4. 免疫状态。肝癌患者血浆中含有一种封闭因子，能抑制细胞免疫并保护肝癌细胞不受免疫细胞杀伤。

5. 水源污染。饮用水质的严重污染，是肝癌发生的重要诱因之一，尤其是污染的沟水，其次为河水，井水最低。故在没有自来水设施的乡村，应提倡饮用井水。

6. 基因突变。近年来，还有人认为，环境中的突变原和病毒作用激发肝细胞分裂反应途径的活化，引起细胞的点突变和基因易位，是加速癌细胞增长的可能因素。

7. 其他因素。营养过剩（大量营养素）或营养缺乏（如维生素 B_1、维生素 A 缺乏）、血色病、寄生虫感染及遗传等，也是诱发肝癌的危险因素。

肝癌的扩散转移

1. 血行转移。肝内血行转移发生最早、最常见，可侵犯门静脉并形成瘤栓。

2. 种植性转移。偶尔发生，如种植于腹膜后形成血性腹腔积液，女性尚可有转移性卵巢癌。

3. 直接浸润。肝癌一般较少发生邻近脏器的直接浸润，但偶尔也可直接蔓延、浸润至邻近组织器官，如膈、胃、结肠、网膜等。

4. 淋巴结转移。局部转移到肝门淋巴结最常见，也可转移至锁骨上、主动脉旁、胰、脾等处淋巴结，胆管细胞癌转移以淋巴转移居多。淋巴转移仅占转移总数的 12.6%。

肝癌的防治与调养技巧

肝癌的预防

1. 有乙肝、丙肝等肝病病史的患者应该定期复查血 AFP 水平和肝脏 B 超，对肝癌做到早发现、早诊断、早治疗。

2. 避免情绪波动，保持乐观的精神状态，应尽量避免或减少引起情绪波动的各种刺激活动。

3. 生活有规律，日常起居、户外活动、饮食营养、身体锻炼规律化。

4. 戒除不良的生活方式或习惯：忌烟忌酒，不吃霉变的粮食，少吃腌制食品等。

5. 避免过度劳累。过度的脑力或体力劳动不仅可使肝癌患者的抵抗力降低，促使癌症的复发

或转移，而且可加重肝功能损害，导致病情恶化。

6. 避免感染乙肝和丙肝。

肝癌的治疗原则

1. 临床肝癌治疗原则。治疗可给予中药保肝治疗。如发现肝癌，可手术或局部注射药物。

2. 小肝癌的治疗原则。小肝癌肿瘤小于 3 厘米，以手术切除为主；对有严重肝硬化者，可在 B 超引导下，局部药物注射。小肝癌手术切除后，由于术后复发率高，因此术后应予中药、免疫药物，或化疗等。

3. 早期肝癌的治疗原则。早期肝癌如肝癌局限，肝功能正常，肝硬化不严重，以手术切除为首选。如肝功能异常，可先保肝，待肝功能恢复后再考虑手术。对血管内有癌栓者，术后可用中药、免疫治疗，也可考虑肝动脉内化疗。

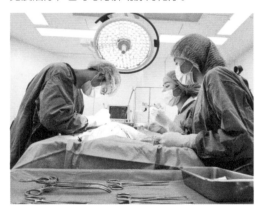

早期肝癌患者若肝功能正常，可进行手术切除。

4. 中期肝癌的治疗原则。中期肝癌对肝功能正常者，争取做根治手术。如无法切除也可进行肝动脉化疗栓塞（TACE）治疗、中药治疗、生物治疗，待肿瘤缩小后再争取手术切除。

5. 晚期肝癌的治疗原则。对于晚期肝癌患者，肝癌伴有腹腔积液、黄疸、多处转移等情况时，称为晚期，多采取保守治疗。

肝癌患者的调养注意事项

1. 限制盐量，多吃蘑菇。肝癌患者的日常饮食一定要限制钠盐摄入，以高蛋白、高碳水化合物饮食为主，多吃蘑菇。

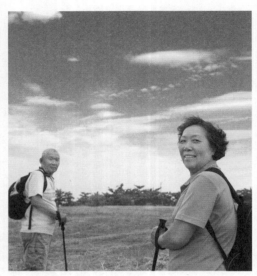

适量户外运动可增强抗病能力。

2. 保护好皮肤，预防便秘。肝癌患者宜选择阳光充足、空气新鲜、温度及湿度适宜的房间，减少噪声及其他不良刺激，但在居家期间应注意预防便秘和护理好皮肤。

3. 多休息，适量运动。一般来说，卧床时出入肝脏的血流量比站立时多40%，合理的休息可使全身代谢降低，从而减轻肝脏负担。

患了肝癌怎么吃

肝癌在消化道肿瘤中恶性程度高、进展快，一旦确诊，就要采取积极的治疗手段，尽早手术治疗，或采取化疗。无论是术前或术后都要加强营养，减少人体的能量消耗。肝癌患者的饮食应注意以下几点：

1. 均衡饮食。肝癌患者身体消耗较大，必须保证充足的营养。衡量患者营养状况的好坏，最简单的方法就是能否维持体重。而要使体重能维持在正常水平，最好的办法是保持均衡的膳食，要求患者多食新鲜蔬菜，尤其是绿叶蔬菜。

2. 饮食宜清淡、易消化。肝癌患者多有食欲减退、恶心、腹胀等消化不良症状，故应进食清淡、易消化食物，如酸梅汤、鲜果汁、姜糖水、面条汤和小米粥等，以助消化。食物切勿过凉、过热、过油腻。

3. 增加蛋白质。肝癌患者应多吃富含蛋白质的食物，尤其是优质蛋白质，如瘦肉、蛋类、豆类和奶类等，以防止蛋白质过度消耗。但是在肝癌晚期，肝功能不佳时，要控制蛋白质的摄入，以免诱发肝性脑病。

4. 控制脂肪。高脂肪饮食会影响和加重病情，而低脂肪饮食可以减轻肝癌患者恶心、呕吐、腹胀等症状。肝癌患者食欲差，进食量少，如果没有足量的均衡膳食，必须提高膳食的热量和进食易于消化吸收的甜食，如蜂蜜、蜂王浆、蔗糖等。

5. 补充维生素。维生素A、维生素C、维生素E、维生素K等都有一定的辅助抗肿瘤作用。因此，肝癌患者应多吃动物肝脏、胡萝卜、菜花、黄花菜、白菜、无花果、红枣、萝卜和南瓜等富含维生素的食物。

6. 补充矿物质。营养学家研究发现，硒、镁、铜、铁等矿物质具有抗癌作用。因此，肝癌患者应多吃含有这些元素的食物，如香菇、芦笋、玉米、海藻、海带、紫菜和海鱼等。

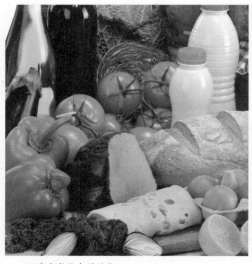

肝癌患者饮食要均衡。

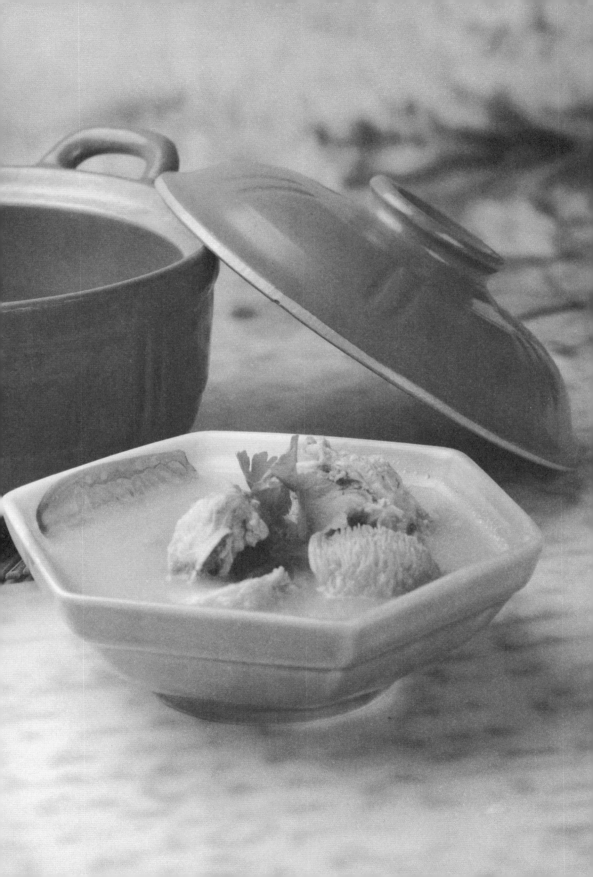

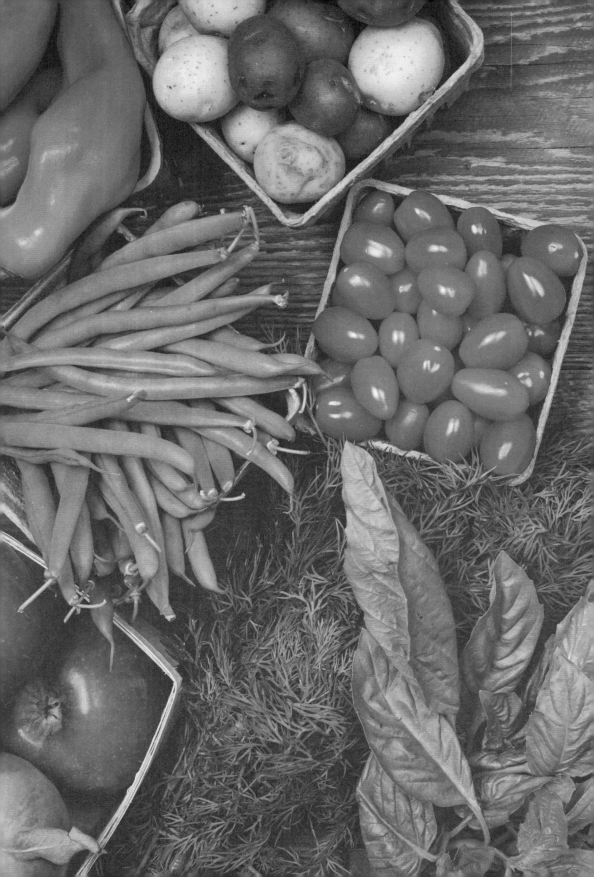

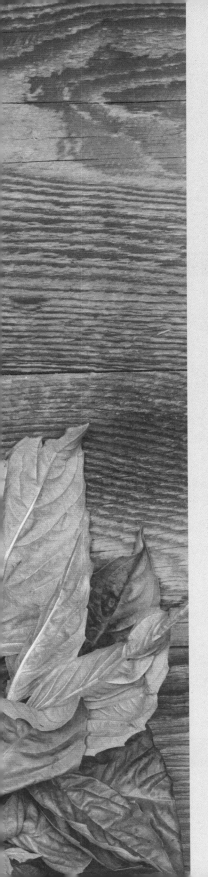

第三章

肝脏疾病患者宜吃的食物

　　肝病患者的饮食调理很重要，如饮食得当则有利于病情的恢复；如饮食不当，则可能使病情加重，甚至危及生命。因而，在日常生活中，合理的饮食营养调理就不失为防治肝病的重要措施。饮食疗法取材简单，应用方便，效果确切，集营养与药疗于一体，深受肝病患者的欢迎。患者可根据自己病情的轻重缓急，制定个性化的饮食方案。

香菇

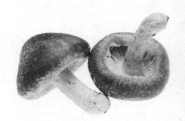

别名: 冬菇、香菌、爪菰。
性味归经: 性平, 味甘; 归脾、胃经。
适用量: 每日 50 ~ 90 克。
热量: 79.5 千焦 /100 克。

调理关键词

葡聚糖

香菇中含有一种高纯度、高分子结构的葡聚糖, 即香菇多糖。葡聚糖具有抗病毒、诱生干扰素和保护肝脏的作用。肝病患者经常食用, 能够提高人体免疫力, 降低谷丙转氨酶水平, 防止病情进一步发展。

食疗作用

香菇有补肝肾、健脾胃、理气、益智安神、美容、抗肿瘤的功效。香菇中的多糖类物质有明确的保健及防病作用, 更年期女性常吃香菇能提高人体细胞免疫功能, 清除自由基, 延缓衰老, 防癌抗癌, 降低血压、血脂, 预防动脉硬化、肝硬化等疾病, 降低心脑血管疾病风险, 还可调节内分泌, 从而改善体质, 缓解更年期症状。

选购保存

以菇伞肥厚, 伞缘曲收未散开, 内侧为乳白色, 皱褶明显, 菇柄短而粗者为佳。新鲜香菇冰箱冷藏可保鲜 1 星期左右。干香菇应放在密封罐中, 置于干燥避光处保存。

♥ 应用指南

1. 贫血的慢性肝炎患者调理: 豌豆 350 克, 香菇 150 克。先将香菇洗净切块, 下油锅翻炒, 再放入焯水后的豌豆同炒至熟即可。本品适用于体质虚弱、头晕乏力、贫血、便秘等肝病患者。

2. 脂肪肝患者的调理: 菜心 200 克, 香菇 150 克, 清汤、水淀粉、盐、味精、食用油各适量。香菇洗净氽烫后切块, 沥干; 菜心洗净, 对半切开。热油放菜心煸炒 2 分钟, 倒出多余的油, 锅内加适量清汤、香菇、盐, 大火烧沸, 加味精, 用水淀粉勾芡即可食用。

相宜搭配		
宜	**香菇 + 木瓜** 降压减脂	**香菇 + 豆腐** 健脾养胃, 增加食欲

香菇滑鸡

推荐菜例

原料：鸡250克，香菇50克，葱3根，姜、生抽、白糖、盐、淀粉各适量。

做法：

❶ 香菇洗净切斜刀片；姜切片；葱切段；鸡切块，洗净沥干。

❷ 鸡块中加入生抽、白糖、盐、淀粉搅拌，再放少许葱段和姜片腌渍半小时。

❸ 香菇铺底，腌渍的鸡块中姜片剔除，装盘；蒸锅烧沸水，水滚后，放入加盖蒸15～20分钟即可。

功效：本品具有益智安神、抗病毒、补肝肾、健脾胃和美容养颜的功效。适宜肝病、肾病、脾胃不适的人群食用。

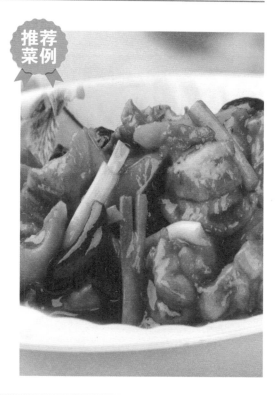

🍲 温馨提示

　　鸡块放沸水中汆水时间不宜太久，否则会损失其营养成分。

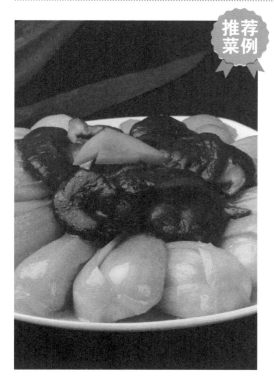

推荐菜例

香菇扒上海青

原料：上海青200克，鲜香菇70克，老抽3毫升，盐、白糖各3克，鸡精2克，食用油、蚝油各适量。

做法：

❶ 将洗净的上海青对半切开；洗净的香菇对切。

❷ 锅中加清水烧沸，加入少许食用油、盐，放入上海青拌匀，焯至断生后捞出上海青，沥干水分摆入盘中；倒入香菇，搅散，煮约1分钟至熟捞出。

❸ 用油起锅，倒入香菇炒匀；加入蚝油、少许清水、盐、鸡精、白糖、老抽炒匀，将炒好的香菇盛放在上海青上，浇上原汤汁即可。

功效：本品具有益气补血、补肝肾、健脾胃、益智安神的作用。

🍲 温馨提示

　　上海青入锅烹饪的时间不宜过长，煮熟即可。

杏鲍菇

别名：刺芹侧耳、芹侧耳。
性味归经：性凉，味甘；归心、肝经。
适用量：每日约 50 克。
热量：129.6 千焦 /100 克。

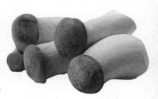

调理关键词

蛋白质、碳水化合物、维生素

　　杏鲍菇中富含蛋白质、碳水化合物，可为肝病患者供给充足能量，其中的维生素有利于保护和修复肝细胞，并可补充凝血因子。

食疗作用

　　杏鲍菇具有降血脂、降胆固醇、促进胃肠消化、增强人体免疫力、防治心血管病等功效，有祛脂降压的功效，能软化和保护血管，还能提高人体免疫力。蛋白质是维持免疫功能最重要的营养素，为构成白细胞和抗体的主要成分，还有助于胃酸的分泌和食物的消化，宜用于治疗饮食积滞症。

选购保存

　　杏鲍菇菇体匀称结实，外形圆整的一般质量比较好。颜色一般为褐色、白色，没有异味。温度在 15℃时杏鲍菇一般可以保存 1 周左右，如果放在 2～4℃的条件下，保存期则可以延长至半个月以上。

♥ 应用指南

1. 预防肝癌、肝硬化：杏鲍菇 150 克，鸡腿 2 个，葱、姜各适量，党参 5 克，黄芪 5 克，枸杞子 15 粒，盐适量，加水煲汤服用。本品可补气养血、健脾益胃、抗癌、降压，既有美容养颜作用，又有防癌抗癌的功效。

2. 不欲饮食的慢性肝炎患者调理：杏鲍菇 200 克，白胡椒、盐、食用油、海苔丝各适量。平底锅预热薄刷一层油，最小火慢煎至杏鲍菇两面焦黄，出锅撒白胡椒、盐、海苔丝即可。此品低油少盐，可健脾开胃。

相宜搭配		
宜	**杏鲍菇 + 木瓜** 降压减脂	**杏鲍菇 + 鸡肉** 健脾养胃

胡萝卜炒杏鲍菇

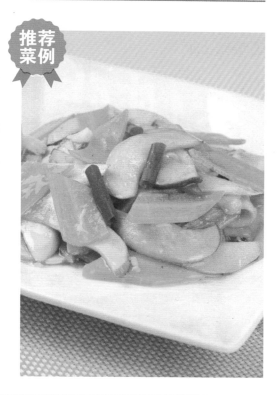

原料： 胡萝卜100克，杏鲍菇90克，姜片、蒜末、葱段各少许，蚝油、盐、鸡粉、食用油各适量。

做法：

❶ 将洗净的杏鲍菇切成片；胡萝卜洗净去皮切成片。

❷ 水烧沸，放入少许食用油、盐，倒入胡萝卜片焯半分钟，再倒入切好的杏鲍菇续煮约1分钟；捞出焯好的食材，沥干水分，放在盘中，待用。

❸ 用油起锅，放入姜片、蒜末、葱段，用大火爆香；倒入焯好的食材，翻炒匀。

❹ 转小火，加入盐、鸡粉、蚝油炒匀即可。

功效： 此菜含有的植物纤维能促使胆固醇从体内较快地排出，具有降脂的作用。

> 🍲 **温馨提示**
>
> 　　胡萝卜不可切得过厚，否则不易炒熟，而且口感也很生硬。

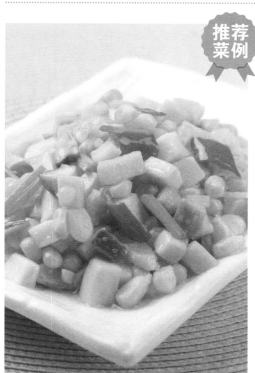

杏鲍菇炒甜玉米

原料： 杏鲍菇、甜玉米粒各100克，红甜椒10克，蒜、葱段各5克，盐3克，生抽、老抽各5毫升，食用油适量。

做法：

❶ 杏鲍菇洗净切丁；红甜椒洗净切片；蒜剥好后切片；甜玉米粒解冻备用。

❷ 炒锅里放入适量的食用油，下蒜片、葱段爆香，闻到蒜香后下玉米粒，炒匀。

❸ 放入杏鲍菇丁，加入盐翻炒至杏鲍菇变软；下红甜椒片，继续翻炒1分钟，调入生抽、老抽调味，大火翻炒均匀即可出锅。

功效： 此菜具有促进胃肠消化、增强人体免疫力、防治心血管病等功效。适宜心脑血管疾病、肝病等患者食用。

> 🍲 **温馨提示**
>
> 　　鲜玉米粒也可以不放入锅中焯煮，味道虽然有点涩，但是却可以保持其鲜嫩口感。

茶树菇

别名: 柱状环锈伞、柳松菇。
性味归经: 性平, 味甘; 归脾、肾、胃经。
适用量: 每次约 25 克。
热量: 1166.8 千焦 /100 克。

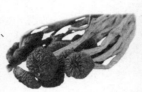

调理关键词

蛋白质、氨基酸、微量元素、多糖

茶树菇含高蛋白及多种氨基酸, 可为人体提供充足能量, 提高人体免疫力; 茶树菇含有多种微量元素, 可帮助肝病患者改善凝血障碍, 还可以很好地预防肝癌的发生。

食疗作用

茶树菇性平, 味甘, 无毒, 具有益气开胃、补肾滋阴、健脾胃、提高人体免疫力、防癌抗癌的功效。临床实践证明, 茶树菇对肾虚尿频、水肿、气喘, 尤其是小儿低热尿床, 有独特疗效。因其良好的抗癌、降压、防衰老等功效, 人们把茶树菇称作"中华神菇""保健食品""抗癌尖兵"。

选购保存

挑选粗细、大小一致的茶树菇, 颜色稍微有些棕色较好, 粗大的、杆色较淡白的次之, 闻茶树菇气味是否清香, 闻起来有霉味的茶树菇千万不要买。储存于通风干燥处即可。

♥ 应用指南

1. **脂肪肝患者的调理:** 干品茶树菇 50 克, 入清水中浸泡 35 分钟左右, 鸡肉 400 克, 去核红枣 10 枚, 蜜枣 1 枚, 姜 1 片。将所有材料放入开水中, 大火煮 15 分钟, 再转中火煮 30 分钟即可。此品具有降脂、清胃肠的作用。

2. **肝病患者美容养颜的佳品:** 茶树菇、猪排骨、枸杞子、红枣、茄子、香菜各适量, 盐适量。全部食材入锅中炖煮即可。此品可补血益气、排毒养颜, 改善肝病患者的肝病面容。

3. **肾虚的慢性肝病患者调理:** 新鲜茶树菇 50 克, 芡实 15 克, 猪小肚 1 个, 猪瘦肉 100 克, 盐适量。煲汤食用。本品有较好的保健作用, 可同补肝肾, 改善肾虚症状。

相宜搭配		
宜	**茶树菇 + 猪骨** 增强免疫力	**茶树菇 + 鸡肉** 促进蛋白质吸收

茶树菇烧豆腐

原料： 豆腐 200 克，茶树菇 70 克，葱花少许，豆瓣酱 10 克，盐 5 克，鸡粉 2 克，生抽、白糖、食用油各适量。

做法：

❶ 将洗净的豆腐切成小方块；择洗净的茶树菇切成段；锅中加 600 毫升清水，大火烧沸，加 3 克盐，放入豆腐，煮约 1 分钟，捞出备用。

❷ 向锅中倒入适量食用油烧热，下茶树菇，炒片刻；淋入少许生抽，炒匀；倒入豆腐块，加适量清水，炒匀；加剩余盐、白糖、鸡粉、豆瓣酱，炒匀，煮约 1 分钟至茶树菇熟透，放入葱花炒匀即可。

功效： 本品具有补肾滋阴、健脾益胃、提高人体免疫力和防癌抗癌的功效。

🍲 **温馨提示**

切茶树菇前，应用温水把茶树菇泡 10 分钟，可以把伞茎里面的杂质去除干净。

推荐菜例

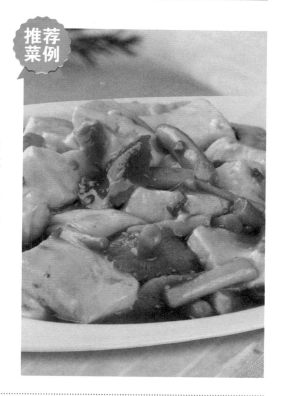

推荐菜例

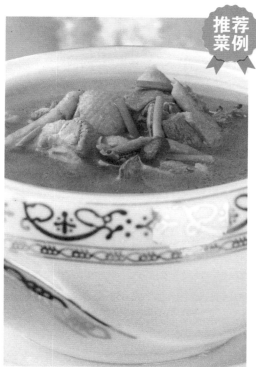

茶树菇炖鸡

原料： 鸡肉 300 克，干茶树菇 50 克，葱段、姜片、蒜、八角、小茴香、桂皮、盐、酱油、胡椒粉、食用油各适量。

做法：

❶ 鸡肉洗净剁块，用少许盐、胡椒粉腌渍，材料准备好。

❷ 锅放少许油，先煸香葱段、姜片、蒜、八角、小茴香、桂皮，再放入鸡块炒至肉紧。

❸ 放入酱油、水、茶树菇，大火烧沸后改中小火，加盖炖约 1 小时，加剩余盐拌匀即可。

功效： 本品具有增补营养、补肾滋阴、健脾益胃、防癌抗癌的功效。适宜营养不良、肝病、肾病、癌症等患者食用。

🍲 **温馨提示**

放茶树菇时，想要膳食纤维多一点就不要切；如果儿童吃就把茶树菇稍微切一下。

平菇

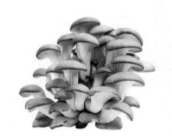

别名：侧耳、糙皮侧耳。
性味归经：性微温，味甘；归脾、胃经。
适用量：每次约 100 克。
热量：83.6 千焦 /100 克。

调理关键词

蛋白质、维生素、微量元素

平菇中含有蛋白质、维生素等，可维持人体正常生理功能，同时可提高人体免疫力，进而帮助人体抵抗乙肝病毒。平菇中还含有硒这种微量元素，对肝癌细胞具有选择性杀伤和抑制作用，对正常细胞却没有明显影响。

食疗作用

平菇具有祛风散寒、舒筋活络的功效，可用于辅助治疗腰腿疼痛、手足麻木、经络不通等病症。平菇中的蛋白多糖体对癌细胞有很强的抑制作用，能增强人体免疫功能，可作为体弱患者的营养品，对肝炎、慢性胃炎、消化性溃疡、维生素 D 缺乏病、高血压等都有疗效，对降低胆固醇和防治尿道结石也有一定效果，对女性更年期综合征可起调理作用。

选购保存

选择菇形整齐，颜色正常，质地脆嫩而肥厚，气味纯正清香，无杂味、无病虫害，八成熟的鲜平菇。可将平菇放入塑料袋中，放于干燥处保存。

♥ 应用指南

1. **胃溃疡的慢性肝病患者调理：** 鲜平菇 150 克，猪肉片 50 克，菠菜 6 棵，盐、酱油、食用油各适量。平菇加水烧沸，后放菠菜、肉片等，烧沸后起锅装碗，淋上食用油、酱油、盐即成。此品适用于改善肝病导致的胃溃疡等胃肠疾病。

2. **慢性肝病患者调理：** 平菇 300 克，丝瓜 200 克，红椒半个，姜、蒜各 3 克，盐 2 克，鲜贝露半勺，大火翻炒即可。本品具有清热凉血、祛湿化痰、舒筋活络的作用，适用于慢性肝病患者食用。

	相宜搭配	
宜	**平菇 + 西蓝花** 防癌抗癌	**平菇 + 豆腐** 促进蛋白质吸收

平菇炒肉末

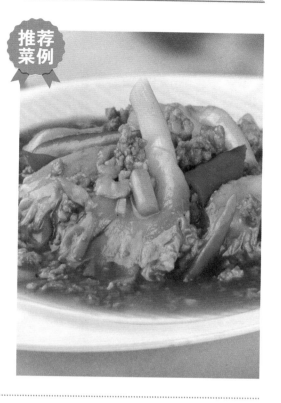

原料： 平菇 200 克，猪绞肉 50 克，姜末 10 克，葱段 5 克，红甜椒块少许，盐、鸡精各少许，生抽 10 毫升，食用油适量。

做法：

❶ 平菇撕成小条，洗净备用；猪绞肉先用生抽腌 10 分钟。

❷ 锅内烧半锅清水，水烧沸后加少许开水，入猪绞肉烫至半熟；油锅放入姜末及平菇略炒，再将烫至半熟的猪绞肉倒入，炒散。

❸ 最后放入盐、鸡精调味，加入红甜椒、葱段即可食用。

功效： 本品具有祛风散寒、舒筋活络、增强免疫力的功效。适宜肝炎、慢性胃炎、消化性溃疡、维生素 D 缺乏病，以及高血压等人群食用。

🍲 **温馨提示**

　　平菇宜撕成小条后再清洗，以免杂质残留。

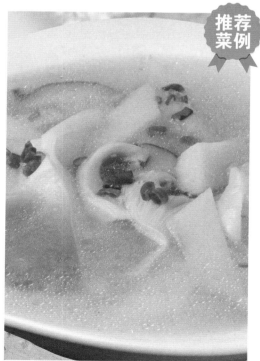

平菇山药汤

原料： 平菇 200 克，山药 1 小根，松茸菇（干）少量，姜 1 大片，胡椒粉、葱花各少量。

做法：

❶ 把平菇和松茸菇清洗干净；山药洗干净把外皮刮掉，切小块。

❷ 把除胡椒粉、葱花外的所有原料加入锅中加水烧煮，烧沸后转小火，约 20 分钟，最后加入胡椒粉。

❸ 把煮好的平菇山药汤盛出装到碗里，撒葱花即可食用。

功效： 本品具有延年益寿、降低血糖、健脾益胃、助消化、滋肾益精的功效。适宜肝炎、慢性胃炎、消化性溃疡、维生素 D 缺乏病，以及高血压等人群食用。

🍲 **温馨提示**

　　松茸菇在煲汤之前应该去掉根部，以免影响口感。

金针菇

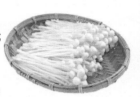

别名：构菌、朴菇、金菇。
性味归经：性寒，味甘、咸；归肝、胃经。
适用量：每次约 20 克。
热量：108.7 千焦 /100 克。

调理关键词

蛋白质、微量元素、朴菇素

金针菇富含蛋白质、微量元素，有助于补充肝病患者对各种营养物质的需求，可预防肝癌的发生，还能提高免疫力、保护肝脏。金针菇还含有一种叫朴菇素的物质，能增强人体对癌细胞的抵抗能力，常食有益。

食疗作用

金针菇能有效地增强人体细胞的生物活性，促进体内新陈代谢，有利于食物中各种营养素的吸收和利用，对人体生长发育也大有益处，因而有"增智菇""一休菇"的美称。常食用金针菇还具有抵抗疲劳、抗菌消炎、清除重金属物质和抗肿瘤的作用。

选购保存

南方有黄色的金针菇，呈淡黄色至黄褐色，北方一般为白色金针菇，呈乌白或是乳白色，无论是哪种，都应当颜色均匀，无杂色。金针菇用热水烫一下，再放在冷水里泡凉，然后再冷藏，可以保持原有的风味，0℃左右可储存 10 天。

♥ 应用指南

1. **便秘的慢性肝病患者调理：**100 克金针菇洗净，适量豆腐洗净切块。将锅置于大火上烧热，加入适量食用油烧至七八成热，然后将两种材料放进锅中，加适量清水煮熟后加盐即可。

2. **贫血的慢性肝病患者调理：**将 250 克土鸡，处理干净后洗净，入砂锅中加水炖至九成熟，再入金针菇，待菇煮熟即可起锅食用。此品可为贫血的肝病患者提供充足优质蛋白质。

3. **慢性肝炎患者的调理：**猪肝 300 克，金针菇 100 克。猪肝洗净切片，用薯粉拌匀，与金针菇一同倒入锅中煮，加入少许盐、香油，待猪肝熟后即可起锅食用。

相宜搭配		
宜	**金针菇 + 豆腐** 健脑益智	**金针菇 + 鸡肉** 益气补血

金针菇鸡丝汤

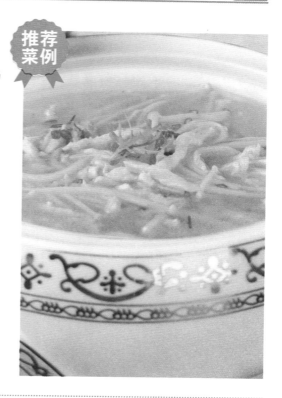

推荐菜例

原料： 金针菇 150 克，鸡脯肉 100 克，高汤 1000 毫升，葱花 10 克，鸡精 3 克，姜末 5 克，盐 4 克，胡椒粉 2 克。

做法：

❶ 金针菇洗净，切去根部备用；鸡脯肉洗净切丝，加少许盐调味备用。

❷ 锅内加高汤烧沸，放入姜末、金针菇、鸡丝。

❸ 放入剩余盐、胡椒粉、鸡精调味；把煮好的汤盛出，再撒上些葱花即可。

功效： 本品具有抑制血脂升高、降低胆固醇、防治脂肪肝和高脂血症的功效。适宜心脑血管疾病、肝炎、肾炎和营养不良等患者食用。

🌸 **温馨提示**

　　金针菇除了和鸡肉同食对肝病患者有益外，与西蓝花同做菜食用，也可以提高肝脏的解毒能力。

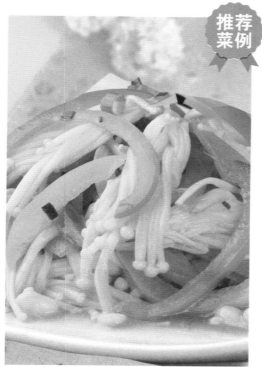

推荐菜例

甜椒拌金针菇

原料： 金针菇 200 克，甜椒 50 克，鸡精、食用油、盐、葱花各适量。

做法：

❶ 甜椒去子洗净切条；金针菇去根洗干净，备用。

❷ 锅里放油烧至八成热，再放甜椒与金针菇炒匀。

❸ 鸡精用适量水兑开，放进锅里煮一下，放盐、葱花拌匀即可出锅食用。

功效： 本品具有增进食欲、帮助消化、降脂排毒的功效，可促进体内毒素排出，减轻肝脏负担，促进肝细胞修复与再生，有利于急慢性肝病患者的恢复。

金针菇

甜椒

🌸 **温馨提示**

　　也可加入荷兰豆同炒，具有和中下气、利小便、解疮毒等功效。

猴头菇

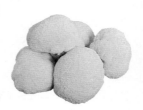

别名：猴头菌、猴头、猴头蘑。

性味归经：性平，味甘；归脾、胃、心经。

适用量：每次约 20 克。

热量：543.7 千焦 /100 克。

调理关键词

蛋白质、氨基酸、维生素、矿物质

猴头菇的蛋白质含量丰富，还含有 7 种人体必需氨基酸和维生素、矿物质等，有提高免疫功能的作用；其含有的不饱和脂肪酸能促进血液循环、降低胆固醇，起到健胃、养肝、抗癌的功效。

食疗作用

猴头菇性平味甘，有利五脏、助消化、滋补身体等功效。现代医学认为，猴头菇还可抗肿瘤、抗衰老、增强免疫力，并对消化系统有保护、调理和修复的功能。食欲不振、恶心呕吐者食用本品后能迅速止呕，食欲不振可得到明显改善。猴头菇对神经衰弱、失眠有特效，可促进脑神经细胞生长和再生，对预防和治疗阿尔茨海默病有良好效果，是益寿抗衰的新型营养保健食品。

选购保存

新鲜时呈白色，干制后呈褐色或淡棕色的猴头菇为佳。现在一些人工栽培的猴头菇，以形体完整、茸毛齐全、体大、色泽金黄色为主要标志。

♥ 应用指南

1. 失眠焦虑的肝病患者调理：猴头菇 550 克，熟冬笋片、盐、葱段、姜片、菜心、食用油各适量。一并炒熟后即可食用。

2. 脾胃虚弱的慢性肝病患者调理：母鸡 1 只，猴头菇 150 克（切片）。将鸡肉切块，加水煮汤取汁，将猴头菇放入汤中煮熟食之。适宜气血虚衰、脾胃虚弱、失眠、体倦乏力的肝病患者食用。

3. 肝癌患者的调理：猴头菇、白花蛇舌草、猕猴梨根各 60 克，加水煎汤温服。尤其适合胃癌、食管癌、肝癌、贲门癌及冠心病患者食用。

相宜搭配		
宜	**猴头菇 + 竹笋** 健脾、利尿	**猴头菇 + 银耳** 有助于睡眠

猴头菇炖排骨

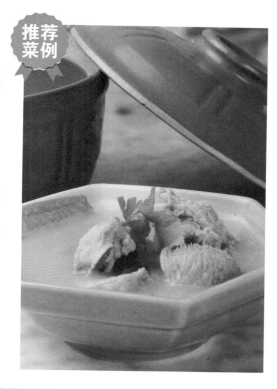

原料：猪排骨 500 克，猴头菇 80 克，葱段 15 克，姜块 10 克，盐、味精各 3 克，白糖 2 克，香菜叶少许。

做法：

❶ 猴头菇用温水泡透，捞出切块；猪排骨剁块，氽水后捞出冲凉；姜块拍破，备用。

❷ 锅上火，放入猪排骨炒干表面水分，加水烧沸，放入猴头菇、葱、姜，转入砂锅中以小火煨 45 分钟。

❸ 加白糖、盐、味精调味，再煨 10 分钟，加香菜叶即可食用。

功效：本品具有抗溃疡、抗炎、抗肿瘤、保肝护肝、抗衰老的作用。适合肝病、眼疾、胃炎、心脑血管疾病等患者食用。

🍲 **温馨提示**

　　猪排骨用水氽的时间不宜太长，否则会造成营养流失。

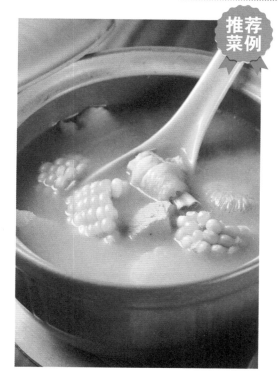

猴头菇煲鸡

原料：土鸡 200 克，猴头菇 1 个，嫩玉米棒 1 个，老姜 10 克，盐 3 克。

做法：

❶ 土鸡剁小块，放入滚水氽烫 1 分钟后捞出备用。

❷ 猴头菇洗净切片；嫩玉米棒去须，洗净，剁段；老姜去皮切细丝，备用。

❸ 将土鸡、猴头菇、嫩玉米棒、水、盐、姜丝一起放入电锅内，先大火烧开，再转小火煮至开关跳起即可。

功效：本品具有助消化、抗癌、保肝、养胃等功效，适合消化不良、肝脏疾病及胃炎、胃溃疡患者食用。

🍲 **温馨提示**

　　在煲汤前要把土鸡多余的肥油去掉，否则过于肥腻，影响口感。

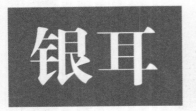

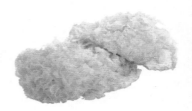

别名：白木耳、雪耳、银耳子。

性味归经：性平，味甘；归肺、胃、肾经。

适用量：干品每日约30克。

热量：836.4千焦/100克。

调理关键词

蛋白质、膳食纤维、多糖

银耳含丰富的蛋白质、膳食纤维、多糖等，能改善人的肝、肾功能，还能降低血清胆固醇和甘油三酯，具有防癌抗癌的功效，能促进肝脏蛋白质的合成，有助于肝细胞修复。

食疗作用

银耳具有强精补肾、补气滋阴、润肠益胃、提神补脑、美容嫩肤、延年益寿的功效。银耳中的多糖类成分能提高肝脏解毒能力，保护肝脏功能，常吃不但能增强人体免疫力，促进免疫细胞的分化和生长，预防癌症的发生，还能增强癌症患者对放疗、化疗的耐受力。银耳中富含膳食纤维，可帮助胃肠蠕动，加速代谢废物的排出，防治便秘、预防结肠癌，还可减少小肠对脂肪的吸收，从而达到一定的瘦身效果。

选购保存

优质银耳干燥，没有硫黄味，色泽淡黄，泡发后大而松散，耳肉肥厚，色泽呈白色或微带黄色，整体圆整，大而美观。干银耳应在阴凉干燥处密封保存。

♥ 应用指南

1. 阴虚的慢性肝病患者调理：油下锅，下豆腐煎至微黄，加少许清水，下蘑菇、银耳，小火焖透，调入盐、白糖、味精、酱油和香油等，下淀粉煮沸即可。本品可辅助治疗慢性肝病属阴虚者，表现为体倦乏力、食欲不振、大便干燥、咽干口干，伴有烦热盗汗。

2. 焦虑失眠的慢性肝炎患者调理：菠萝150克，水发银耳50克，红枣、冰糖各适量。菠萝去皮切块，银耳撕碎，红枣洗净去核。汤锅加适量清水、银耳、红枣，煮至银耳黏软，倒入菠萝块煮至熟，加冰糖溶化搅匀即可。

相宜搭配		
宜	**银耳 + 莲子** 润肺养心	**银耳 + 鹌鹑蛋** 健脑强身

木瓜雪梨炖银耳

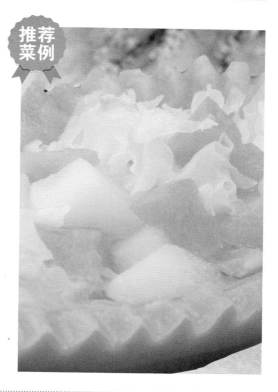

推荐菜例

原料： 木瓜、冰糖各适量，雪梨100克，银耳50克。

做法：

❶ 银耳用水泡发1小时，冲洗干净后，撕成小碎片；雪梨削皮去核切小块；木瓜去外皮，剖开去掉中间的瓤，切小块。

❷ 锅内放凉水，放银耳大火烧开后改小火炖20分钟，再放雪梨、木瓜和冰糖，炖10分钟。

❸ 把汤水盛入备好的木瓜盅内即可。

功效： 此品有养心润肺、滋阴清热的功效，可改善心烦口渴、五心烦热、舌红苔少、脉细数等症状，适宜肝肾阴虚的肝病患者食用。

🍃 **温馨提示**

　　银耳泡发后把根部去掉，以免苦涩之味影响口感。

推荐菜例

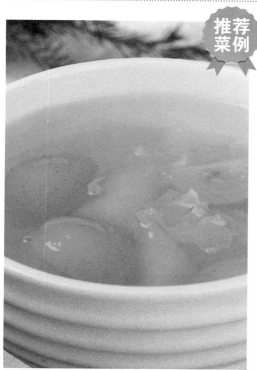

金橘银耳糖水

原料： 金橘10个，干银耳10克，红枣5枚，冰糖8克，淡盐水适量。

做法：

❶ 金橘和红枣用淡盐水浸泡10分钟洗净；干银耳用温水泡发；洗净的金橘在上面划上5刀，不要划到底；按压金橘，把金橘核去掉，金橘全部做好；把银耳洗净撕小块。

❷ 金橘和银耳、红枣放入电压锅内胆，加适量水；把内胆放入电压锅后加冰糖。

❸ 加盖按下"煲汤"键，开关跳起即可开盖食用。

功效： 本品具有补脾开胃、清肠通便、养阴清热、提高肝脏解毒能力、保护肝脏功能的效果。适宜肝病、肺热咳嗽、食欲不振等患者食用。

🍃 **温馨提示**

　　本糖水适宜采用新鲜的金橘，口感会更好。

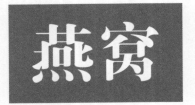

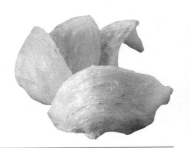

别名: 燕菜、燕根、燕蔬菜。
性味归经: 性平，味甘；归肾、胃、肺经。
适用量: 每日 50 ~ 80 克。
热量: 292.7 千焦 /100 克。

调理关键词

蛋白质

　　肝病患者的营养治疗应注意供给高蛋白质、低脂肪的食品，但是摄入量也不能过多，以免增加肝脏负担。因此，高蛋白、低脂肪的燕窝是肝病患者恢复期的理想保健食品。

食疗作用

　　燕窝含多种氨基酸，对食管癌、咽喉癌、肝癌、直肠癌等有抑制作用，还可减少放疗、化疗的不良反应。它可以降低胆固醇，对高脂血症所致的脂肪肝、肥胖、心肌梗死有良好的防治作用。

选购保存

　　纯正的燕窝应该为丝状结构，无论在浸透后或在灯光下观看，都不完全透明，而是半透明状，色泽通透带微黄，有光泽，闻起来具有淡淡的天然蛋清味。先将燕窝放入密封的燕窝保鲜盒内，再存放于冰箱。若燕窝不慎染上湿气，可放在冷气口风干。

♥ 应用指南

1. 早期肝硬化患者秋季调理: 将梨削皮切片，和 6 克燕窝、冰糖一起放入瓷碗中，放入锅中隔水蒸 30 分钟，梨熟即成。本方有养阴保肝的功效。适宜早期肝硬化患者秋季气候干燥时食用。

2. 慢性肝炎患者活动期的调理: 燕窝 3 克，用水发透，去燕毛。加清水 250 毫升、冰糖以小火煮，下燕窝，煮沸即成。此方能补虚损、润肺燥、滋肾阴、养肝。

相宜搭配		
宜	**燕窝 + 银耳** 养心润肺	**燕窝 + 红枣** 补血养颜

木瓜炖燕窝

原料：木瓜 70 克，水发燕窝 50 克，冰糖 30 克。

做法：

❶ 将已去皮洗净的木瓜切成小丁，装入碗内备用；锅中加入约 900 毫升清水；将冰糖倒入锅中；盖上锅盖，煮约 2 分钟至冰糖完全溶化；揭开锅盖，把煮好的糖水盛入碗中备用。

❷ 将木瓜倒入碗中，再将已泡发好的燕窝倒入碗中，剩余的糖水也盛入碗内，盛满为止；把碗放入蒸锅，盖上锅盖，用小火炖 2 小时即可。

功效：本品可滋阴补血、健脾益气，还能促进肝细胞的修复与再生，有益于肝病患者的恢复。

🍚 温馨提示

　　泡发燕窝时，不要沾到油，以免影响燕窝的成品口感，泡发的时间一般以 4 ~ 5 小时为佳。

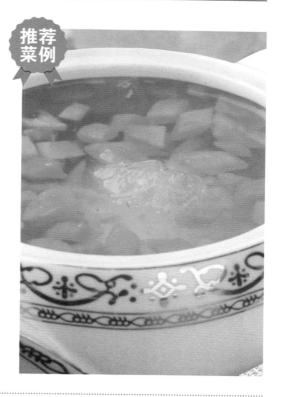

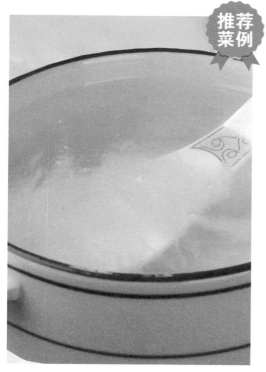

冰糖炖燕窝

原料：水发燕窝 30 克，冰糖 20 克。

做法：

❶ 将已泡发好的燕窝洗净，装入盘中备用；锅中加入约 600 毫升清水，将冰糖倒入锅中，大火煮约 2 分钟，至冰糖完全溶化；把糖水盛入碗中，将泡发好的燕窝倒入碗中。

❷ 蒸锅置大火上，将盛有燕窝、糖水的碗放入蒸锅；盖上锅盖，用小火炖约 2 小时即可。

功效：本品具有滋阴润肺、化痰止咳、益气补中、去燥润肤和养胃健脾的功效。适宜咳嗽痰多、脾胃虚弱、肝虚燥咳、贫血和肝病等人群食用。

🍚 温馨提示

　　泡发燕窝的水与工具要洁净，不可沾有油，否则会影响燕窝的品质。

黑木耳

别名：树耳、木蛾、黑菜。
性味归经：性平，味甘；归肺、胃、肝经。
适用量：每日约15克。
热量：87.8千焦/100克。

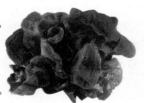

调理关键词

膳食纤维、多糖、胶质

黑木耳有帮助消化的功能，可以缓解肝脏的压力；黑木耳中含有抗肿瘤活性的多糖，能增强人体的免疫力，肝病患者经常食用还可起到防癌变和补血、养血的功效。

食疗作用

黑木耳具有补气血、滋阴、补肾、润肠、通便的功效，对便秘、痔疮、胆石症、肾结石、膀胱结石、贫血及心脑血管疾病等有食疗作用。黑木耳含维生素K和丰富的钙、镁等矿物质，能防治动脉粥样硬化和冠心病。

选购保存

优质黑木耳乌黑光润，其背面略呈灰白色，体质轻松，身干肉厚，朵形整齐，表面有光泽，耳瓣舒展，朵片有弹性，嗅之有清香之气。有霉味或其他异味的说明是劣质黑木耳。保存方法是用塑料袋装好，封严，常温或冷藏保存均可。

♥ 应用指南

1. 贫血的慢性肝病患者调理： 黑木耳30克洗净泡发，红枣10枚洗净去核。锅内放入清水，加入所有食材，大火煮开，加红糖调服。此品具有补血养血的功效。

2. 肥胖的脂肪肝患者调理： 黑木耳粉5克，红枣粉20克，用适量的沸水，把黑木耳粉和红枣粉冲开即可食用。此品可通便排毒、降低血脂，对于肥胖的脂肪肝患者具有良好的降脂减肥功效。

3. 慢性肝病患者的调理： 新鲜猪肝250克，何首乌50克，黑木耳25克。何首乌入锅中加水煎取浓汁备用；猪肝先炒片刻后盛出；何首乌汁加酱油、盐、黑木耳，略煮，后入水淀粉勾芡，再放猪肝翻炒即可。此方对慢性肝病患者能起到保肝解毒的作用。

相宜搭配		
宜	**黑木耳 + 绿豆** 利尿降压	**黑木耳 + 银耳** 提高免疫力

黑木耳炒百合

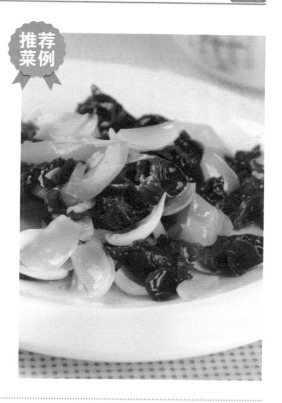

原料: 黑木耳、百合各适量,黄甜椒1个,蒜蓉5克,盐、食用油、香油各适量。

做法:

❶ 黑木耳用冷水泡发,并洗干净;百合剥瓣,除去老衣、内心和黑色物;黄甜椒洗净,去子后切成片。

❷ 锅中入水烧沸后,放入少许盐和食用油,将黑木耳氽3分钟后,捞出浸入冷水中;百合氽水后也浸入冷水中待用。

❸ 炒锅放油烧至七成热,下入蒜蓉、黄甜椒爆香,并倒入氽好并沥干水的黑木耳和百合,调入剩余盐,炒匀,淋少许香油,即可出锅。

功效: 本品有养血止血、润燥养阴、益气润肺和养胃健脾的功效,阴虚型肝病患者可多吃。

🍴 **温馨提示**
黑木耳有滑肠作用,大便稀溏者慎食。

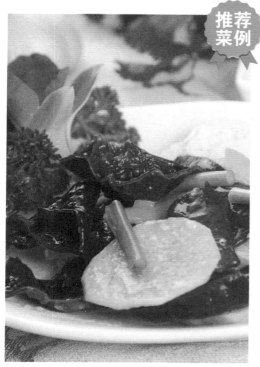

黑木耳炒山药

原料: 山药350克,胡萝卜少许,水发黑木耳50克,盐、味精、食用油、醋、酱油、葱段各适量。

做法:

❶ 将山药、胡萝卜去皮洗净,切成片状待用;水发黑木耳择洗干净,切成小片。

❷ 山药放清水锅中,加适量醋焯水,捞出沥干水分备用。

❸ 锅中加食用油烧热,下葱段爆香,放入山药片、胡萝卜片和黑木耳翻炒,加入盐、味精、酱油炒匀,装盘即成。

功效: 本品具有增强免疫力、保肝护肾、防癌抗癌的功效。适宜肝病、肾病、癌症等患者食用。

🍴 **温馨提示**
黑木耳要稍晚于山药片入锅,因为山药片较难熟。

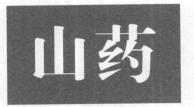

山药

别名：薯蓣、土薯、怀山药。
性味归经：性平，味甘；归脾、肺、肾经。
适用量：每日 100 ～ 200 克。
热量：234 千焦 /100 克。

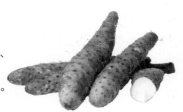

调理关键词

淀粉酶、黏液蛋白、维生素

山药含有淀粉酶、多酚氧化酶等物质，有利于脾胃消化吸收；其含有大量的黏液蛋白、维生素及微量元素，有降低血糖的作用，可预防心血管疾病，起到强身健体、延年益寿的功效。

食疗作用

山药肉质细嫩，含有极丰富的营养保健物质。中医认为，山药能"益肾气、健脾胃、止泻痢、化痰涎、润毛皮"。近些年来的研究表明，山药具有诱导产生干扰素，增强人体免疫功能的作用。其所含的胆碱和卵磷脂有助于提高人的记忆力，常食可增强体质、延缓衰老。

选购保存

山药一般要选择茎干笔直、粗壮，拿到手中有一定分量的。如果是切好的山药，则要选择切开处呈白色的。新鲜的山药一般表皮比较光滑，颜色呈自然的皮肤颜色。如果需长时间保存，应该把山药放入木锯屑中包埋，短时间保存则只需用纸包好放入阴凉处即可。

♥ 应用指南

1. **脾虚湿盛型肝病患者的调理：** 薏苡仁 50 克，山药 50 克，红枣 10 克，花生衣 10 克。红枣洗净去核，另 3 种原料淘洗干净，将 4 种食材晒干打碎成粉，熬成稀粥食用。此品具有健脾祛湿、补中益气的作用。

2. **肝肾不足型肝病患者的调理：** 阿胶 9 克，山药 30 克，红糖少许，水淀粉适量。先将山药去皮洗净切成小丁，放入锅中加适量清水，置火上煮熟。然后将阿胶溶化后，注入山药锅中，下水淀粉、红糖调成羹即可。此品有补血养血、滋补肝肾的功效。

相宜搭配		
宜	**山药 + 玉米** 健脾益气	**山药 + 乌鸡** 滋补气血

山药黑米粥

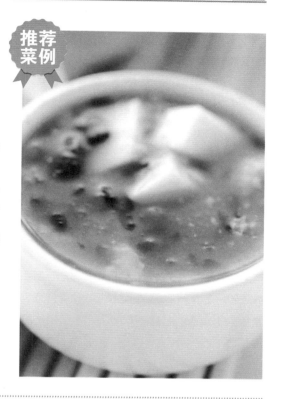

原料： 黑米 100 克，山药 50 克，红枣 15 枚，莲子 30 克。

做法：

❶ 将黑米、莲子洗净，入水浸泡 30 分钟左右。

❷ 把山药冲洗干净，削去外皮，切成小块；红枣洗净，去核。

❸ 锅中加入适量的水，将黑米、莲子倒入，大火煮沸后换小火煮至黏稠，加入山药和红枣，中火煮 15 分钟即成。

功效： 本品可健脾益肺、养肝补肾、增强身体抵抗力，适合体虚的肝病患者。

🍮 温馨提示

　　黑米、莲子用水浸泡一段时间，有利于熬煮至熟。

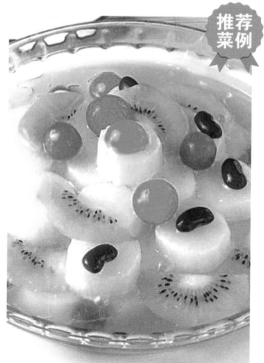

猕猴桃山药汤

原料： 猕猴桃 1 个，山药 200 克，酸奶 100 毫升，罐头樱桃 50 克，葡萄 10 粒，红豆 10 克。

做法：

❶ 山药去皮后放在冷水中，洗去上面的黏液，切段；红豆洗净备用；葡萄洗净；猕猴桃去皮切片备用。

❷ 锅中加水，大火烧沸后，放山药焯至八成熟；捞出山药，放入红豆煮熟捞出备用。

❸ 将上述原料装入盘中，倒入酸奶、罐头樱桃拌匀。

功效： 本品可益肾补肝、消渴生津。

🍮 温馨提示

　　根据喜好，可适当放糖或蜂蜜。

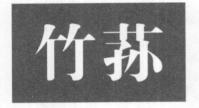

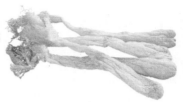

别名: 竹笙、竹菌、竹参。
性味归经: 性凉,味甘、微苦;归肺、胃经。
适用量: 每日约50克。
热量: 648.2千焦/100克。

调理关键词

氨基酸、维生素、膳食纤维

竹荪富含多种氨基酸,具有滋补强壮、增强免疫力的作用;其含有的维生素有助于增强肝脏的解毒能力,减轻肝脏负担,改善病情;膳食纤维可促进通便排毒,从而缓解肝脏的解毒负担,保护肝脏。

食疗作用

竹荪是一种非常珍贵的野生食用菌,曾被列为"宫廷贡品",近代作为国宴名菜,同时也是食疗佳品。具有滋补强壮、益气补脑、宁神的功效,适合脑力工作者,肥胖、失眠、高血压、高脂血症、高胆固醇血症患者,免疫力低下、肿瘤患者可常食,但脾胃虚寒之人不宜吃得太多。

选购保存

不要选购太白的竹荪,这类竹荪一般是加工过的,不是天然色泽。真空是最好的保存方式,如果是散装的建议晒干后再保存。

♥ 应用指南

1. **脂肪肝患者的调理:** 炒锅下油烧至五成热,加入高汤、香菇、蘑菇、竹荪、西红柿烧沸后,再加盐、味精、姜末,待汤汁沸后投入青菜叶略煮一下,淋上香油,出锅装入大汤碗即成。

2. **脾胃虚弱型肝病患者的调理:** 竹荪100克,草鱼500克,姜、葱各适量。先烧鱼块至八成熟,入竹荪、葱、姜等,加盐稍焖即可。此菜肴具有补益脾胃的功效,适用于体质虚弱、纳差、四肢倦怠等病症。

3. **气阴亏虚型慢性肝炎患者的调理:** 竹荪100克,猪肚500克。用高压锅烧猪肚至七八分熟,起锅切片,用食用油爆猪肚片,再加竹荪,放盐、料酒稍焖,加姜、葱焖熟即可。此菜肴具有健脾益胃、气阴双补的功效。

	相宜搭配	
宜	**竹荪 + 鸡腿菇** 提高营养价值	**竹荪 + 百合** 润肺止咳

干贝冬瓜竹荪汤

推荐菜例

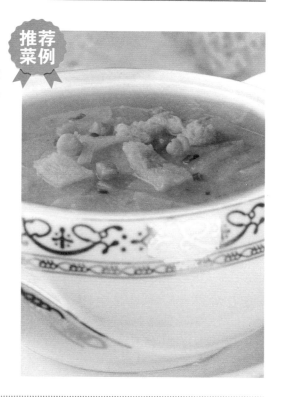

原料: 水发干贝 15 克, 冬瓜 200 克, 水发竹荪 20 克, 姜片、葱花各少许, 盐 3 克, 味精、鸡粉各 2 克, 料酒、胡椒粉、食用油各适量。

做法:

❶ 冬瓜去皮洗净, 切成片; 洗净的竹荪切段备用。

❷ 用油起锅, 倒入姜片爆香, 放入洗好的干贝炒香, 倒入冬瓜片炒匀; 加入料酒和适量清水后加盖煮约 3 分钟; 放入洗净的竹荪加盖煮约 1 分钟。加盐、鸡粉、味精、胡椒粉调味; 再用小火慢煮片刻至入味, 撒上葱花即可。

功效: 此汤具有滋阴补肾、调中益气、利尿排毒的功效。

🍲 **温馨提示**

　　冬瓜不宜炒制太久, 以免影响成品口感和外观。

推荐菜例

竹荪豆腐汤

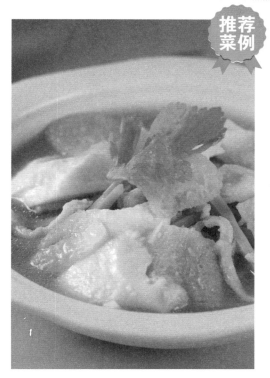

原料: 竹荪 150 克, 猪瘦肉丝、火腿丝、盐、香油、香菜叶各适量, 嫩豆腐 100 克。

做法:

❶ 嫩豆腐洗净, 切块; 竹荪在水中洗净泡发备用; 将竹荪的菌盖头, 也就是封闭的一端剪去, 可以有效去除一部分怪味。

❷ 锅中放入适量的水, 放入竹荪、嫩豆腐、猪瘦肉丝、火腿丝, 大火煮开后转小火再煮 40 分钟, 调入盐和香油, 撒上香菜叶。

功效: 此品具有润肺生津、化痰止渴、补气养阴和保护肝脏等功效。适宜肝病患者、肥胖者, 高血压、高脂血症、高胆固醇血症及肿瘤患者食用。

🍲 **温馨提示**

　　干品竹荪烹制前应先用淡盐水泡发, 并剪去菌盖头 (封闭的一端), 否则会有怪味。

白菜

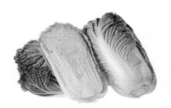

别名：大白菜、黄芽菜、菘。

性味归经：性平，味甘；归肠、胃经。

适用量：每日100～200克。

热量：75.3千焦/100克。

调理关键词

膳食纤维、维生素

白菜含有丰富的膳食纤维，能起到润肠、除烦、促进排毒的作用，还能刺激胃肠蠕动，帮助消化，促进大便排泄，对肝脏起到保护作用。此外，白菜还能补充多种维生素，增强肝脏的解毒能力。

食疗作用

白菜具有通利胃肠、清热解毒、止咳化痰、利尿养胃、保持大便通畅、稀释肠道毒素的功效，是营养价值极为丰富的蔬菜。经过炖煮后的白菜有助于消化，因此它很适合肠胃不佳或肠胃病患者食用，常食可增强人体抵抗力。白菜富含维生素C，能增强身体抵抗力，具有预防感冒及消除疲劳的功效，对伤口难愈、牙龈出血有防治作用，而且有助于荨麻疹的消退，还可以起到很好的护肤养颜效果。

选购保存

挑选包得紧实、新鲜、无虫害的白菜为宜。

冬天可用无毒塑料袋保存，如果温度在0℃以上，可在白菜叶上套上塑料袋，口不用扎，根朝下戳在地上即可。

♥ 应用指南

1. 脂肪肝、慢性肝炎患者的调理：黄豆60克，白菜45克，水适量，煎服。该方适用于脂肪肝、肝炎、糖尿病等患者。

2. 酒精性肝病患者的调理：白菜250克，姜25克，盐2克，香油3毫升，味精、醋各适量。凉拌，佐餐食之。该方能通胃肠、生津液、解酒毒。

3. 用于面部黧黑的肝硬化患者调理：将白菜洗净，切碎；适量豆腐洗净，切块，放进锅中，加适量水，煮至熟后，加上白菜和食用油，煮熟，加盐调味即可。此品可调节肝病患者内分泌功能紊乱，防止皮肤色素进一步沉着。

相宜搭配		
宜	白菜 + 猪肉 补充营养，通便	白菜 + 海带 防止碘不足

白菜炒黑木耳

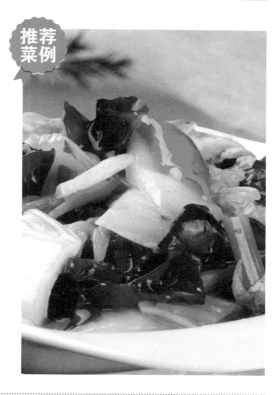

原料： 白菜、黑木耳、葱段、姜片、红甜椒、八角、盐、鸡精、老抽、醋、白糖、食用油各适量。

做法：

❶ 白菜洗净用手撕片；黑木耳用温水泡 5 分钟变软，择去根部，洗净；红甜椒洗净，去子，切成片。

❷ 锅中放油，小火加热，放入八角、红甜椒片炒出香味，放入葱、姜炒出香味，再放入白菜片，大火翻炒均匀；白菜片炒至微微变软时，倒入老抽翻炒均匀，再放入白糖、醋。

❸ 放入泡好的黑木耳，翻炒几分钟，撒少许盐、鸡精翻炒均匀，出锅即可。

功效： 本品具有清热、润肠、养胃生津的功效。

 温馨提示

　　坚持食用黑木耳，可抗癌、防癌，对缓解慢性便秘有良好的效果。

醋熘白菜

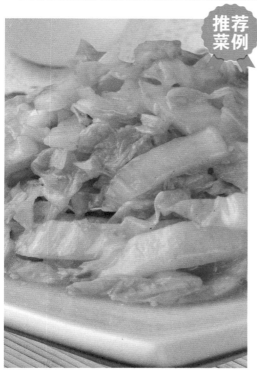

原料： 白菜 300 克，白糖 5 克，醋 5 毫升，盐、鸡精各 3 克，淀粉、食用油各适量。

做法：

❶ 白菜洗净切小片；白糖、醋、盐、鸡精、淀粉调成味汁备用。

❷ 锅内加清水，把白菜片焯烫一下，过凉去掉水分。

❸ 炒锅入少许油，白菜片下锅翻炒 2 分钟，倒入味汁炒匀出锅即可。

功效： 本品具有解热除烦、通利胃肠、养胃生津、解渴、利尿通便、清热解毒的功效。尤其适宜肝病、胃肠疾病患者食用。

温馨提示

　　白菜焯水的时间不宜太久，否则会损失过多维生素，也会影响口感。

圆白菜

别名：包菜、卷心菜。
性味归经：性平，味甘；
归脾、胃经。
适用量：每日约200克。
热量：71.1千焦/100克。

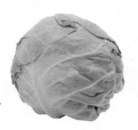

调理关键词

钼、果胶、膳食纤维

圆白菜含有的丰富微量元素钼，能抑制致癌物亚硝胺的合成，可预防肝癌发生。圆白菜所含的果胶、膳食纤维能结合并阻止肠道吸收胆固醇和胆汁酸，可纠正肝功能异常导致胃酸过多而引起的胃黏膜损害。

食疗作用

新鲜的圆白菜中含有植物杀菌素，有抑菌消炎的作用，对咽喉疼痛、外伤肿痛、蚊叮虫咬、胃痛、牙痛有一定的作用。多吃圆白菜，还可增进食欲，促进消化，预防便秘。圆白菜中富含维生素U，对胃溃疡有着很好的辅助治疗作用，能加速创面愈合，是胃溃疡患者的最佳食品之一。圆白菜含有的热量和脂肪很低，但是维生素、膳食纤维和微量元素的含量却很高，是一种很好的减肥食物。

选购保存

以结球紧实，修整良好，无老梗、焦边、侧芽萌发，无病虫害损伤的圆白菜为佳。宜冷藏保存。

♥ 应用指南

1. **胃溃疡的肝病患者调理：**圆白菜500克洗净，用纱布绞取汁约100毫升，加温水，调入白糖溶化，一次饮完。此品对早期消化性溃疡效果较好，能促进溃疡面的愈合。

2. **便秘的慢性肝病患者调理：**将250克圆白菜洗净，切成小块；炒锅烧热后，加入食用油，炒至七分熟，加盐和味精，炒至熟烂，即可减少圆白菜过硬对胃肠道的刺激。

3. **骨质疏松的肝病患者调理：**将200克圆白菜洗净，切成条状，放进沸水中焯熟，沥干后，装盘，加上香油、盐、黑芝麻伴食。此品有防治骨质疏松症及防癌的作用。

相宜搭配		
宜	圆白菜 + 西红柿 滋阴生津	圆白菜 + 黑木耳 健胃、润肠

手撕圆白菜

原料: 圆白菜 1 棵,干辣椒适量,食用油 10 毫升,蒜末 4 克,香菜叶适量,生抽 5 毫升,鸡粉 3 克,盐少许。

做法:

❶ 圆白菜洗净掰去老叶,撕成片状;干辣椒切成丁。

❷ 热油锅,加入蒜末、干辣椒,改小火炒至香气四溢;倒入圆白菜,开大火快炒至菜叶稍软,略呈半透明状。

❸ 加入鸡粉、生抽和盐炒匀入味;将炒好的圆白菜盛入盘中,放上香菜叶做点缀,便可上桌。

功效: 本品具有杀菌、增强人体免疫功能、防癌抗癌和促进消化的功效。

🍲 **温馨提示**

炒圆白菜后会出现菜汤,如果不收汁在装盘以后会渗出更多,视菜汤的多少来调整水淀粉勾芡用量。

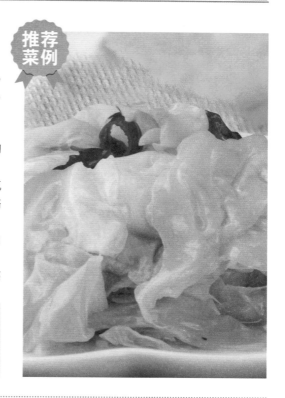

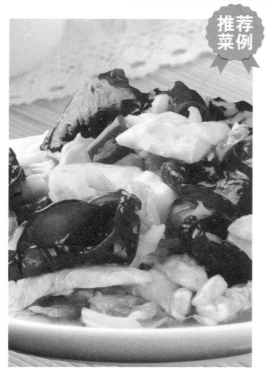

黑木耳炝圆白菜

原料: 圆白菜 300 克,水发黑木耳 30 克,干辣椒、蒜末各少许,盐 3 克,味精、白糖、陈醋、水淀粉、食用油各适量。

做法:

❶ 将洗净的黑木耳切成小块,装入碟中;洗净的圆白菜对半切开,去心,切成小块,装入盘中;锅中注水烧沸,加少许食用油,倒入圆白菜、黑木耳,煮约 1 分钟至熟;将煮好的圆白菜和黑木耳捞出备用。

❷ 用油起锅,倒入蒜末、干辣椒爆香;倒入圆白菜、黑木耳,拌炒匀;加入适量陈醋、盐、味精、白糖,炒匀;加入少许水淀粉;用锅铲快速拌炒匀即可。

功效: 本品有补铁护肝、润肠通便的功效。

🍲 **温馨提示**

圆白菜富含维生素 C,因此入锅炒制的时间不宜过长,否则营养会流失。

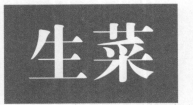

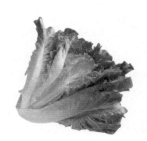

别名： 叶用莴笋、鹅仔菜。
性味归经： 性凉，味甘；归心、肝、胃经。
适用量： 每日100～200克。
热量： 62.7千焦/100克。

调理关键词

脂肪、维生素、膳食纤维

生菜是一种低脂肪、低胆固醇、多维生素、多膳食纤维的蔬菜，对脂肪肝、高脂血症有明显的预防作用，还能破坏病菌的核酸，促进体内攻击病菌的干扰素的合成，提高免疫力，对肝病患者有益。

食疗作用

生菜具有清热安神、清肝利胆、健脾养胃的功效，适宜胃病患者、维生素C缺乏者、肥胖、高胆固醇血症、神经衰弱、肝胆病患者食用；生食、常食有利于女性保持苗条的身材。

选购保存

生菜以菜叶颜色青绿，茎部呈干净白色，无虫蛀者为佳。储存时，将生菜的菜心摘除，然后用湿润的纸巾塞入菜心处让生菜吸收水分，等到纸巾较干时将其取出，再将生菜放入保鲜袋中冷藏。

♥ 应用指南

1. **急性传染性肝炎患者的调理：** 烧一锅水加入少许姜丝、食用油，水开后下生菜、汆好的猪肝、枸杞子煮熟即可。猪肝中含维生素C和微量元素硒，能增强人体免疫力，抑制肿瘤细胞的产生，对急性传染性肝炎患者也有益。

2. **急慢性肝炎患者的调理：** 蚝油加入其他调料调汁待用，炒锅热油，放入蒜末爆香，倒入调味汁熬至黏稠时倒在焯过的生菜上即可。此品可促进血液循环、抗病毒、防治肝病。

3. **脂肪肝患者的调理：** 生菜适量，洋葱1个，西红柿1个，青椒、黄甜椒各适量。所有材料洗净处理好放进锅中，焯水，沥干，加盐拌食。本品具有清热安神、清肝利胆的功效，适合高脂血症、脂肪肝患者食用。

相忌搭配		
忌	**生菜 + 醋** 破坏营养	**生菜 + 积雪草** 影响药效

蚝油生菜

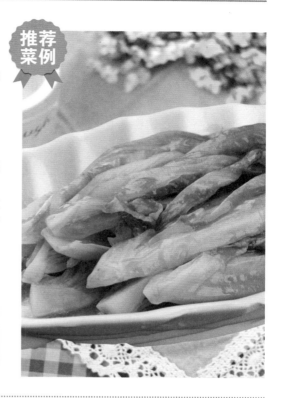

原料：生菜 300 克，盐、蚝油、淀粉、食用油各适量。

做法：

❶ 用适量清水调入淀粉搅拌均匀待用。

❷ 锅中水烧沸后，放入生菜烫一下摆盘。

❸ 锅里倒入油，烧热后加入盐、蚝油和芡汁熬至黏稠，浇在生菜上即可。

功效：本品具有利尿和促进血液循环的功效。适宜高胆固醇血症、高血压、冠心病、脂肪肝患者食用。

 温馨提示

生菜极易熟，因此炒制时间不宜过长，若时间过长不仅会影响口感，还会破坏其营养价值。

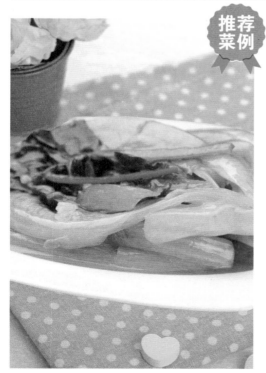

清炒生菜

原料：生菜 350 克，红甜椒丝少许，盐 2 克，鸡粉、食用油各少许。

做法：

❶ 将洗净的生菜对半切开，再改切成小瓣，备用。

❷ 锅中注入适量食用油，烧热，倒入生菜，拌炒片刻；加入盐、鸡粉，拌炒入味。

❸ 起锅，将炒好的生菜盛入盘中，放上几根红甜椒丝装饰即可。

功效：此菜含有 B 族维生素、维生素 C、维生素 E、膳食纤维及多种矿物质，有利五脏、通经脉的功效，还能降低胆固醇、清燥润肺，适宜高胆固醇血症、脂肪肝患者食用。

温馨提示

生菜用手撕成片，吃起来会比刀切的口感更脆、更佳。

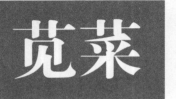

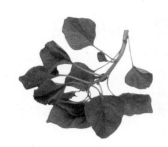

别名： 长寿菜、刺苋菜。
性味归经： 性凉，味微甘；
归肺、大肠经。
适用量： 每日100～200克。
热量： 104.6千焦/100克。

调理关键词

维生素、膳食纤维

苋菜富含维生素K，可以促进凝血、造血等功能，改善肝功能异常导致的凝血障碍；其含有的膳食纤维可刺激肠道蠕动，加快排便，减少肠道对毒素的吸收，从而减轻肝脏负担。

食疗作用

苋菜富含易被人体吸收的钙质，对牙齿和骨骼的生长可起到促进作用，并能维持正常的心肌活动，防止痉挛。它含有丰富的铁、钙和维生素K，具有促进凝血、增加血红蛋白合成并提高携氧能力、促进造血等功能。

选购保存

红苋菜以叶片大而完整、较嫩者为佳，紫红色较好，萎烂的苋菜则不宜选购。苋菜不可久放，最好尽快吃完。短期存放可用保鲜膜包裹或放入保鲜袋，置冰箱冷藏。

♥ 应用指南

1. 脂肪肝见口苦心烦患者的调理：苦菊、苋菜各250克，放入锅内用热水焯一下，然后放在盘中加盐、蒜等调料即可食用。此菜具有清心祛火、通便利尿、排毒养颜等作用，有利于肝病患者肝脏排毒。

2. 急性黄疸型肝炎患者的调理：鲜苋菜250克，食用油、盐各适量。把锅烧热放入食用油，油热后，将苋菜放入炒熟，放盐即成。此菜品的功效是清热利湿、健胃理气，适用于身黄目黄、脸色晦暗、胸脘胀满、食欲减退、恶心呕吐、腹胀、舌苔厚腻微黄、脉濡缓等症。

3. 肝腹水患者二便不通的调理：苋菜400克，取嫩尖洗净；锅内下香油，烧热，入苋菜，大火炒片刻，再加高汤转小火煨熟，起锅装入碗中。

	相忌搭配	
忌	苋菜 + 菠菜 降低营养价值	苋菜 + 牛奶 影响钙的吸收

苋菜豆腐汤

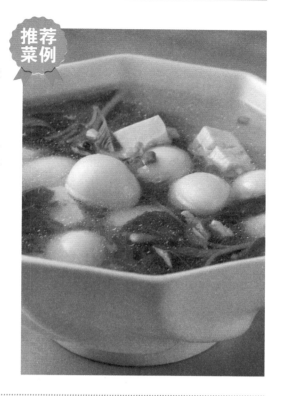

原料： 嫩豆腐 200 克，苋菜 150 克，熟鹌鹑蛋 100 克，姜片、葱花各少许，盐 3 克，鸡粉 2 克，食用油适量。

做法：

❶ 把苋菜洗净，入热水焯一下捞出；熟鹌鹑蛋去壳，洗净；锅中注水烧沸，加适量盐，放入切好的豆腐块，煮约半分钟，把焯好的豆腐块捞出。

❷ 锅中倒入食用油烧热，放少许姜片爆香；放入焯好的苋菜，拌炒至熟软；倒入约 500 毫升清水；盖上盖，用大火煮沸后放入豆腐和鹌鹑蛋。

❸ 加入适量盐、鸡粉，拌匀，煮沸；撒上少许葱花，搅拌均匀即可。

功效： 本品具有补中益气、清热润燥、清洁胃肠的功效。

> 🍲 **温馨提示**
> 切嫩豆腐前，将其放在盐水中泡半小时，这样切块时就不易破碎。

苋菜饼

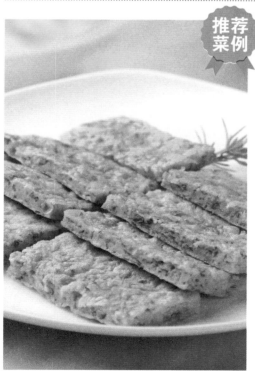

原料： 苋菜、面粉、盐、葱花、食用油、香油、蒜、醋各适量。

做法：

❶ 将苋菜洗净切碎，放入葱花、盐；把面粉拌入苋菜中；加热平底锅，抹上少许食用油。

❷ 平底锅中的油烧至五成热时，把拌好面粉的苋菜倒入锅中，铲平，稍微压实；煎饼的表面变色后翻面继续煎一会儿，大约 2 分钟后即可盛出切块。

❸ 蒜捣成蒜泥，加少许醋、香油调成蒜汁，把煎饼夹起来蘸蒜汁吃即可。

功效： 此品含钙、铁等矿物质及丰富的膳食纤维，有助于加快肠道蠕动，促进排便，加速体内毒素排出，减轻肝脏负担，从而控制肝病进一步发展。

> 🍲 **温馨提示**
> 把面粉拌入苋菜中时，不要加水，面粉也只用一点即可。

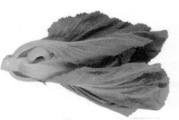

芥菜

别名： 辣油菜、茎瘤芥、大头菜。

性味归经： 性温，味辛；归胃、肺经。

适用量： 每次 50 ～ 80 克。

热量： 100.4 千焦 /100 克。

调理关键词

维生素、膳食纤维

芥菜含有丰富的维生素 A、B 族维生素、维生素 C 和维生素 D 及膳食纤维，有助于增强肝脏的解毒能力，减轻肝脏炎症，提高人体的免疫力，改善病情；并含大量的维生素 C，可通过抗氧化作用，修复肝损伤。

食疗作用

芥菜具有消肿解毒之功效，能抗感染和预防疾病的发生，可用来辅助治疗感染性疾病。因芥菜组织较粗硬，含有胡萝卜素和大量膳食纤维，故有明目与宽肠通便的作用。还可防治便秘，尤其适宜老年人及习惯性便秘者食用。

选购保存

挑选时应选择包得比较饱满，而且叶片肥厚，看起来很结实的芥菜。以色青绿，具有香气和鲜味，质地脆嫩，无根须、老梗、泥沙、污物者为佳。储存的时候往芥菜的叶片上面喷点水，然后用纸包起来，颈部朝下直立放进冰箱。

♥ 应用指南

1. 肝区隐痛的慢性肝病患者的调理：鲜芥菜 250 克，玉竹、白芍各适量，同入锅内，加清水 4 碗；大火煮沸后，改用小火煮至汤剩约 2 碗，加入盐调味即可。此品具有滋阴柔肝、缓急止痛、宽肠通便的作用，可以改善肝区隐痛不适的症状。

2. 肝炎患者实用药膳：鲜芥菜，水煎代茶饮，治小便不通；鲜芥菜，捣汁 1 杯，冲开水慢慢饮下，治咯血。

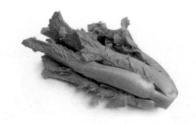

相宜搭配		
宜	芥菜 + 猪肝 有助于钙的吸收	芥菜 + 姜 化痰止咳

芥菜豆腐羹

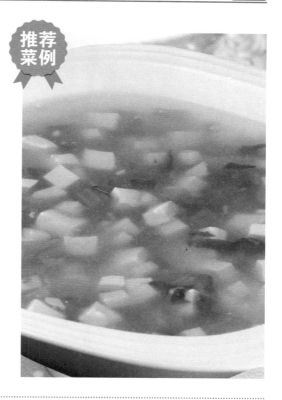

原料：豆腐 180 克，芥菜 100 克，竹笋 80 克，姜末少许，盐 3 克，鸡粉 2 克，食用油适量。

做法：

❶ 将豆腐、芥菜洗净切成粒；锅中注水烧沸放盐；放入竹笋，煮一会儿再倒入豆腐，大火煮约 1 分钟，捞出备用。

❷ 用油起锅，倒入少许姜末，用大火爆香；倒芥菜，快速翻炒；淋入水，盖上锅盖，用大火煮至沸腾。

❸ 揭盖，放入适量盐、鸡粉、豆腐、竹笋拌匀，续煮至沸即可。

功效：本品富含维生素 C，具有抗氧化、解除疲劳的作用。适宜肝病、免疫功能差、头痛等患者食用。

🍀 **温馨提示**

倒入的清水不宜过多，以免使汤羹的浓稠度不够，影响菜品的美观。

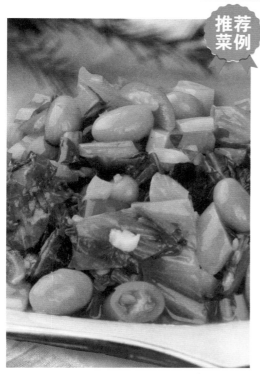

芥菜炒青豆

原料：青豆 200 克，芥菜 100 克，红椒 1 个，香油 20 毫升，盐 3 克，味精 2 克。

做法：

❶ 芥菜择洗干净，过沸水后切成小片；红椒去蒂、去子，切圈。

❷ 青豆洗干净，放入沸水中煮熟，捞出装入盘中。

❸ 加入芥菜、红椒圈，调入香油、盐、味精拌匀即可食用。

功效：本品具有健脾宽中、润燥、利水、解除疲劳的作用。适宜肝病、免疫功能差、头痛和食欲不振等患者食用。

🍀 **温馨提示**

芥菜过沸水的时间不宜太长，否则会使营养素流失。

莜麦菜

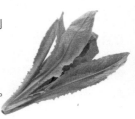

别名： 油麦菜、苦菜、牛俐生菜。

性味归经： 性凉，味甘、微苦；归脾、胃经。

适用量： 每日 150～300 克。

热量： 33.4 千焦 /100 克。

调理关键词

维生素、矿物质

莜麦菜含有大量维生素 A、维生素 B_2、钙、铁、蛋白质和脂肪等营养成分，是生食蔬菜中的上品，有"凤尾"之称。莜麦菜能保护肝脏，促进胆汁形成，防止胆汁淤积，有效预防胆汁淤积性肝硬化。

食疗作用

莜麦菜具有降低胆固醇、清燥润肺、化痰止咳、清肝利胆等功效，是一种低热量、高营养的蔬菜。莜麦菜中含有甘露醇等有效成分，有利尿和促进血液循环的作用。因其茎叶中含有莴苣素，具有镇痛催眠、降低胆固醇、辅助治疗神经衰弱等功效，可以将其榨成汁，睡前饮用。莜麦菜所含的膳食纤维和维生素 C，有消除多余脂肪的作用，故又称"减肥蔬菜"，可以选择用凉拌或是清炒的方法烹制。

选购保存

莜麦菜宜选叶片鲜嫩、无斑点的，用手掰断脆嫩多汁者为佳。将莜麦菜洗干净后，用纸包好，直接放入冰箱即可。

相宜搭配

宜	莜麦菜 + 豆腐 镇痛、催眠	莜麦菜 + 芝麻酱 补充钙质

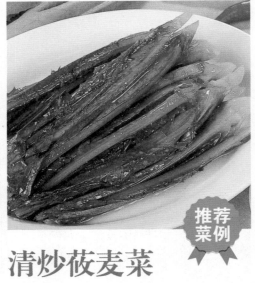

推荐菜例

清炒莜麦菜

原料： 莜麦菜 350 克，香油 10 毫升，盐 3 克，味精 1 克，食用油适量。

做法：

❶ 将莜麦菜洗干净，再把它切长段，沥干水分，备用。

❷ 锅置火上，倒油烧热，放入莜麦菜快速翻炒至熟。

❸ 最后加入盐和味精调味，再往锅里淋上香油；将炒好的莜麦菜装到菜盘即可食用。

功效： 本品具有养心润肺、护肝护心、通利肠道的功效。适宜便秘、肝脏疾病、不思饮食的患者食用。

🍵 温馨提示

莜麦菜炒的时间不能过长，断生即可，否则会影响成菜脆嫩的口感和鲜亮的色泽。

豆瓣菜

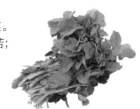

别名：西洋菜、水田芥、凉菜。
性味归经：性寒，味甘、微苦；
归肺、膀胱经。
适用量：每日100~200克。
热量：46千焦/100克。

调理关键词

维生素、矿物质

豆瓣菜营养丰富而全面，富含维生素A、维生素C、维生素D，还含有多种氨基酸及钙、铁、磷等矿物质，有利于急慢性肝炎及肝功能损伤患者肝功能恢复，有助于脂肪肝患者降低血中胆固醇，防止肝功能进一步受损。

食疗作用

豆瓣菜口感脆嫩，营养丰富，适合制作各种菜肴，还可制成清凉饮料或干制品，很有营养价值，是治疗肺结核的理想食物，能润肺止咳。豆瓣菜还有通经的作用，女性在月经前食用一些，能对痛经、月经过少等症状起到防治作用。但豆瓣菜性寒，故寒性咳嗽、脾胃虚寒者不要食用。

选购保存

挑豆瓣菜时，以嫩而粗壮的为上选。如果茎太细太长意味着已经变老，最好不要购买。豆瓣菜不耐贮藏，宜鲜食。

相宜搭配		
宜	豆瓣菜 + 牛肉 开胃暖胃	豆瓣菜 + 猪瘦肉 促进铁吸收

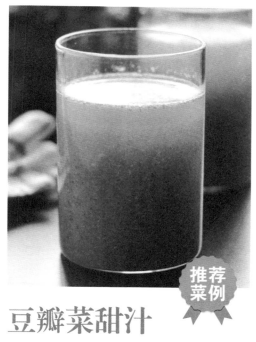

推荐菜例

豆瓣菜甜汁

原料：豆瓣菜300克，蜂蜜适量。
做法：
❶ 豆瓣菜去掉发黄的叶片和枝，放到清水里面，洗干净，切成段备用。
❷ 放进榨汁机，启动开关，完毕取出来滤掉渣。
❸ 根据个人喜好加进适量的蜂蜜搅拌均匀，将做好的汁盛出来装杯即可。
功效：本品具有清热滑肠、凉血解毒、清燥润肺、化痰止咳、利尿的功效。适宜肝肾疾病、小便不利、咳嗽和便秘等人群食用。

🍯 温馨提示
　本品中的蜂蜜也可用糖水代替。

菠菜

别名：赤根菜、鹦鹉菜。
性味归经：性凉，味甘；归大肠、胃经。
适用量：每日 100 ~ 200 克。
热量：100 千焦 /100 克。

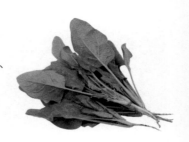

调理关键词

膳食纤维、胡萝卜素、叶绿素

菠菜含有大量的膳食纤维，具有促进肠道蠕动的作用，利于排便，帮助消化。菠菜富含叶绿素与多种维生素，可保持人体酸碱平衡，具有滋阴润燥、补铁养血、调节肝胆等作用。

食疗作用

中医学素来有"五色饮食"的说法，而肝主青色，"青色入肝经"，因此平时可多吃一些青色的食物，例如菠菜、豆瓣菜等，具有滋阴润燥、养肝养血的功效。

选购保存

菠菜宜选购菜梗红短、叶子新鲜有弹性的。选购时，菠菜的叶子厚、伸张的要好，且叶面要宽，叶柄要短。如叶部有变色或烂叶现象，要予以剔除。菠菜保存时，用湿纸包好装入塑料袋或用保鲜膜包好放在冰箱里，一般在 2 天之内食用可以保证菠菜的新鲜。

♥ 应用指南

1. 养肝护肝食谱： 菠菜 100 克，水发黑木耳 40 克，鸡蛋 1 个，香油、盐、味精各适量。将菠菜、黑木耳洗净，在沸水中烫一下捞出备用，鸡蛋打散搅匀；黑木耳略炒，加入鸡蛋液，放入菠菜炒匀，加入调味料即可。

2. 慢性肝炎患者的调理： 菠菜 300 克，羊肝 300 克。将水烧沸后倒入羊肝，稍沸后下入菠菜，并加适量的盐、香油、味精，煮沸后即可。此品具有养肝明目的功效。

3. 头昏肢颤的肝病患者调理： 菠菜 200 克，鲜藕 200 克。将菠菜入沸水中稍焯，鲜藕去皮切片，入开水中焯至断生，加入盐、香油、味精拌匀即可。此品具有凉血、明目、养肝、通络的功效。

相宜搭配		
宜	**菠菜 + 猪肝** 防治贫血	**菠菜 + 茄子** 加快血液循环，预防癌症

高汤菠菜

原料：菠菜 300 克，熟咸蛋、皮蛋、鸡蛋各 1 个，蒜 5 克，盐 3 克。

做法：

❶ 菠菜清洗干净，入盐水中焯烫，装盘；咸蛋、皮蛋各切成丁状；蒜洗净，切末。

❷ 锅中放 100 毫升水，倒入咸蛋、皮蛋、蒜、盐煮开，再下鸡蛋清煮匀，即成美味的高汤。

❸ 将高汤倒于菠菜上即可。

功效：本品具有滋阴补血、养肝健脾的功效，适宜肝病患者常吃。

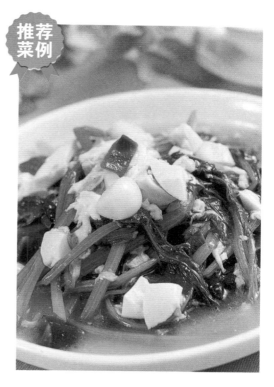

 温馨提示

　　菠菜焯水至七成熟即可。皮蛋蒸一下之后会更容易切，如果不蒸的话，也可以用线来切。

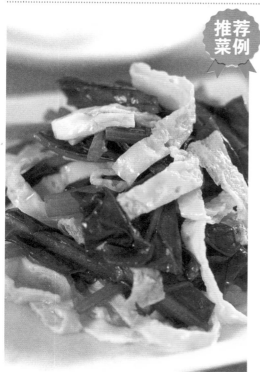

菠菜拌蛋皮

原料：菠菜 300 克，鸡蛋 3 个，水淀粉、葱丝、盐、味精、姜丝、香油、食用油各适量。

做法：

❶ 菠菜择去老根，洗去泥沙，捞出控水；鸡蛋磕入碗中，加盐、水淀粉搅匀，放入油锅中摊成蛋皮，切丝。

❷ 锅内注入清水，烧沸，放入菠菜焯至七成熟，捞出放冷水中待凉，挤干水分，加味精、葱丝、蛋皮丝、姜丝拌匀。

❸ 将少许香油淋在菠菜上即可。

功效：本品具有补血益气、润燥通便的功效，可辅助治疗肝硬化、慢性肝炎等疾病。

温馨提示

　　焯烫菠菜时可在水中加点油，这样可使菠菜保持碧绿的色泽。

菜花

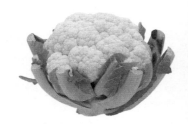

别名：花菜、花椰菜、球花甘蓝。

性味归经：性凉，味甘；归肝、肺经。

适用量：每日约250克。

热量：154.7千焦/100克。

调理关键词

维生素C、胡萝卜素、黄酮、吲哚衍生物

菜花富含维生素C、胡萝卜素、硒等，可增强肝脏解毒能力，提高人体的免疫力，从而防治肝癌。菜花还含有大量的黄酮、吲哚衍生物和二硫酚硫酮，可降低人体内雌激素水平，有利于改善肝病患者的面色。

食疗作用

菜花有爽喉、开音、润肺、止咳的功效，菜花中提取的萝卜硫素有提高致癌物解毒酶活性的作用；另外菜花中还含有二硫酚硫酮，可以抑制形成黑色素酶及阻止皮肤色素斑的形成，对肌肤有很好的美白效果。菜花是含有黄酮最多的食物之一，除了可以防止感染，还是最好的"血管清理剂"，能够阻止胆固醇氧化，防止血小板凝结成块，减少心脏病与脑卒中的危险。

选购保存

宜选购花球周边未散开，无异味、无毛花

的菜花。最好即买即吃，即使温度适宜，也尽量避免存放3天以上，需放冰箱冷藏。

♥ 应用指南

1. 慢性肝炎患者的调理：菜花250克，青椒15克，胡萝卜15克，虾米15克，姜末少许。菜花焯水捞出，炒锅加食用油烧至三成热，放姜末、水发虾米、菜花煸炒；待菜花六成熟时，加醋、白糖、盐、味精，翻炒数下，再加入青椒片、胡萝卜片略炒至断生即可。

2. 脂肪肝患者的调理：菜花、西红柿、豌豆、番茄酱、盐各适量。菜花放入淡盐水中浸泡10分钟后，用清水冲净备用。菜花放入沸水中焯2分钟后，放入豌豆焯烫1分钟，捞出沥干水分，与西红柿一并入油锅翻炒，再加入番茄酱及盐调味即可。

	相宜搭配	
宜	**菜花+蚝油** 健脾开胃	**菜花+西蓝花** 防癌抗癌

菜花炒西红柿

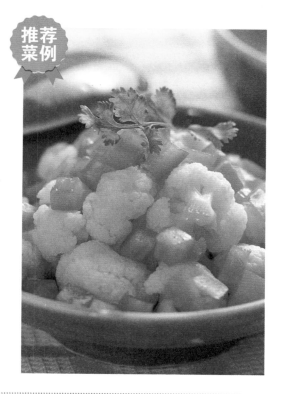

原料： 菜花 250 克，西红柿 200 克，香菜 10 克，盐、鸡精、食用油各适量。

做法：

❶ 菜花去除根部，切成小朵，用清水洗净，焯水，捞出沥干水待用；香菜洗净切小段。

❷ 西红柿洗净，切小丁；锅中加油烧至六成热。

❸ 将菜花和西红柿丁放入锅中，调入盐、鸡精炒匀，盛盘，撒上香菜段即可。

功效： 本品具有维持牙齿及骨骼正常、保护视力、提高记忆力、增强抵抗力、抗癌等功效。适宜肝癌、缺钙、免疫力低下等人群食用。

🍽 温馨提示

　　西红柿还可以外用，将鲜熟西红柿捣烂取汁加少许白糖，每天用其涂脸，能使皮肤细腻光滑。

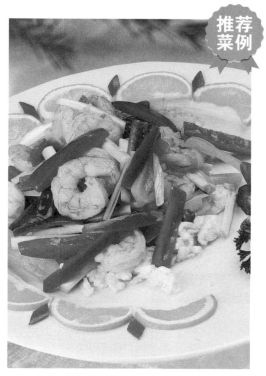

菜花炒虾仁

原料： 菜花 200 克，虾仁 100 克，柠檬片、甜椒条、姜片、葱段各少许，盐、蛋清、水淀粉、白糖、食用油各适量。

做法：

❶ 将洗好的虾仁从背部切开，入碗，加少许盐、蛋清、水淀粉抓匀，再倒入食用油腌渍片刻；洗净的菜花切瓣。

❷ 菜花焯熟后加少许盐、食用油拌匀；油锅烧热后倒入虾仁滑炒至熟捞出。

❸ 热锅注油，倒入甜椒条、姜片、葱段、菜花、虾仁翻炒；加剩余盐、白糖调味，倒入剩余水淀粉勾芡翻炒均匀，盛入摆有柠檬片的盘中即可。

功效： 此菜有利于肝细胞修复与再生，促进肝病患者恢复，还可抗癌防癌。

🍽 温馨提示

　　这款菜肴既要保留虾仁的原始鲜味，又要兼顾菜花的清新甜香，因此，不宜添加过多调味料。

马齿苋

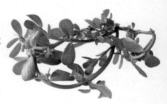

别名：长寿菜、酸米菜。
性味归经：性寒，味甘、酸；
归心、肝、脾、大肠经。
适用量：每日约150克。
热量：112.9千焦/100克。

调理关键词

钾离子、胡萝卜素、维生素

马齿苋富含钾离子，可降低血压、利尿消肿，缓解肝腹水患者的不适症状，还含有较多的胡萝卜素，能促进溃疡面的愈合，预防肝癌的发生；含维生素A、B族维生素、维生素C等，能防止吞噬细胞变性坏死，预防肝脏纤维化。

食疗作用

马齿苋对志贺菌属、伤寒杆菌和大肠杆菌有较强的抑制作用，可用于各种炎症的辅助治疗，素有"天然抗生素"之称。马齿苋中含有一种丰富的 γ-3脂肪酸，它能抑制人体内血清胆固醇和甘油三酯的形成，帮助血管内皮细胞合成前列腺素，抑制血小板形成血栓素 A_2，使血液黏稠度下降，促使血管扩张，可以预防血小板凝集、冠状动脉痉挛和血栓形成，从而起到防治心脏病的作用。

选购保存

选购马齿苋的时候闻气味，味微酸而带黏性。以株小、质嫩，叶多，青绿色者为佳。马齿苋置于阴凉干燥处保存即可。

♥ 应用指南

1. **丙型肝炎患者的调理：**猪瘦肉250克，马齿苋300克。先将猪瘦肉于汤锅内加冷水煮沸，去浮沫，放入洗净的马齿苋煮烂调味即成。去马齿苋，吃肉喝汤。

2. **细菌感染性肝炎患者的调理：**马齿苋30～60克，蒜15～20克，盐适量。先将马齿苋洗净，蒜去皮捣烂，共入锅放水4碗煎至2碗，分2次服。蒜可杀菌，马齿苋有抑制各类细菌的作用。细菌感染性肝炎、痢疾患者均适用。

	相忌搭配	
忌	马齿苋 + 黄瓜 破坏维生素 C	马齿苋 + 茼蒿 减少钙、铁的吸收

凉拌马齿苋

推荐菜例

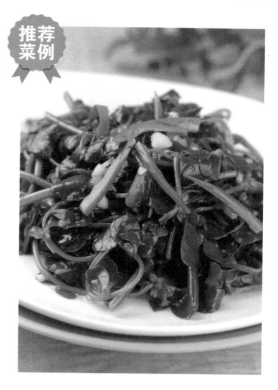

原料：马齿苋 300 克，蒜末 15 克，盐 3 克，鸡粉 2 克，生抽 3 毫升，红甜椒丝、香油、食用油各适量。

做法：

❶ 锅中加入适量清水，用大火烧沸，加入少许食用油，加入适量盐。

❷ 放入洗净的马齿苋，煮约 1 分钟至熟；把煮熟的马齿苋捞出，备用。

❸ 把马齿苋倒入碗中，加入红甜椒丝、蒜末、盐、鸡粉、生抽、香油，用筷子拌匀调味；将拌好的马齿苋盛出装盘即可。

功效：本品具有清热利湿、消肿止痛的作用，尤其适宜肝火旺盛型肝炎等人群食用。

🍵 温馨提示

马齿苋不宜焯烫太久，以免营养成分流失。焯水捞出后用凉水冲洗，洗去黏液后食用口感更佳。

推荐菜例

马齿苋绿豆薏苡仁汤

原料：马齿苋 90 克，水发绿豆 80 克，水发薏苡仁 70 克，盐 2 克，食用油 2 毫升。

做法：

❶ 将洗净的马齿苋切成段。

❷ 砂锅中注入适量清水，用大火烧沸，倒入泡好的薏苡仁搅匀，放入水发好的绿豆，搅拌匀，烧沸后用小火炖煮 30 分钟，至食材熟软。

❸ 放入马齿苋搅匀，用小火煮 10 分钟，至食材熟透，放入食用油、盐拌匀调味，盛出即可。

功效：绿豆有清热解毒的功效，马齿苋可利水消肿，薏苡仁可健脾化湿。三者结合有利于提高肝脏解毒功能。

🍵 温馨提示

绿豆属于凉性药食之品，身体虚寒或脾胃虚寒者过量食用，会出现腹痛、腹泻。

莲藕

别名：莲菜、藕。
性味归经：性寒，味甘；归心、脾、胃经。
适用量：每日约 80 克。
热量：292.7 千焦 /100 克。

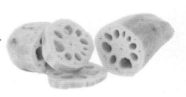

调理关键词

微量元素、鞣质

莲藕含有人体所需的微量元素，对调节人体功能效果极佳。莲藕还含有鞣质，有一定的健脾止泻作用，能增进食欲，促进消化，开胃健脾，有助于胃纳不佳的肝病患者改善症状。

食疗作用

莲藕具有滋阴养血的功效，可以补五脏之虚、强壮筋骨、补血养血；生食能清热润肺、凉血行瘀，熟食可健脾开胃、止泻固精。莲藕还含有大量的单宁酸，有收缩血管作用，可用来止血。适宜体弱多病、营养不良、高热、吐血者，以及高血压、肝病、食欲不振、缺铁性贫血者。

选购保存

茎较粗短、外形饱满、孔大、带有湿泥土的莲藕口味佳，但颜色切勿过白。把莲藕放入非铁质容器内，加满清水，每周换 1 次水，可存放 1 ~ 2 个月。

❤ 应用指南

1. 缺铁性贫血的肝病患者的调理：莲藕 60 克，猪瘦肉 80 克，盐、姜各适量，加适量清水炖汤食用。本品能治疗肝脏代谢障碍导致的缺铁性贫血。

2. 肝癌患者的调理：藕汁 30 毫升，鸡蛋 1 个，冰糖少许。鸡蛋打散搅匀后加入藕汁，拌匀后加少许冰糖稍蒸熟即可。经常服食此方，具有止血、止痛、散瘀、抗癌的功效。

3. 慢性肝病患者的调理：莲藕 150 克，梨 1 个，蜂蜜适量。梨去皮去核切块；莲藕去皮切小块，泡在滴了白醋的凉开水里；将梨、莲藕放入榨汁机并倒入 100 毫升凉开水，搅打后用纱布或者筛网过滤，加入蜂蜜即可饮用。此品可提供丰富的维生素及矿物质等。

	相宜搭配	
宜	**莲藕 + 猪肉** 滋阴血，健脾胃	**莲藕 + 羊肉** 健脾、补血

白芝麻拌藕片

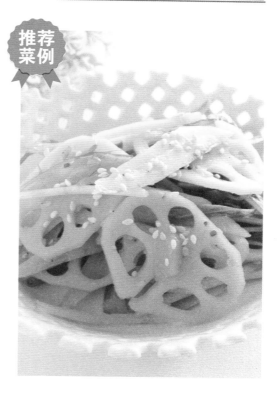

原料： 莲藕 500 克，白芝麻 100 克，莜麦菜 80 克，白糖 50 克，甜面酱、姜末、葱花各 10 克，红椒片、鲜汤、味精、盐水、食用油各适量。

做法：

❶ 莲藕洗净，削去黑皮，切两段，再改切成薄片；莜麦菜洗净，入沸水中焯 2 分钟。

❷ 藕片入热油锅炒成微黄色时捞出；锅里留少许油，入葱花、姜末、甜面酱稍炒一阵；兑入鲜汤、白糖、盐水，投入藕片、焯好的莜麦菜和红椒片。

❸ 炒匀后撒上白芝麻、味精，再翻炒几下即可出锅装盘。

功效： 本品具有通便止泻、健脾开胃、止血散瘀的功效。

> ● 温馨提示
> 　脾胃消化功能低下、大便稀溏者及产妇忌用莲藕。

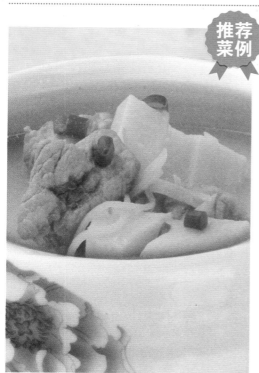

莲藕排骨汤

原料： 猪排骨 500 克，莲藕 350 克，葱花 10 克，姜丝 7 克，盐、胡椒粉各 3 克。

做法：

❶ 猪排骨洗净，剁成块；莲藕洗干净，刮去皮，放在案板上用力拍破，切成同猪排骨一样大小的块。

❷ 高压锅中倒入适量开水，放入猪排骨、莲藕，放入葱花、姜丝、盐、胡椒粉，盖上锅盖。

❸ 放在大火上烧沸后，转用小火炖 20 分钟后即可上桌。

功效： 本品具有滋阴补血、健脾开胃、补中益气、补精填髓的功效。

> ● 温馨提示
> 　莲藕一定要把黑皮去掉，否则会影响口感；炖莲藕时不宜用铁锅，否则汤色会变黑。

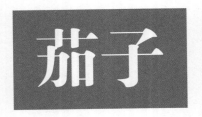

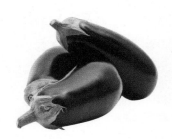

别名：茄瓜、白茄、紫茄。

性味归经：性凉，味甘；归脾、胃、大肠经。

适用量：每次约 60 克。

热量：87.8 千焦 /100 克。

调理关键词

抑角苷、维生素 E、维生素 P

茄子纤维中所含的抑角苷，具有降低胆固醇的功效，可改善及控制脂肪肝的发展。其中的维生素 E 能加强细胞膜的抗氧化作用，保护肝细胞。富含的维生素 P 能减低毛细血管的脆性及渗透性，防止因肝功能不良导致的凝血障碍而引发的出血。

食疗作用

茄子具有凉血化瘀、清热消肿、宽肠之效，适用于肠风下血、热毒疮痈、皮肤溃疡等，是心脑血管疾病患者的食疗佳品。它富含维生素 E，对不孕症、习惯性流产患者具有食疗作用。

选购保存

以均匀周正，老嫩适度，无裂口、腐烂、锈皮、斑点，皮薄、籽少、肉厚、细嫩的为佳。茄子的表皮覆盖着一层蜡质，有保护茄子的作用，一旦蜡质层被冲刷掉，就容易受微生物侵害而腐烂变质。

♥ 应用指南

1. 慢性乙型肝炎患者的调理：300 克茄子秧的根，水适量，煎 2 次，分 2 日饮用，每日饮 1 次，然后休息 2 日，再煎 1 剂，如法饮用。

2. 急性黄疸型肝炎患者的调理：茄子（紫皮、长）150 克，粳米 100 克。粳米与茄子块一起入锅，加水适量，先用大火烧沸，再改用小火焖煮至粳米熟烂为止，加盐、味精调味即成。本粥具有清热、凉血、宽中的功效，故可用于急性黄疸型肝炎。

3. 肺虚久咳的肝炎患者调理：白茄子 60 ～ 120 克，加水煎煮，去渣取汁，加蜂蜜 30 毫升，混匀，每日分 2 次服用。此品可清热解毒、凉血化瘀，还可柔肝缓急、润肺止咳，尤适宜肺虚久咳的慢性肝炎患者服用。

相忌搭配		
忌	**茄子＋蟹** 过于寒凉，伤脾胃	**茄子＋黑鱼** 有损胃肠功能

蒜蓉蒸茄子

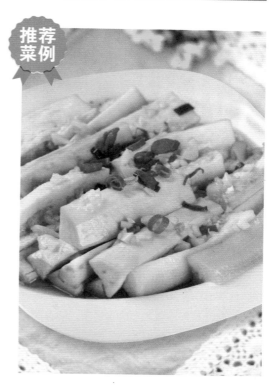

原料： 茄子200克，蒜蓉20克，枸杞子、葱花各少许，盐3克，鸡粉2克，生抽、香油、食用油各适量。

做法：

❶ 茄子去皮切成条；将茄子摆入盘中撒上盐；少许蒜蓉放入碗中，加鸡粉、生抽、食用油、香油，取部分浇在茄子上。

❷ 把茄子放入微波炉中选择"蔬菜"功能，时间设定5分钟。

❸ 蒸5分钟至茄子熟透后取出，撒上洗净的枸杞子、葱花，再将拌好的剩余蒜蓉浇在茄子上即可食用。

功效： 此菜具有保护心脑血管、清热凉血、抗衰老的作用。适宜心脑血管疾病、肝火旺盛型肝脏疾病的患者食用。

> 🌸 **温馨提示**
>
> 如果将切好的茄子立即放入水中浸泡，待做菜时再捞起滤干，可避免茄子因氧化作用变色。

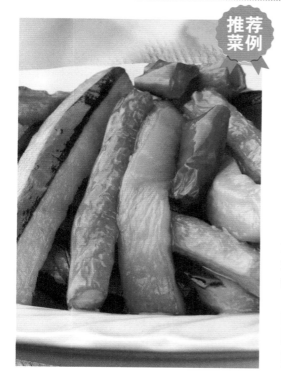

豆角茄子

原料： 豆角、茄子各250克，红椒段、蒜末、生抽、盐、鲜贝汁、食用油各适量。

做法：

❶ 将豆角洗净切段；茄子去部分皮，切条备用。

❷ 锅中放油，加热至高温时倒入茄子条待变软后捞出；放入豆角过油至变软后捞出；锅中留少许油，下红椒段、蒜末和生抽煸炒出香味。

❸ 放入豆角、茄子翻炒3分钟；再加少许开水、盐、鲜贝汁，盖上锅盖焖一会儿，烧至汁快收干时即可食用。

功效： 此品有健脾补肾、帮助消化、增进食欲的功效，主治消化不良，适宜肝病患者及老年性便秘患者食用。

> 🌸 **温馨提示**
>
> 茄子、豆角过油的时间不宜过长，否则会影响口感和美观。

胡萝卜

别名：红萝卜、丁香萝卜。
性味归经：性平，味甘；归心、肺、脾、胃经。
适用量：每日150～300克。
热量：154.7千焦/100克。

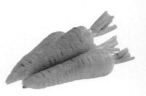

调理关键词

B族维生素、维生素C、胡萝卜素

富含胡萝卜素，亦含挥发油，能提高肝病患者体内的维生素A含量，间接预防癌变的发生；B族维生素及维生素C可抗病毒，维持肝功能正常，可用于各类型肝炎患者，但有黄疸的患者宜少食。

食疗作用

胡萝卜具有降脂、降压、强心的作用，且含有的大量胡萝卜素进入人体后，在肝脏及小肠黏膜内经过酶的作用，其中50%变成维生素A，有补肝明目的作用，可治疗夜盲症。

选购保存

选根粗大、心细小，表面有光泽、感觉沉重，质地脆嫩、外形完整的胡萝卜为佳。胡萝卜冷藏可保鲜5天，冷冻可保鲜2个月左右。

♥ 应用指南

1. **肝硬化患者的调理：**黄瓜根12克，猪肝150克，胡萝卜100克，洋葱50克，鸡骨汤150毫升，奶油适量。熬成糊状，可佐餐食用，每日1～2次，每次150～200克。可强壮肝脏功能，主要适用于慢性肝炎、肝硬化的辅助治疗。

2. **明目护眼食谱：**胡萝卜1000克，葱1根，鲜奶油100克，香菜10克，盐3克，胡椒粉2克，鸡汤适量。将胡萝卜洗净，去皮切成小块；葱洗净，切段；香菜洗净，切末。锅上火，加入鸡汤，加入胡萝卜块、葱段焖煮20分钟后，置于榨汁机内打成汁，取出。在胡萝卜汁上撒上香菜末，加盐、胡椒粉、鲜奶油调好味，放入冰箱冰镇半小时即可。

相宜搭配		
宜	**胡萝卜 + 绿豆芽** 排毒瘦身	**胡萝卜 + 菠菜** 防止脑卒中

玉米胡萝卜汤

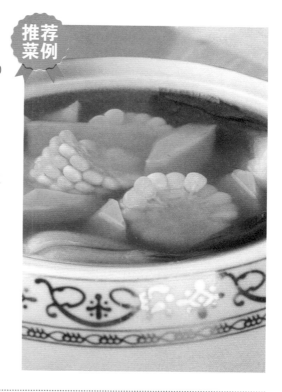

原料： 甜玉米棒 1 个，胡萝卜 150 克，鸡汤 500 毫升，上海青 100 克，胡椒粉、盐各适量。

做法：

❶ 胡萝卜洗净，切成块；甜玉米棒去须，洗净，剁成块；上海青洗净，对切备用。

❷ 汤锅置于火上，加入鸡汤和清水，大火煮开；加入甜玉米块、胡萝卜块、上海青煮沸；转小火煮 20 分钟。

❸ 加入胡椒粉、盐调味即可。

功效： 本品具有健脑益智、改善记忆力、调中开胃、降脂、降低胆固醇的功效。适宜营养不良、肝炎、不思饮食、生长发育期的人群食用。

🍴 温馨提示

胡萝卜在切之前先用小刀把外皮削掉，口感会更好。

胡萝卜炒蛋

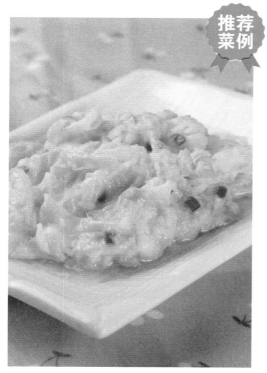

原料： 胡萝卜 100 克，鸡蛋 2 个，葱花少许，盐 3 克，鸡粉 2 克，水淀粉、食用油各适量。

做法：

❶ 将去皮洗净的胡萝卜切成粒；鸡蛋打入碗中，用筷子打散调匀，备用。

❷ 锅中注水烧沸，放入 2 克盐，倒入胡萝卜粒，焯煮半分钟至其八成熟；把焯过水的胡萝卜粒捞出，备用。

❸ 把胡萝卜粒倒入蛋液中，加入剩余盐、鸡粉、水淀粉；再撒入少许葱花，搅拌均匀。

❹ 用油起锅，倒入调好的蛋液，搅拌，翻炒至熟即可。

功效： 本品具有健脑益智、改善记忆力的功效，还可养肝护肝。

🍴 温馨提示

炒制鸡蛋时，要控制好火候，以免鸡蛋炒焦，影响其口感。

西红柿

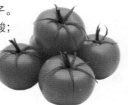

别名： 番茄、番李子、洋柿子。
性味归经： 性凉，味甘、酸；归肺、肝、胃经。
适用量： 每日 2 ~ 3 个。
热量： 79.5 千焦 /100 克。

调理关键词

番茄红素、膳食纤维

西红柿中的大量膳食纤维，有利于多种毒素的排出，可以减轻肝脏排毒代谢的负担。西红柿中的番茄红素是很强的抗氧化剂，具有防癌、抗癌作用，它还可以帮助消化、利尿，这对乙型肝炎患者有良好的治疗功效。

食疗作用

西红柿具有凉血、降压、利尿、健胃消食、生津止渴、清热解毒、平肝的功效，可辅助治疗宫颈癌、膀胱癌、胰腺癌等，另外，还能美容和治愈口疮。适合热性病发热、口渴、食欲不振、习惯性牙龈出血、贫血、头晕、心悸、高血压、急慢性肝炎、急慢性肾炎、夜盲症和近视者食用。

选购保存

西红柿以个大、圆润饱满、色红成熟、紧实者为佳，常温下置通风处能保存 3 天左右，放入冰箱冷藏可保存 5 ~ 7 天。

♥ 应用指南

1. 慢性肝炎患者的调理： 牛肉 150 克，西红柿 25 克，盐 1 克，白糖 5 克，食用油 10 毫升。西红柿洗净切块，牛肉切薄片，加油、盐、白糖调味，同煮熟。具有凉血平肝、健胃消食、养肝补脾的功效。

2. 脂肪肝患者的调理： 取西红柿 200 克，酸牛奶 200 毫升。将西红柿洗净后用温水浸泡片刻，连皮切碎，在榨汁机中搅拌 1 分钟后加酸牛奶拌匀即成。每天早晨吃馒头 50 克后，喝此饮料，具有凉血平肝、促进消化的作用。

3. 心烦焦虑的慢性肝炎患者调理： 牛肉 300 克，西红柿 1 个，芹菜 100 克，盐 3 克，酱油 5 毫升。牛肉腌渍后，和处理好的芹菜、西红柿翻炒，调味即可。本品可缓解肝炎患者心烦、失眠、焦虑的症状。

	相宜搭配	
宜	**西红柿 + 蜂蜜** 补血养颜	**西红柿 + 山楂** 降低血糖

西红柿炒蛋

原料： 西红柿 200 克，鸡蛋 2 个，白糖 10 克，葱花 8 克，盐 3 克，食用油适量。

做法：

❶ 西红柿洗净切块；鸡蛋打入碗内，加入少许盐搅匀。

❷ 锅放油，将鸡蛋倒入，炒成散块盛出。

❸ 锅中再放油，放入葱花爆香，再放入西红柿翻炒 1 分钟，再放入炒好的鸡蛋，翻炒均匀。

❹ 加入白糖、盐，再翻炒几下即成。

功效： 本品具有增强免疫力、防癌抗癌、降低血压等功效。适宜前列腺癌、肝癌、胃癌、皮肤癌、乳腺癌、宫颈癌和心脑血管疾病等人群食用。

🍴 **温馨提示**

　脾胃虚寒、急性肠炎、细菌性痢疾患者及溃疡发作期患者不宜食用西红柿。

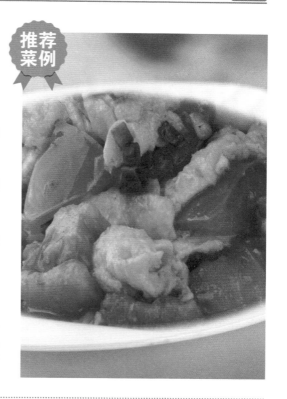

西红柿豆腐汤

原料： 西红柿 200 克，豆腐 150 克，葱末、姜末、盐、鸡精各适量。

做法：

❶ 将豆腐和西红柿都洗净切成小块，放入锅中，加水 750 毫升，煮滚后转小火煮至水剩 500 毫升。

❷ 放入姜末及葱末，加盐、鸡精调味即可出锅。

功效： 本品具有生津止渴、健胃消食、凉血平肝和清热解毒等功效。适宜肝病、高血压、眼底出血、高脂血症和冠心病等患者食用。

西红柿　　　　豆腐

🍴 **温馨提示**

　豆腐在切之前可放在淡盐水里泡一下，有利于切成块。

西蓝花

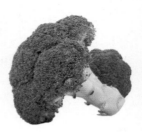

别名：青菜花、西兰花、绿花椰菜。

性味归经：性凉，味甘；归肝、肺经。

适用量：每日约70克。

热量：154.7千焦/100克。

调理关键词

萝卜硫素、维生素C

西蓝花含萝卜硫素，可刺激身体产生抗癌蛋白酶。经常食用，有助于抵抗体内有害的自由基。西蓝花含有丰富的维生素C，能增强肝脏的解毒能力，能有效预防并辅助治疗肝癌。

食疗作用

西蓝花有爽喉、开音、润肺、止咳的功效。长期食用可以减少乳腺癌、直肠癌及胃癌等癌症的发病概率。西蓝花能够阻止胆固醇氧化，防止血小板凝结成块，因而减少心脏病与脑卒中发病的危险。

选购保存

选购西蓝花以菜株鲜亮、花蕾紧密结实的为佳；花球表面无凹凸，整体有隆起感，拿起来没有沉重感的为良品。用纸张或透气膜包住西蓝花，然后直立放入冰箱。

♥ 应用指南

1. 肝硬化腹水患者的调理：红豆40克，西蓝花25克，洋葱10克，橄榄油3毫升，柠檬汁少许。西蓝花洗净切小朵，放入沸水中焯烫至熟，捞起；红豆入沸水中烫熟备用；橄榄油、柠檬汁调成酱汁。洋葱、西蓝花、红豆、酱汁混合拌匀即可。此品具有利尿、消肿、防癌的作用。

2. 脂肪肝患者的调理：将适量西蓝花洗净，切成小朵；少许的蒜去皮，剁成蒜蓉；炒锅置于火上，加入食用油，烧热后加入蒜蓉爆香，然后再加入西蓝花，炒熟，加盐和味精即可。有通便消脂的作用。

3. 缺铁性贫血的肝病患者调理：羊肉300克，山药400克，西蓝花100克，盐3克，味精1克，鸡精2克，枸杞子、清汤各适量。全部材料炖汤食用。此品具有益气补脾、养心补血的作用。

相宜搭配		
宜	**西蓝花 + 胡萝卜** 防治消化系统疾病	**西蓝花 + 西红柿** 防癌抗癌

草菇西蓝花

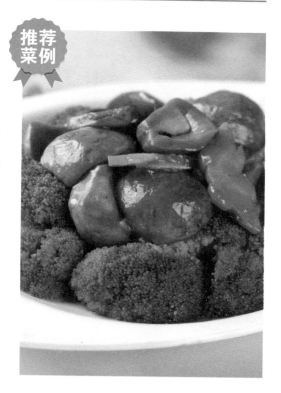

推荐菜例

原料： 西蓝花200克，草菇100克，胡萝卜50克，盐、蒜各3克，食用油适量。

做法：

❶ 草菇洗净对切；胡萝卜洗净，切花片；蒜洗净切片；西蓝花洗净，切成小朵。

❷ 锅中加入适量清水用大火烧沸，放入西蓝花焯烫片刻，捞出沥干备用。

❸ 锅下油烧热，放蒜爆香后，倒入西蓝花、草菇、胡萝卜滑炒片刻，加入适量盐翻炒均匀，最后加适量清水炒熟后装盘即可。

功效： 本品具有降低血脂、阻止胆固醇氧化、防止血小板凝结成块的功效。适宜高脂血症、肝病等人群食用。

> 🍲 **温馨提示**
>
> 做好这道家常菜一定要掌握好火候，胡萝卜不能太软，西蓝花还要有脆脆的感觉，草菇要熟一点才好。

推荐菜例

西蓝花炒鸡片

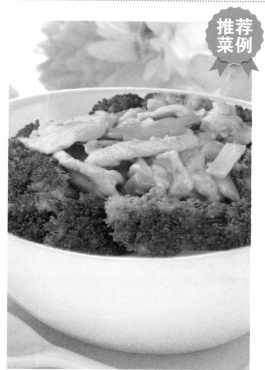

原料： 西蓝花200克，鸡胸肉100克，胡萝卜50克，姜片、蒜末、葱白各少许，鸡粉4克，盐3克，水淀粉、食用油各适量。

做法：

❶ 把鸡胸肉、西蓝花、胡萝卜洗净切成片；将鸡肉片装在碗中，加鸡粉、水淀粉、食用油，腌渍5分钟。

❷ 锅中入水烧沸，放入少许食用油和盐，下入胡萝卜煮至断生，捞出待用；西蓝花焯煮约1分钟至熟透，捞出备用。

❸ 油锅放入胡萝卜片、西蓝花、姜片、蒜末、葱白，快速翻炒再放腌渍好的肉片，翻炒；加盐、鸡粉调味，翻炒匀即成。

功效： 本品可防癌抗癌、保肝护肝、润肠通便。

> 🍲 **温馨提示**
>
> 西蓝花的根茎需要煮的时间较长，做菜时最好将其去掉。

百合

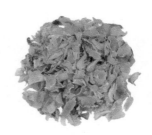

别名: 白百合、蒜脑薯。
性味归经: 性微寒,味甘、微苦;归肺、脾、心经。
适用量: 每日 6 ~ 12 克。
热量: 677.5 千焦 /100 克。

调理关键词

蛋白质、维生素、矿物质、秋水仙碱

百合含有蛋白质、膳食纤维、多种维生素、钙、磷和铁等成分,还含有秋水仙碱。秋水仙碱具有抗肝纤维化和肝硬化的作用,因此常食百合有助于防治肝硬化。

食疗作用

百合有润肺、清心之效,可止咳、除烦、开胃、安神,有助于增强体质、抑制肿瘤细胞的生长、缓解放疗反应。百合有治疗郁热型胃痛的功效。百合中的硒、铜等微量元素能抗氧化、促进维生素 C 吸收,可显著抑制黄曲霉毒素的致突变作用,临床上常用于白血病、肺癌、鼻咽癌等疾病的辅助治疗。

选购保存

以瓣匀肉厚、色黄白、质坚、筋少者为佳。置通风干燥处保存,防虫蛀。

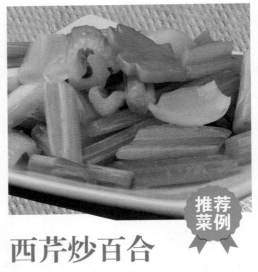

推荐菜例

西芹炒百合

原料: 百合 200 克,西芹 150 克,胡萝卜 50 克,食用油 30 毫升,淀粉 5 克,味精 3 克,盐 2 克,胡椒粉 1 克。

做法:

❶ 西芹洗净,切成 3 厘米见方的菱形块;百合洗净,掰成小瓣;胡萝卜洗净切片。

❷ 把西芹、百合放入沸水锅中,烫至刚熟时捞起。

❸ 炒锅放在火上,下油加热至五成热,下西芹、百合、胡萝卜,放盐、胡椒粉,快速翻炒至匀,放入味精,以淀粉勾芡收汁后起锅装盘即成。

功效: 本品具有滋阴养血、清心润肺、安神、降低血压的功效。适宜高血压、体质虚弱、肝病等人群食用。

☎ 温馨提示

百合和西芹都是易熟的蔬菜,烫至刚熟即可,以免营养物质流失。

相宜搭配

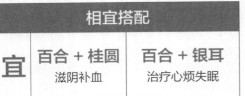

宜	百合 + 桂圆	百合 + 银耳
	滋阴补血	治疗心烦失眠

佛手瓜

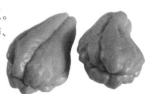

别名： 棒瓜、菜肴梨、兽瓜。
性味归经： 性凉，味甘；归肺、胃、脾经。
适用量： 每次 100 克。
热量： 66.9 千焦 /100 克。

调理关键词

维生素、矿物质、膳食纤维、糖类

佛手瓜含有的碳水化合物可为肝病患者提供能量；其含有的膳食纤维能软化肠内物质，辅助排便，并降低血液中胆固醇及葡萄糖的含量，还可补充因肝功能损伤导致的维生素和矿物质缺乏。

食疗作用

佛手瓜有理气和中、疏肝解郁的作用，适宜消化不良、胸闷气胀、呕吐、肝胃气痛，以及咳嗽多痰者食用。佛手瓜中的蛋白质和钙的含量比黄瓜还多，维生素和矿物质含量也显著高于其他瓜类，并且热量很低，又是低钠食品，是心脏病、高血压患者的保健蔬菜。

选购保存

以果肩部位有光泽及果皮表面纵沟较浅，果皮鲜绿色、细嫩、未老化者为佳。佛手瓜的上市期为秋末，很耐贮藏，常温下可从 10 月一直放到翌年 3 月至 4 月，风味基本不变。

相宜搭配

宜	佛手瓜 + 猪骨	佛手瓜 + 蜜枣
	营养均衡	润肺止咳

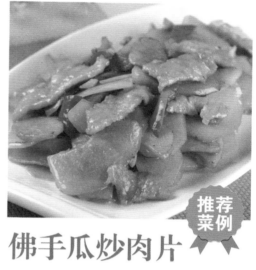

推荐菜例

佛手瓜炒肉片

原料： 佛手瓜、猪肉片各 100 克，红甜椒片、盐、鸡精、食用油、香油、葱末、姜末各适量。

做法：

❶ 佛手瓜去皮和子，然后切成片。

❷ 锅倒油加热，爆香葱末、姜末。

❸ 放入猪肉片翻炒，再放入佛手瓜片同炒至八分熟。

❹ 加入盐、鸡精、红甜椒片继续翻炒，炒熟后洒点香油即可以出锅。

功效： 本品具有理气和中、疏肝解郁、利尿降压、扩张血管的功效。尤其适宜肝脏疾病、高血压等患者食用。

💬 温馨提示

佛手瓜食用方法很多，既可做菜，又能当水果生吃。

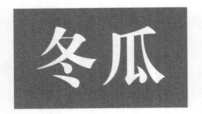

冬瓜

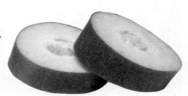

别名： 白瓜、枕瓜。
性味归经： 性凉，味甘；归肺、大肠、小肠、膀胱经。
适用量： 每日约 300 克。
热量： 66.9 千焦 /100 克。

调理关键词

蛋白质、维生素、腺嘌呤

冬瓜富含蛋白质、多种维生素、腺嘌呤等，具有利水消肿、减肥降脂、保肝护肝的功效，可减轻肝硬化腹水引起的不适症状，还可用于脂肪肝、酒精肝患者的日常调理。

食疗作用

冬瓜具有清热解毒、利水消痰、除烦止渴、祛湿解暑的功效，适用于心胸烦热、小便不利、肺痈咳喘、肝硬化腹水、高血压等症，亦可治疗水肿、暑热、痔疮等症。冬瓜如带皮煮汤喝，可达到消肿利尿、清热解暑的作用。

选购保存

挑选时用手指掐一下，皮较硬，肉质密、种子成熟变成黄褐色的冬瓜口感较好。买回来的冬瓜如果吃不完，可用一块保鲜膜贴在冬瓜的切面上，用手抹紧贴满，可保存 3 ~ 5 天。

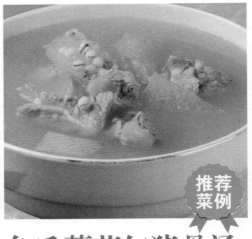

推荐菜例

冬瓜薏苡仁猪骨汤

原料： 冬瓜 700 克，薏苡仁 100 克，猪骨 500 克，姜 10 克，盐 3 克。

做法：

❶ 猪骨入热水中汆一遍后，冲洗干净血沫；冬瓜去子、去皮，切成块；薏苡仁清洗干净；姜刮皮后拍扁。

❷ 除冬瓜、盐外的全部原料放进汤锅，加入 3000 毫升的水；大火煲至水开，继续煲 15 分钟，转中小火煲 1 小时。

❸ 放入冬瓜，大火煲至水重新开后，转回中小火煲 30 分钟；放盐调味即可。

功效： 此汤有补脾气、健脾胃、生津液、泽皮肤、消水肿、壮筋骨的功效。

🔊 **温馨提示**

薏苡仁在煮前可浸泡一段时间，不然不易煮烂。

相宜搭配		
宜	**冬瓜 + 海带** 降低血压	**冬瓜 + 芦笋** 降低血脂

南瓜

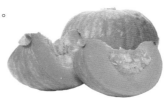

别名： 麦瓜、番瓜、倭瓜、金瓜。
性味归经： 性温，味甘；归脾、胃经。
适用量： 每次 100 克。
热量： 92 千焦 /100 克。

调理关键词

膳食纤维、碳水化合物

南瓜中富含膳食纤维，可以促进排便，并降低血液中胆固醇的含量；其含有的碳水化合物又可为人体补充充足的能量，能帮助肝脏功能的恢复，促进肝细胞的修复和再生。

食疗作用

南瓜具有补中益气、消炎止痛、化痰排脓、解毒杀虫、益肝血的功效。南瓜中的膳食纤维可以促进胃肠蠕动，帮助食物消化，同时其中的果胶可以让人们免受粗糙食品的刺激，保护胃肠道黏膜。南瓜中丰富的类胡萝卜素在人体内可转化成具有重要生理功能的维生素 A，对维持正常视觉、促进骨骼的发育有着重要影响。

选购保存

应挑选外形完整、瓜梗蒂连着瓜身的新鲜南瓜。南瓜切开后，可将南瓜子去掉，用保鲜袋装好后放入冰箱冷藏保存。

相宜搭配		
宜	**南瓜＋牛肉** 补脾健胃	**南瓜＋芦荟** 美白肌肤

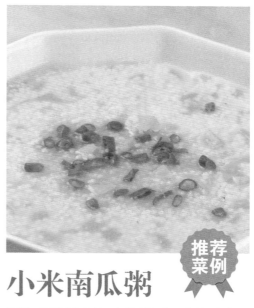

推荐菜例

小米南瓜粥

原料： 南瓜 300 克，小米 100 克，葱花 10 克。
做法：

❶ 南瓜去皮切块，打成泥；小米洗净后用清水浸泡 20 分钟。

❷ 准备半瓶开水，倒入电饭锅中，下小米煮 30 分钟。

❸ 约半小时后，加入南瓜同煮，继续煮 15 分钟左右，撒入葱花即可，中间要搅一搅，避免粘锅。

功效： 本品具有解毒、补中益气、消炎止痛、解毒杀虫和降糖止渴的功效。适宜肝脏疾病、久病气虚、脾胃虚弱和气短倦怠者食用。

🍵 **温馨提示**

把小米浸泡，不仅可以节省煮粥的时间，还可以使粥口感更细腻、黏稠。

99

丝瓜

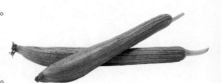

别名： 布瓜、绵瓜、絮瓜。
性味归经： 性凉，味甘；
归肝、胃经。
适用量： 每日约 60 克。
热量： 83.6 千焦/100 克。

调理关键词

B 族维生素、蛋白质、维生素 C

丝瓜富含蛋白质，有助于肝细胞的再生和修复，可提高免疫功能；B 族维生素有助于维持肝功能正常，增进食欲；维生素 C 有抗病毒作用，适合各种类型的肝病患者经常食用。

食疗作用

丝瓜有清暑凉血、解毒通便、祛风化痰、润肌美容、通经络、行血脉、下乳汁、调理月经等功效，还能用于治疗热病身热烦渴、痰喘咳嗽、肠风痔漏、崩漏带下、血淋、痔疮痈肿、产妇乳汁不下等病症。

选购保存

应该选择头尾粗细均匀，表皮为嫩绿色或淡绿色的丝瓜。丝瓜不宜久藏，可先切去蒂头再用纸包起来冷藏。切去蒂头可以延缓老化，包纸可以避免水分流失，最好在 2～3 天内吃完。

♥ 应用指南

1. 脂肪肝患者的调理：丝瓜 1 根，荔枝 12 个，西红柿 1 个。平底锅放少许食用油烧热，放入丝瓜稍炒软，然后加入西红柿块一同翻炒，都炒软以后，加入荔枝肉，稍翻炒几下即可。此品具有利尿消炎、凉血平肝、养心安神的功效。

2. 急性肝炎患者的调理：泥鳅在清水中养 2 天吐出污物。在煮丝瓜汤的同时，放入活泥鳅数条，煮熟后调味食用。对急性肝炎效果良好，长期服用对慢性肝炎、肝硬化也有良好的效果。

3. 痰喘咳嗽、热痢、黄疸患者的调理：先将250 克丝瓜去皮洗净切片，锅置火上，放食用油少许，烧至六成热，倒入丝瓜煸炒，待丝瓜熟时加少许盐即成。此菜肴清淡可口，具有清热利湿、化痰止咳的作用。

相宜搭配		
宜	**丝瓜＋鱼** 增强免疫力	**丝瓜＋毛豆** 降低胆固醇

丝瓜蛋花汤

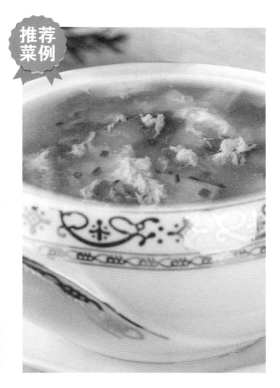

原料： 丝瓜150克，鸡蛋50克，葱、姜、盐、香油、食用油各适量。

做法：

❶ 丝瓜洗净，去皮，切片；葱、姜洗净切末；鸡蛋打散搅匀。

❷ 锅里放一点食用油，放葱、姜炝锅，放入丝瓜不断翻炒；加入清水，加入少许盐，煮开。

❸ 水开后，将鸡蛋徐徐倒入锅中，迅速用勺子搅动，淋香油，出锅。

功效： 本品具有清热、补钙、祛风化痰、凉血解毒、通经络和活血脉的功效。适宜肝病、肾病、鼻窦炎、咳嗽、水肿和便血的人群食用。

🍲 温馨提示

丝瓜切片前可以先把外皮的棱角用刀刮去，这样口感会更好。

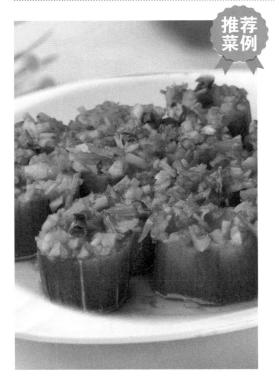

蒜蓉干贝蒸丝瓜

原料： 丝瓜1根，蒜3瓣，罐装干贝、盐、鸡精、生抽、食用油各适量。

做法：

❶ 丝瓜洗净去皮，切段；蒜压成蒜泥。

❷ 锅中放入比蒜泥略多一些的油，烧至二成热时，将蒜泥放入油中，用小火将蒜泥炒成黄色，和油一起盛出，晾凉以后加入盐、生抽和鸡精调匀。

❸ 将丝瓜码放在盘中，将调好的油蒜泥均匀地抹在丝瓜上，再在上面放上适量的干贝；蒸锅中的水沸后，将丝瓜盘放入，大火蒸5分钟即可。

功效： 本品具有清热、增强脾胃功能、护肝保肾、凉血解毒、通经络的功效。

🍲 温馨提示

丝瓜是美味的家常菜肴，还是消雀斑、增白、去除皱纹的不可多得的天然美容剂。

猪瘦肉

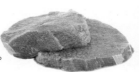

别名： 猪精肉。
性味归经： 性平，味甘、咸；归脾、胃、肾经。
适用量： 每日 80 ~ 100 克。
热量： 599 千焦 /100 克。

调理关键词

蛋白质、微量元素

猪瘦肉不仅含有丰富的蛋白质，还含有钙、磷、锌等营养素。因肝病患者肝细胞受损伤，人体免疫能力降低，微量元素生成不足等，需要足量的蛋白质进行修复，以利于肝细胞的再生和修复，并提高免疫功能。

食疗作用

猪瘦肉具有益气养血、滋阴润燥的功效，其含有的有机铁可为人体提供血红蛋白和促进铁吸收的 B 族维生素，能改善缺铁性贫血，尤适宜阴虚、头晕、贫血、老年人燥咳无痰、大便干结，以及营养不良者食用。

选购保存

新鲜猪瘦肉有光泽、红色均匀，用手指压肌肉后凹陷部分能立即恢复。将肉切成肉片，放入塑料盒里，喷上一点料酒，盖上盖，放入冰箱的冷藏室，可贮藏 1 天不变味，或将肉切成片，然后将肉片平摊在金属盆中，置冷冻室冻硬，再用塑料薄膜将肉片逐层包裹起来，置冰箱冷冻室贮存，可保存 1 个月不变质。

♥ 应用指南

1. 脂肪肝患者的调理：紫菜 50 克、蘑菇 60 克放入沸水锅中，煮熟后放入用茴香、淀粉搅拌后的猪瘦肉片炒至熟，加调味料即可。适用于心烦气躁、失眠的脂肪肝患者。

2. 慢性肝炎活动期患者的调理：白茅根 60 克，猪瘦肉 250 克，一起放入锅内，加适量清水炖至肉熟烂即可。此品可清热利湿、健脾和胃，适用于湿热内盛的慢性肝炎活动期患者。

3. 肝肾阴虚的慢性肝炎患者的调理：将猪瘦肉 250 克、女贞子 30 克、枸杞子 15 克、红枣 5 枚入锅内，加适量清水炖熟即可。适用于肝肾阴虚型慢性肝炎患者。

	相宜搭配	
宜	**猪瘦肉 + 芋头** 养胃益气	**猪瘦肉 + 红薯** 降低胆固醇

香菇瘦肉粥

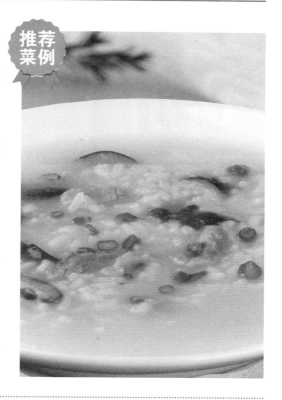

原料： 水发香菇 40 克，水发粳米 150 克，猪瘦肉 60 克，姜丝、葱花各少许，水淀粉 10 毫升，盐、鸡粉各 4 克，胡椒粉少许，食用油适量。

做法：

❶ 猪瘦肉洗净切成片；香菇洗净去蒂切成条。猪瘦肉片倒入碗中，放入少许盐、鸡粉、水淀粉，拌匀，倒入适量食用油，腌渍 10 分钟至入味。

❷ 砂锅中入水烧沸，放入粳米，淋入适量食用油，搅匀；烧沸后，盖上盖，用小火煮 30 分钟至熟；放入香菇，拌匀；倒入猪瘦肉、姜丝，拌匀。

❸ 加入剩余盐、鸡粉、胡椒粉煮约 3 分钟至原料熟；最后撒上葱花即可。

功效： 本品可滋阴润燥、补虚养血。

🍲 **温馨提示**

煮粥要用小火慢慢熬，这样熬出来的粥口感会很好。

山药瘦肉汤

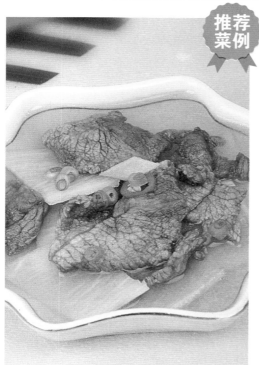

原料： 猪瘦肉 175 克，山药 75 克，干沙葛 5 克，红椒圈、葱花、姜片、鸡粉、食用油、盐、香油各适量。

做法：

❶ 猪瘦肉洗净切片；山药去皮洗净，切片；沙葛用温水浸泡备用。

❷ 油锅倒入食用油烧热，将姜爆香，下肉片煸炒至八成熟，下入山药同炒，倒入水，下入沙葛，调入盐、鸡粉煲至熟，淋入香油，撒上葱花和红椒圈即可。

功效： 本品可平补脾、肺、肾，且可益气养阴、滋阴润燥、固精止带，适合体质虚弱、阴虚燥热的肝病患者食用。

🍲 **温馨提示**

某些人会对生山药汁过敏，削除外皮时可戴上一次性手套。

猪肝

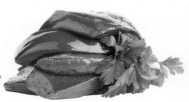

别名：血肝。
性味归经：性温，味甘、苦；归肝经。
适用量：每日 50 ～ 100 克。
热量：560.4 千焦 /100 克。

调理关键词

蛋白质、维生素、矿物质

　　猪肝营养丰富，富含蛋白质、卵磷脂、维生素及多种矿物质，乙肝患者体内通常缺少锌、锰、硒等微量元素，部分患者还缺少钙、磷、铁等矿物质，所以应适当补充。

食疗作用

　　猪肝具有补气养血、养肝明目等功效，适宜气血虚弱、面色萎黄、缺铁性贫血者，以及肝血不足所致的视物模糊不清、夜盲、干眼症的人群食用。据近代医学研究发现，猪肝还具有多种抗癌物质，如维生素 C、硒等，而且猪肝还含有具有较强的抑癌能力和抗疲劳的特殊物质。

选购保存

　　新鲜的猪肝呈褐色或紫色，用手按压坚实有弹性，有光泽，无腥臭异味。切好的猪肝一时吃不完，可用豆油将其涂抹搅拌，然后放入冰箱内，会延长保鲜期。

♥ 应用指南

1. 身体虚弱的慢性肝病患者调理：猪肝 50 克，粳米 100 克，将猪肝洗净切碎，粳米洗净，将猪肝与粳米同放入锅中加适量清水熬煮成粥。有益气养血、养肝补虚的作用，适用于身体虚弱的慢性肝病患者。

2. 失眠、胁痛的慢性肝病患者调理：猪肝 150 克切片洗净，合欢花干品 10 克加水浸泡 4 ～ 6 小时后，捞出洗净沥干水分，加盐少许；将猪肝与合欢花一起放入碟中，隔水蒸熟，食猪肝。此品对失眠、胁痛、肝区叩击痛的慢性肝病有明显疗效。

3. 病毒性肝炎患者急性期调理：猪肝 150 克，鲜珍珠草 60 克，加入适量清水煎汤，饮汤吃猪肝。此品具有平肝、利水、消肿的功效，病毒性肝炎者急性期可每日服用 1 次，连服 10 日。

相宜搭配		
宜	**猪肝 + 菠菜** 改善缺铁性贫血	**猪肝 + 榛子** 有利于钙吸收

黄瓜炒猪肝

原料： 黄瓜 100 克，猪肝 80 克，姜片、蒜片、胡萝卜片、葱白各少许，盐 3 克，白糖 2 克，水淀粉、蚝油、味精、香油、食用油各适量。

做法：

❶ 洗净的黄瓜切成片；猪肝洗净切成片，装入碗中，加少许盐、味精、白糖、水淀粉，拌匀，腌渍片刻，使其入味。

❷ 用油起锅，倒入姜片、蒜片、葱白爆香，放入猪肝、黄瓜片炒匀。

❸ 放入胡萝卜片，加剩余盐、味精、白糖、蚝油，炒匀调味，加水淀粉勾芡，淋入少许香油，拌炒均匀即可。

功效： 本品具有祛湿、利尿、降脂、养肝和促消化的功效。

🍲 **温馨提示**

　　黄瓜尾部含较多苦味素，有抗癌的作用，因此不宜把黄瓜尾部全部去掉。

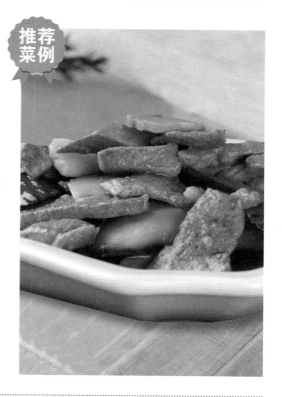

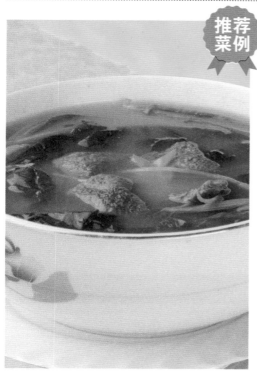

菠菜猪肝汤

原料： 猪肝、菠菜、姜丝、胡萝卜片、盐、味精、鸡粉、白糖、香油、高汤、水淀粉、胡椒粉各适量。

做法：

❶ 猪肝洗净切片；菠菜洗净，对半切开；猪肝片加少许盐、味精、水淀粉拌匀腌渍片刻。

❷ 锅中倒入高汤，放入姜丝，加入剩余盐、鸡粉、白糖烧沸；倒入猪肝拌匀煮沸；放入菠菜、胡萝卜片拌匀。

❸ 煮 3 分钟至熟透，淋入少许香油；撒入胡椒粉拌匀；将做好的菠菜猪肝汤盛出即可。

功效： 本品具有滋阴润燥、通利胃肠和补血止血的功效。适宜高血压、肝病、便秘、贫血患者食用。

🍲 **温馨提示**

　　烹饪菠菜前，将菠菜放入热水中焯煮片刻可减少草酸含量。

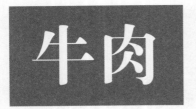

别名：黄牛肉。

性味归经：性平，味甘；归脾、胃经。

适用量：每日 80 ~ 100 克。

热量：522.8 千焦 /100 克。

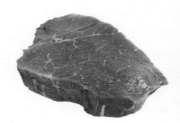

调理关键词

蛋白质、钙、铁、磷

　　牛肉含蛋白质、B 族维生素、钙、磷和铁等，还含有肌醇、黄嘌呤、次黄质、牛磺酸和氨基酸等，其蛋白质可保护肝细胞，促进肝细胞的修复与再生，并补充人体所缺的微量元素。

食疗作用

　　牛肉有补中益气、健养脾胃、强健筋骨、化痰息风和止渴止涎的功能。尤其适宜生长发育期、术后、病后调养的人，以及中气下陷、气短体虚、筋骨酸软、贫血久病、目眩之人，但感染性疾病、肾病的人慎食；牛肉为发物，患疮疥湿疹、痧疹、瘙痒者慎用。寒冬时食牛肉可暖胃，水牛肉能安胎补神，黄牛肉能安中益气。

选购保存

　　新鲜牛肉有光泽，红色均匀，脂肪洁白或淡黄色；外表微干或有风干膜，不粘手，弹性好。如不慎买到老牛肉，可急冻再冷藏一两天，肉质可稍变嫩。

♥ 应用指南

1. 肝癌患者的术后调理：枸杞子 15 克，灵芝 9 克，放在砂锅中加水煮沸，入牛肉片 200 克煮熟，放入葱、姜、蒜煮沸片刻拿出灵芝即可喝汤。此品有益气养血、解毒抗癌功效，适用于肝癌患者术后、放疗或化疗后食用，或作家庭药膳。

2. 肝炎、肝硬化患者的调理：牛肉 500 克，加水煮开后弃去肉汤，加八角、小茴香、肉桂、白芷、肉豆蔻、姜、葱后加水稍炖，放蚕豆 500 克，在瓦罐中炖至烂熟即可。每天服用牛肉、蚕豆各 100 克，适用于慢性肝炎、肝硬化见脾虚湿困、脘腹胀满、四肢困重、饮食减少者。

	相宜搭配	
宜	**牛肉 + 白萝卜** 补五脏，益气血	**牛肉 + 芹菜** 降低血压

西红柿牛肉汤

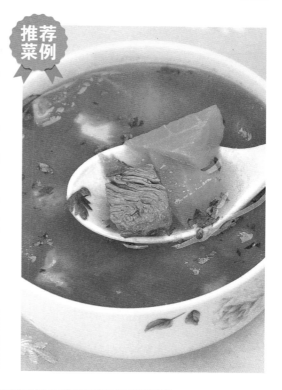

原料： 牛肉 175 克，西红柿 1 个，胡萝卜 20 克，高汤适量，香菜 5 克，盐 3 克，香油 2 毫升。

做法：

❶ 将牛肉洗净、切块、汆水；胡萝卜去皮、洗净、切块；西红柿洗净、切块备用。

❷ 净锅上火倒入高汤，调入盐，下入牛肉、胡萝卜、西红柿煲至熟，撒入香菜，淋入香油即可。

功效： 本品具有补中益气、健养脾胃、强健筋骨、化痰息风、止渴止涎的功效。适宜乙肝、脂肪肝、肝硬化等肝病，以及中气下陷、气短体虚、筋骨酸软和贫血久病的患者食用。

🌸 **温馨提示**

西红柿的皮可以去掉，这样熬出来的汤汁色泽更佳。

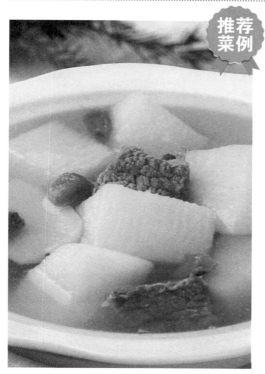

山药枸杞子牛肉汤

原料： 山药、牛肉、姜片、枸杞子、盐、鸡粉、胡椒粉各适量。

做法：

❶ 将山药去皮洗净切块；牛肉洗净，切块，装盘备用；锅中加水，放入牛肉块，大火烧沸汆去血水，捞出备用。

❷ 锅中另加水，倒入牛肉及切好的山药、姜片、枸杞子，大火煮沸；将牛肉和山药转至砂煲中，锅中倒入汤汁；置于大火上，加盖，转小火炖 1 小时；揭盖撇去浮沫，加盖再炖煮片刻。

❸ 揭盖，加入盐、鸡粉、胡椒粉，煮片刻即可。

功效： 本品具有补中益气、健养脾胃、强健筋骨、止渴止涎的功效。

🌸 **温馨提示**

煮制牛肉时，加入少许陈皮，可以去腥，还有利于加快牛肉熟烂。

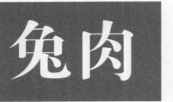

别名: 菜兔肉、野兔肉。
性味归经: 性凉,味甘;归肝、脾、大肠经。
适用量: 每日约80克。
热量: 426.6千焦/100克。

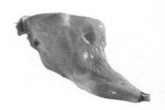

调理关键词

高蛋白、低脂肪

兔肉属于高蛋白质、低脂肪、低胆固醇的肉类,兔肉中蛋白质的含量高达70%,比一般肉类都高,但脂肪和胆固醇含量却低于所有的肉类,符合肝病患者"高蛋白、低脂肪"的健康饮食原则。

食疗作用

兔肉有强身祛病的功效。兔肉消化率可达85%以上,是体虚者理想的滋补品。兔肉磷脂含量高于其他肉类,有利于健脑益智。兔肉烟酸含量是猪、牛、羊肉的3~4倍,能使人的皮肤细腻白嫩。兔肉能促进骨骼发育,其中钙含量是猪、牛、羊肉的2~3倍,是天然补钙营养佳品。

选购保存

肌肉呈均匀的红色,有光泽,脂肪洁白或乳黄色的为鲜肉。冷冻储存。

♥ 应用指南

1. **慢性肝病导致营养不良患者的调理:** 将兔肉120克洗净后加入党参、山药、红枣各30克,枸杞子15克,水适量,蒸至兔肉熟透即成。主治慢性肝病导致营养物质代谢障碍而出现的营养不良症。

2. **肝癌的预防:** 兔肉120克,黄瓜1根,姜、葱、盐、生抽各适量,兔肉腌渍后,大火蒸熟,加调料即可。此品可缓解疲劳、提高人体免疫力、预防慢性肝病向肝癌的转变。

3. **慢性肝病患者见食欲不振的调理:** 兔肉500克,红枣50克,葱白适量,将食材入瓦锅,再放入蒸锅内,隔水蒸炖1~2小时,以兔肉和红枣熟烂为度。可以用于缓解慢性肝病患者脾胃虚弱、食欲不振、头晕心悸、面色萎黄的症状。

相宜搭配		
宜	**兔肉 + 大葱** 保护心脑血管	**兔肉 + 枸杞子** 治疗头晕、耳鸣

红枣炖兔肉

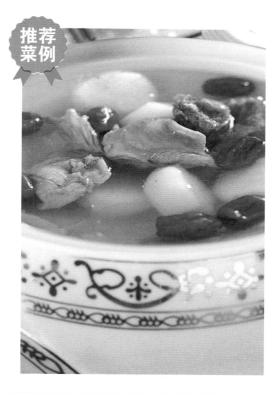

原料: 红枣25克,兔肉500克,去皮荸荠50克,姜1片,盐3克。

做法:

❶ 兔肉洗净,切成片;红枣、荸荠、姜洗净。

❷ 把除盐外的全部原料放入炖盅内,加开水适量,盖好,隔水炖1～2小时,加盐调味。

❸ 把炖好的汤装到汤碗即可。

功效: 本品具有补脾益气、清热止渴、强身健体、补充优质蛋白质的功效。适宜脾胃虚弱、病后体虚、心血管疾病、肝病、糖尿病患者及缺钙人群食用。

🍲 **温馨提示**

兔的"臭腺"位于其外生殖器背面两侧皮下的白鼠鼷腺,味极腥臭,食用时若不除去,则会影响兔肉口感,故烹制前应处理干净。

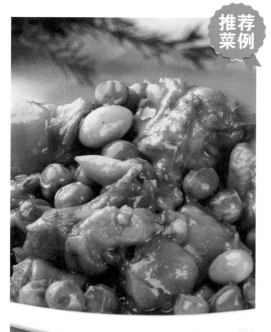

豌豆烧兔肉

原料: 兔肉400克,豌豆150克,姜片、蒜末、葱花各少许,生抽、老抽各2毫升,鸡粉2克,盐、水淀粉、食用油各适量。

做法:

❶ 兔肉洗净斩成小块;豌豆洗净煮至断生后捞出;把兔肉倒入沸水锅中,煮半分钟,氽去血水,捞出。

❷ 用油起锅,倒入姜片、蒜末、葱花爆香,放入兔肉翻炒均匀,再倒老抽、生抽炒匀调味;锅中加水、盐、鸡粉炒匀,改小火焖8分钟至熟;倒入豌豆,盖上盖,小火焖5分钟至熟。

❸ 揭盖,大火收汁,倒入适量水淀粉翻炒至入味即可。

功效: 本品可滋补养身、养心护肝。

🍲 **温馨提示**

孕妇及经期女性、有明显阳虚症状的女性不宜食用。

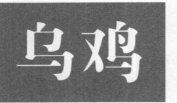

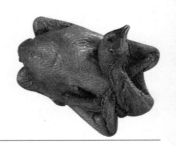

别名： 黑脚鸡、乌骨鸡。
性味归经： 性平，味甘；归肝、肾经。
适用量： 每日约 150 克。
热量： 1003.7 千焦 /100 克。

调理关键词

蛋白质、维生素、微量元素

乌鸡富含黑色素、蛋白质、B 族维生素等多种氨基酸和微量元素，胆固醇和脂肪含量却很低，它具有清洁人体血液中废物的功效，非常适合肝病患者食用。

食疗作用

乌鸡具有补肝肾、益气血、退虚热的功效，能调节人体免疫功能，对气血亏虚引起的月经紊乱及老年人虚损性疾病，有很好的补益作用。乌鸡多食会生痰助火，生热动风，故肥胖及火热内盛和严重皮肤疾病者宜少食或忌食。

选购保存

新鲜的乌鸡鸡嘴干燥，富有光泽，口腔黏液呈灰白色，没有异味；乌鸡眼充满整个眼窝，角膜有光泽；皮肤毛孔隆起，表面干燥而紧缩；肌肉结实，富有弹性。保存方法有很多，一般采用低温保存。

♥ 应用指南

1. **肝肾不足型慢性肝病患者的调理：** 乌鸡 1 只，加黄芪 5 克、冬虫夏草 2 枚，加水后先用大火煮开，再用小火煨炖即可。此品可健脾益气、补虚填精，适用于肝肾不足型慢性肝病患者，症见神疲乏力、气短懒言、易患感冒、舌淡脉细。

2. **抑郁失眠的肝病患者调理：** 乌鸡肉 150 克，红枣 15 枚，粳米 100 克。将乌鸡肉切成碎末，与红枣、粳米一同放入锅中，加入适量清水熬成粥。此粥具有养血、宁心安神的功效。

3. **脾虚食少的肝病患者调理：** 乌鸡 1 只，当归、党参各 15 克。除乌鸡内脏，把调料放入乌鸡腹内，入锅，加水适量，置大火上烧沸，改用小火炖至乌鸡肉熟烂即可。本品具有益气养血、补虚强身的功效。

相宜搭配		
宜	**乌鸡 + 核桃仁** 提升补锌功效	**乌鸡 + 红枣** 补血养颜

当归乌鸡汤

原料： 乌鸡 350 克，当归、黄芪、红枣、姜片各少许，盐 3 克，胡椒粉适量。

做法：

❶ 把乌鸡切成小块，放在盘中待用；锅中倒入水烧沸，放入乌鸡块拌匀，煮约 30 秒钟，氽去血渍；捞出氽好的乌鸡块，沥干水分，待用。

❷ 砂煲中倒入大半煲清水烧沸，倒入乌鸡块；再放入洗净的红枣、黄芪、当归、姜片煮沸后转小火，煲煮约 40 分钟至乌鸡肉熟透。加入盐，撒入胡椒粉，拌匀，调味即可。

功效： 本品具有提高生理功能、养心护肝、延缓衰老、强筋健骨的功效。

🍲 **温馨提示**

　　乌鸡氽水的时间不宜过长，煮去血污后即可捞出，不然会流失营养物质。

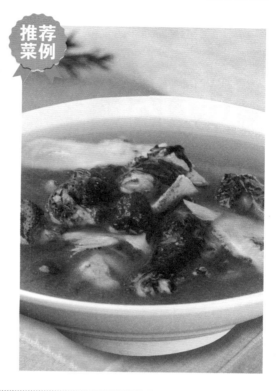

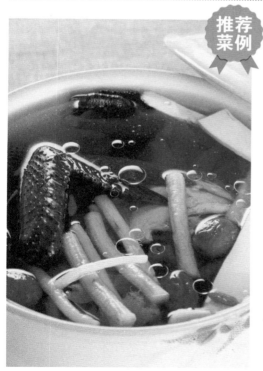

党参枸杞子乌鸡汤

原料： 党参、山药、姜各 10 克，当归 6 克，枸杞子、红枣各 5 克，乌鸡 1 只，盐 3 克，胡椒粉 2 克。

做法：

❶ 党参洗净切段；当归、红枣、山药、枸杞子洗净；姜洗净切片；乌鸡处理干净，剁块；锅上火，爆香姜片，注入适量清水煮沸，下乌鸡稍氽去血水。

❷ 砂锅上火，倒入清汤，放进氽好的乌鸡块及党参、枸杞子、山药、当归、红枣，大火炖 2 小时左右，调入盐、胡椒粉，拌匀。

❸ 把炖好的汤装到汤碗里即可。

功效： 本品具有补肝肾、益气血、退虚热的功效。

🍲 **温馨提示**

　　此汤宜选用新鲜的乌鸡作为原料，否则会影响口感和味道。

鸽肉

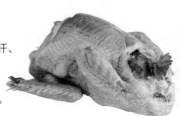

别名：鸽子肉。
性味归经：性平，味咸；归肝、肾经。
适用量：每日约 80 克。
热量：560.4 千焦 /100 克。

调理关键词

蛋白质、维生素、微量元素

鸽肉中蛋白质含量丰富，脂肪含量低，可补充人体代谢消耗，促进肝细胞的修复和再生。鸽肉所含的维生素 A、B 族维生素、维生素 E 及造血用的微量元素较丰富，有利于弥补肝脏损害造成的维生素及微量元素的缺乏。

食疗作用

鸽肉有补肝壮肾、益气补血、解毒等功效。现代医学认为，鸽肉能壮体补肾、健脑补脑，提高记忆力，降低血压，调节人体血糖，养颜美容，使皮肤洁白细嫩，延年益寿。

选购保存

选购时以无鸽痘，皮肤无红色充血痕迹，肌肉有弹性，经指压后凹陷部位立即恢复原位，表皮和肌肉切面有光泽，具有鸽肉固有色泽，鸽肉固有气味，无异味者为佳。不要挑选肉和皮的表面比较干，或者水分较多、脂肪稀松的鸽肉。购买后宜冷冻保存。

♥ 应用指南

1. 久病体虚的慢性肝病患者调理：鸽子 1 只（去毛和内脏）、枸杞子 15 克、黄芪 30 克、党参 30 克、何首乌 15 克水煎，去药渣取汁，饮汤吃肉，每日 1 次。本品能补中益气，改善慢性肝病患者头晕眼花等不适症状。

2. 心烦失眠的肝病患者调理：鸽子 1 只（去毛和内脏），西洋参 6 克，石斛 10 克，共炖 1～2 小时，饮汤食鸽肉。本品具有益气、滋阴、养心的作用。

3. 合并高血压的肝病患者调理：乳鸽 1 只，莲子 60 克，红枣 30 克，姜 3 片。乳鸽、姜片一同放入开水中，1 小时后放入红枣、莲子，再煲 1 小时，加入盐即可。此方可健脾益胃、安神补血、降血压。

相忌搭配		
忌	鸽肉 + 猪肝 使皮肤出现色素沉着	鸽肉 + 黄花菜 引起痔疮发作

土茯苓乳鸽汤

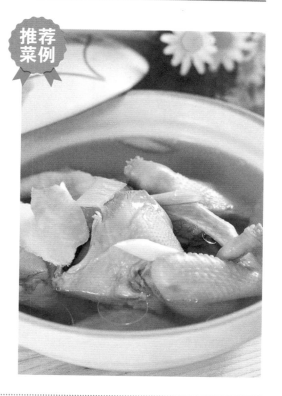

原料： 乳鸽1只，土茯苓30克，葱15克，姜10克，盐、胡椒粉各3克。

做法：

❶ 乳鸽处理干净，斩成大块，入沸水中汆烫，去除血水；土茯苓切片；姜洗净切片；葱洗净切段。

❷ 砂锅中注水，放入乳鸽、土茯苓、姜片煮开，转用小火煲50分钟，调入盐、胡椒粉煮入味，撒上葱段。

❸ 把煮好的汤装到汤碗里即可。

功效： 本品具有壮体补肾、健脑安神、提高记忆力、降低血压、调节人体血糖、养颜美容的功效。

🍵 **温馨提示**

  烹制时，可以加入少许陈皮，既可去腥，又有利于加快鸽肉熟烂。

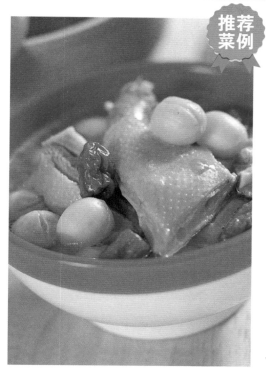

鸽肉莲子红枣汤

原料： 鸽子1只，莲子60克，红枣25克，姜5克，盐、味精、食用油各适量。

做法：

❶ 鸽子洗净，剁成小块；莲子、红枣泡发洗净；姜洗净切片；鸽肉块下入沸水中汆去血水后，捞出沥干。

❷ 锅上火加油烧热，用姜片炝锅，下入鸽块稍炒后，加适量清水，下入红枣、莲子一起炖35分钟至熟，调入盐、味精即可。

功效： 本品具有滋补养颜、壮体补肾、提高记忆力、降低血压、降低胆固醇的功效。适宜贫血、病后体虚、血脂偏高、肝病、高血压等患者食用。

🍵 **温馨提示**

  鸽肉较容易变质，购买后要马上放进冰箱里。如果一时吃不完，最好将剩下的鸽肉煮熟保存。

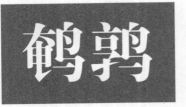

别名：鹑鸟肉、赤喉鹑肉。
性味归经：性平，味甘；归大肠、脾、肺、肾经。
适用量：每日 50 ~ 100 克。
热量：460 千焦 /100 克。

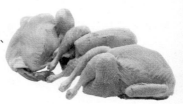

调理关键词

蛋白质、卵磷脂

鹌鹑肉是典型的高蛋白、低脂肪、低胆固醇食物，符合肝病患者对蛋白质的需求。鹌鹑中丰富的卵磷脂可以起到保护肝脏不受酒精侵害的作用，从而有效降低酒精性肝硬化、酒精性脂肪肝的发病率。

食疗作用

鹌鹑肉具有补五脏、益精血、温肾助阳的功效，男性经常食用鹌鹑，可增强性功能，并益气力、壮筋骨。鹌鹑肉中含有维生素 P 等成分，常食有防治高血压及动脉硬化的功效。可作为营养不良、体虚乏力、贫血头晕、肾炎性水肿、高血压、动脉硬化等患者的食疗品。

选购保存

皮肉光滑、嘴柔软的是嫩鹌鹑，品质较好、皮起皱、嘴坚硬的是老鹌鹑，品质较差。另外，不要食用死后的鹌鹑肉。鹌鹑宜冷冻储存，但时间不宜过长，否则会使原先的鲜美口感变味，

最好是现买现吃。

♥ 应用指南

1. 改善肝病患者的萎黄面色：鹌鹑 2 只，水发百合、红枣各 30 克。鹌鹑洗净，汆水后捞出；砂锅内加水适量，大火烧沸，放入材料，大火烧沸，改用小火煲 2 小时，加盐调味即可。

2. 肝病患者见头晕失眠的调理：虫草花 10 克，红枣 2 枚，鹌鹑 1 只，猪瘦肉 30 克，姜 2 片。红枣、鹌鹑、猪瘦肉与虫草花、姜下炖盅，加水，加盖隔水炖约 3 小时，至肉熟烂，调味即可食用。

3. 急性黄疸型肝炎的调理：鹌鹑 3 只，去毛去内脏，洗净，用少量盐腌渍；溪黄草 30 克放入鹌鹑腹中，于蒸笼上蒸 30 分钟左右至酥烂为度。此方常用于治疗急性黄疸型肝炎。

相宜搭配		
宜	**鹌鹑 + 红枣** 补血养颜	**鹌鹑 + 天麻** 改善贫血

绿豆鹌鹑汤

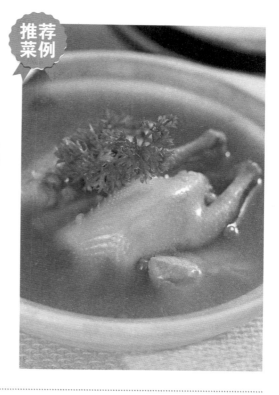

原料：绿豆50克，鹌鹑1只，猪瘦肉100克，盐3克，香芹叶少许。

做法：

❶ 绿豆洗净泡发；猪瘦肉洗净切成厚块。

❷ 鹌鹑洗净，与猪瘦肉块一起下入沸水中氽去血水后捞出；将绿豆下入锅中煮至熟烂，再下入鹌鹑、猪瘦肉一起煲25分钟，调入盐。

❸ 把煮好的汤装到汤碗里，用香芹叶装饰即可。

功效：本品具有辅助治疗消化不良、身体虚弱、咳嗽哮喘、神经衰弱、贫血、肝病的功效。适宜肝炎、营养不良、贫血头晕、肾炎性水肿、泻痢、高血压、肥胖症、动脉硬化等患者食用。

🍲 温馨提示

　　鹌鹑氽水时间不宜过长，以免影响口感。

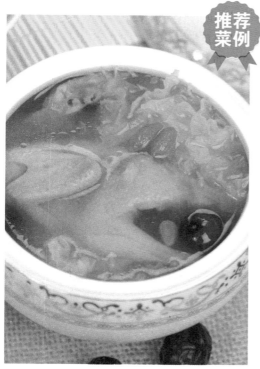

银耳鹌鹑汤

原料：鹌鹑1只，银耳10克，枸杞子、红枣各适量，盐2克。

做法：

❶ 鹌鹑处理干净；银耳、枸杞子均洗净泡发；红枣去蒂洗净。瓦煲注水烧沸，放入鹌鹑稍滚5分钟，捞出洗净。

❷ 将枸杞子、红枣、鹌鹑放入瓦煲，注入清水，大火烧沸后下入银耳，改小火煲1.5小时，加盐调味，把煮好的汤装到汤碗即可。

功效：本品中的蛋白质含量很高，脂肪含量却较低，既能为肝病患者提供充足的蛋白质，又不会摄入过多的脂肪，且营养非常丰富。适宜肝脏疾病、高血压及肥胖症患者食用。

🍲 温馨提示

　　银耳在煮汤前应去掉根部，以免苦涩味影响口感。

鸭肉

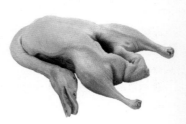

别名：鹜肉、家凫肉。
性味归经：性寒，味甘、咸；归胃、肺、肾经。
适用量：每日 80 ~ 100 克。
热量：1003.7 千焦 /100 克。

调理关键词

蛋白质、维生素、微量元素

　　鸭肉富含蛋白质、B 族维生素、维生素 E以及铁、钾、铜、锌等微量元素，其饱和脂肪酸、单不饱和脂肪酸、多不饱和脂肪酸的比例接近人体理想值，适合急慢性肝病患者食用。

食疗作用

　　在中医看来，鸭子吃的食物多为水生物，故其肉性寒，味甘、咸，入肺、胃、肾经，有滋补、养胃、补肾、除劳热骨蒸、消水肿、止热痢和止咳化痰等作用。凡体内有热的人适宜食鸭肉，体质虚弱、食欲不振、发热、大便干燥和水肿的人食之更为有益，还可防治心脑血管疾病等，但阳虚脾弱、外感未清、肠风便溏者不宜食用。

选购保存

　　要选择肌肉新鲜、脂肪有光泽的鸭肉。可以用熏、腌、风干等方法保存。

♥ 应用指南

1. 慢性肝炎合并高血压患者的调理：鸭子 1 只，去肠杂后切块；海带 60 克，泡软洗净。加水一同炖熟，略加盐调味服食。此品有平肝潜阳、降压降脂的作用。

2. 营养摄入不足的慢性肝病患者的调理：老鸭1 只，母鸡 1 只（或各半），取肉切块，加水适量，以小火炖至烂熟，加少许盐调味服食。具有益气养血、健脾补虚的功效。

3. 阴虚血热型肝炎患者的调理：老鸭 1 只，去毛及内脏，与北沙参、玉竹各 50 克，同煮汤，加盐调味食用。此品有平肝、润肺、滋阴的作用。适用于阴虚血热型肝炎及肺阴虚型咳喘、津枯肠燥便秘等人群。

相宜搭配		
宜	**鸭肉 + 白菜** 利尿消肿	**鸭肉 + 山药** 滋阴润肺

冬瓜薏苡仁煲老鸭

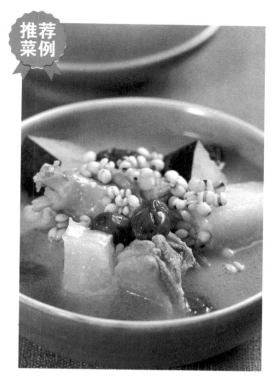

原料： 冬瓜 200 克，老鸭 1 只，红枣、薏苡仁各少许，盐、鸡精、胡椒粉、香油、姜片各适量。

做法：

❶ 冬瓜洗净，切块；老鸭处理干净，剁块，氽去血水；红枣、薏苡仁泡发，洗净。

❷ 将老鸭放入砂锅内，放入姜片、红枣、薏苡仁烧沸后，用小火煲约 60 分钟，放入冬瓜，煲至冬瓜软熟。

❸ 调入盐、鸡精、胡椒粉，淋入少许香油拌匀。

功效： 本品具有滋补养胃、补肾、除劳热骨蒸、消水肿、止热痢、利尿等功效。适宜动脉粥样硬化、胃炎、肝炎、腹水等患者食用。

🍲 温馨提示

　　脾虚寒、外感未清、便溏者不宜食用本品。

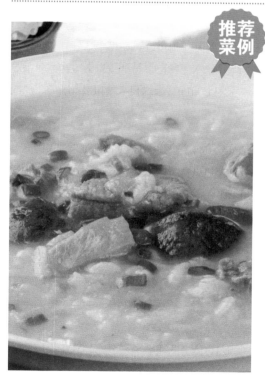

陈皮鸭肉粥

原料： 陈皮 5 克，鸭肉块 200 克，水发粳米 150 克，姜片、葱花各少许，盐 3 克，胡椒粉少许，香油 2 毫升，枸杞子、食用油各适量。

做法：

❶ 将鸭肉块装入碗中；加入少许盐，注入适量食用油腌渍约 10 分钟至入味。

❷ 砂锅中注入约 700 毫升清水烧沸；放入陈皮、粳米，拌匀；倒入腌渍好的鸭肉，搅拌匀；待鸭肉转色后下入姜片、枸杞子，盖上盖子，用大火煮沸后转小火煮约 30 分钟至食材熟透。

❸ 调入剩余盐、胡椒粉、香油、葱花即成。

功效： 本品具有滋阴养颜、补肾、利尿、消水肿和止咳化痰等作用。

🍲 温馨提示

　　将鸭肉块切上花刀后再腌渍，能使粥的味道更鲜美。

鸡蛋

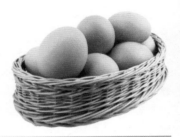

别名: 鸡子、鸡卵。

性味归经: 性平,味甘;归脾、胃经。

适用量: 每日 1～2 个。

热量: 662.2 千焦 /100 克。

调理关键词

蛋白质、卵磷脂

鸡蛋中含有丰富的蛋白质,能够为肝炎患者提供丰富的营养成分,有利于增强肝炎患者的体质,卵磷脂可促进肝细胞再生。

食疗作用

鸡蛋可益气养血、滋阴润燥、补脾和胃,用于气血不足、热病烦渴、胎动不安等,是扶助正气的常用食品。用于血虚所致的乳汁减少,或眩晕,夜盲;病后体虚,营养不良;阴血不足,失眠烦躁,心悸;肺胃阴伤,失音咽痛,或呃逆等。

选购保存

用左手握成圆形,将鸡蛋放在圆形末端,对着日光透射,新鲜的鸡蛋呈微红色,半透明状态,蛋黄轮廓清晰,昏暗不透明或有污斑的,说明鸡蛋已经变质;用手轻轻摇动,没有声音的是鲜蛋,有水声的是陈蛋;将鸡蛋放入冷水中,下沉的是鲜蛋,上浮的是陈蛋。

❤ 应用指南

1. **急性黄疸型肝炎患者的调理:**取鸡蛋 2 个,谷糠 100 克,蜂蜜 50 毫升。先用水 2 碗将谷糠煮至 1 碗,去渣后打入鸡蛋与蜂蜜煮熟,每日 1 次。此方可辅助治疗急性黄疸型肝炎。

2. **湿热型黄疸患者的调理:**取栀子根 30 克,鸡蛋 2 个,用水煮半小时,去渣及蛋壳即可。每日 1 剂,分 2 次食用。此方对湿热型黄疸者有效。

3. **急性黄疸型肝炎患者的调理:**取茵陈 60 克,鸡蛋 2～3 个,同煮至鸡蛋变成黑色食用即可。不必限时服用,以愈为度。此方可治急性黄疸型肝炎,症见身黄、目黄、尿黄、乏力。

相宜搭配		
宜	**鸡蛋 + 韭菜** 补肾,益气	**鸡蛋 + 黄花菜** 提供丰富的营养

炒鸡蛋

推荐菜例

原料：鸡蛋 250 克，盐、食用油、香芹叶各适量。

做法：

❶ 将鸡蛋打入碗内，与盐搅打均匀。

❷ 炒锅置大火上，加食用油烧至六成热，倒入蛋液翻炒至熟，装入平盘，放入香芹叶即可食用。

功效：本品具有健脑益智、保护肝脏、防治动脉硬化、延缓衰老等作用。其中的鸡蛋中富含优质蛋白质，对肝脏组织损伤有修复作用，蛋黄中的卵磷脂可促进肝细胞的再生。

鸡蛋

盐

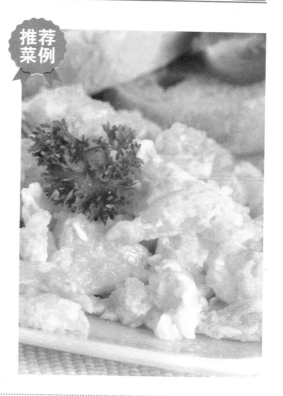

🌸 温馨提示

　　鸡蛋的蛋壳上附着一层霜状粉末，蛋壳颜色鲜明、气孔明显属于鲜蛋。反之则为陈蛋。

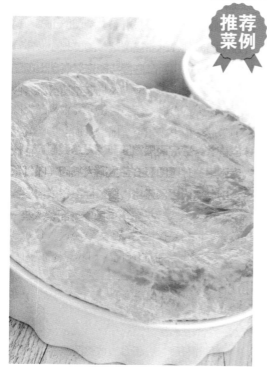

推荐菜例

鸡蛋饼

原料：面粉 150 克，鸡蛋 2 个，葱花、食用油、盐各适量。

做法：

❶ 把面粉调成糊状；鸡蛋打匀，放在一边待用。

❷ 在锅里加油，烧到七成热，放入面粉糊，待呈金黄色，在面饼上加上打好的鸡蛋（注意一定要撒匀，火要改为小火）。

❸ 等熟，撒上葱花和盐，可以根据口味加适量甜酱、辣酱等各种调味料，然后卷一圈即可食用。

功效：鸡蛋具有健脑益智、保护肝脏、防治动脉硬化、预防癌症、延缓衰老等功效。适宜作为肝病患者补充营养、增强体质的食疗佳品。

🌸 温馨提示

　　将鸡蛋与玉米粉一起做成鸡蛋饼，营养更加丰富，可以提供更多的植物蛋白质。

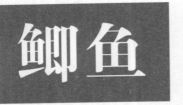

别名：鲋鱼。

性味归经：性平，味甘；归脾、胃、大肠经。

适用量：每日 60 ~ 80 克。

热量：451.7 千焦 /100 克。

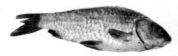

调理关键词

蛋白质、不饱和脂肪酸、微量元素

鲫鱼所含的蛋白质质优、氨基酸种类较全面，含有少量的脂肪，多由不饱和脂肪酸组成；与其他鱼类比，含糖量较高，对蛋白质有保护作用，并能促进肝脏对氨基酸的利用，还含有丰富的微量元素，可增强新陈代谢。

食疗作用

鲫鱼可通血脉、补体虚，还有益气健脾、利水消肿、通络下乳、祛风除湿的功效。鲫鱼肉中富含极高的蛋白质，而且易于被人体所吸收，氨基酸含量也很高，所以对促进智力发育、降低胆固醇和血液黏稠度、预防心脑血管疾病有明显作用。

选购保存

鲫鱼要买身体扁平、颜色偏白的，肉质会很嫩。新鲜鱼的眼略凸，眼球黑白分明，眼睛发亮。用浸湿的纸贴在鱼眼上，防止鱼视神经后的"死亡腺"离水后断掉。这样"死亡腺"可保持一段时间，从而延长鱼的寿命。

♥ 应用指南

1. **肝硬化腹水患者的调理：**鲫鱼 100 克，去肠不去鳞，冬瓜 1 个，切开一头，去内瓤及籽，将鲫鱼放入，略加姜、葱，再加入红豆 30 克，用切开之盖盖好，以竹签钉牢，放砂锅内，加水，炖 3 ~ 5 小时，喝汤，吃鱼及冬瓜，每日 1 剂，7 次为 1 个疗程。

2. **肝癌患者的调理：**蓟菜 30 克，鲫鱼 1 条，蓟菜与鲫鱼共同煮汤，加适量调味料即成。经常食用，具有消除瘀血、止吐、改善脾虚的功效。但脾胃虚寒、无瘀滞者忌服。

3. **用于脾虚水肿者：**鲫鱼 3 条，商陆 10 克，红豆 50 克。将商陆和红豆一并填入鱼腹，扎定，用水煮至烂熟。去渣，食豆饮汤。

	相宜搭配	
宜	**鲫鱼 + 豆腐** 预防更年期综合征	**鲫鱼 + 红豆** 利水消肿

豆腐草菇鲫鱼汤

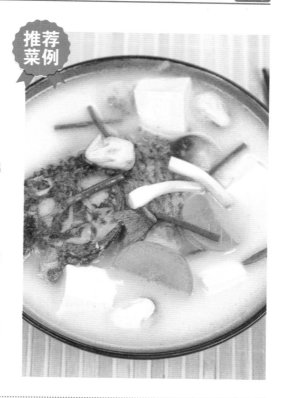

推荐菜例

原料: 豆腐 50 克,鲫鱼 300 克,草菇 60 克,胡萝卜片、盐、姜片、葱段、食用油各适量。

做法:

❶ 鲫鱼处理干净,切段;草菇洗净,切成两瓣;豆腐洗净切块。

❷ 锅内注油烧热,将鲫鱼稍煎至两面金黄,取出备用。

❸ 用瓦煲装入清水,大火煲滚后加入所有食材,小火煲 1.5 小时,调入盐即可。

功效: 鲫鱼与豆腐具有益气养血、健脾宽中、补钙、调节血压的功效。适宜营养不良、缺钙、高血压及肝炎患者食用。

● 温馨提示

鲫鱼加 2 小块豆腐,其中所含钙量即可满足一个人一天钙的需要量。

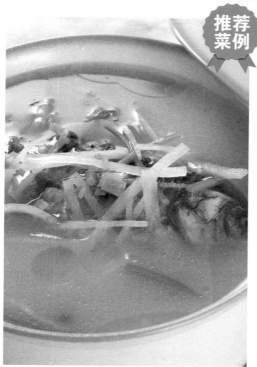

推荐菜例

萝卜丝鲫鱼汤

原料: 鲫鱼 1 条,白萝卜 100 克,胡萝卜 50 克,姜片 10 克,葱花 5 克,盐 3 克,胡椒粉 2 克,食用油适量。

做法:

❶ 白萝卜、胡萝卜洗净去皮,切成丝;鲫鱼洗净备用。

❷ 起油锅,放入鲫鱼,煎至金黄色,加入适量的清水,放入姜片,转用大火煮,加入白萝卜丝、胡萝卜丝,最后加盐、胡椒粉、葱花即可。

功效: 本品有健脾利湿、和中开胃、通络、下气的功效,易于消化和吸收。适宜肝炎、肾炎、高血压、心脏病、慢性支气管炎等疾病患者食用。

● 温馨提示

在煎制鲫鱼的过程中,要尽量少翻动,这样鱼不容易碎。

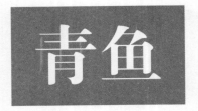

别名：螺蛳鱼、乌青鱼、青根鱼。
性味归经：性平，味甘；归脾、胃经。
适用量：每日 80 ~ 100 克。
热量：493.5 千焦 /100 克。

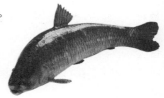

调理关键词

蛋白质、维生素、糖类、矿物质

　　肝病患者因肝细胞受损伤，人体免疫能力降低等，要求摄入高蛋白进行修复。青鱼富含的糖类既可以补充人体日常生活所需热量，增进肝脏的解毒功能，还可以补充肝病患者因摄入不足而导致的维生素及矿物质缺乏。

食疗作用

　　青鱼具有补气、健脾、养胃、化湿、祛风、利水等功效，对脚气湿痹、烦闷、疟疾、血淋等症有较好的食疗作用。由于青鱼还含有丰富的硒、碘等微量元素，故有抗衰老、防癌的作用。

选购保存

　　选购青鱼的时候要看青鱼的鳃盖是否紧闭，如不易打开，鳃片鲜红，鳃丝清晰，表明鱼质量新鲜。新鲜的鱼眼球饱满突出，角膜透明，眼睛发亮。存储青鱼，可在活鱼嘴里滴些白酒，放在阴凉黑暗的地方，盖上透气的东西，即使在夏天也能存放 3 ~ 5 天。用打湿的纸贴在鱼的眼睛上，可以使鱼存活 3 ~ 5 小时。

♥ 应用指南

1. 营养不良的肝病患者调理：粳米 200 克，青鱼肉 100 克，嫩油菜叶 20 克，葱 5 克，生抽 5 毫升，食用油 15 毫升。鱼肉入油锅煎至七成熟，放入以其余材料熬好的粥中，继续熬 10 分钟左右即可。此品含有丰富的蛋白质、维生素和矿物质，而且清淡、易消化。

2. 用于脾胃虚弱的肝病患者调理：青鱼 350 克，盐、葱花、番茄酱、清汤、白糖、醋、香油、水淀粉各适量。将青鱼处理干净，加少许盐略腌，锅中加入清汤烧沸，入青鱼、番茄酱、白糖、醋及剩余盐煮至鱼熟，用水淀粉勾芡，最后撒上葱花、淋入香油即可。本品具有开胃、防癌、活血的功效。

	相忌搭配	
忌	**青鱼 + 西红柿** 不利于营养吸收	**青鱼 + 咸菜** 损害消化功能

青鱼片菠菜粥

推荐菜例

原料： 青鱼肉 130 克，菠菜 90 克，水发粳米 180 克，姜丝少许，鸡粉 4 克，盐 3 克，淀粉、香油、食用油各适量。

做法：

❶ 青鱼肉切成薄片；菠菜切碎；将鱼片放入碗中，加入少许盐、鸡粉、淀粉，拌匀上浆，再注入适量食用油，腌渍 10 分钟。

❷ 砂锅入水烧沸，倒入洗净的粳米，煮沸后用小火煮约 30 分钟至粳米熟软；倒入腌好的鱼片，用小火续煮约 3 分钟至鱼肉熟透，撒上姜丝、菠菜。

❸ 煮片刻，加入调味料拌匀至入味即可。

功效： 本品具有益气养血、清热除烦、洁肤抗老、帮助消化的功效。

🍲 **温馨提示**

　　腌渍鱼片时，不宜选用水淀粉。选用干淀粉腌渍鱼肉，会使其肉质更嫩些。

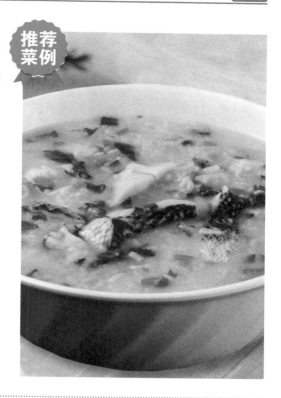

推荐菜例

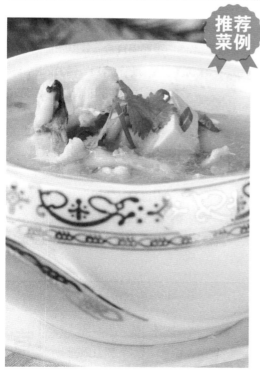

青鱼片豆腐汤

原料： 青鱼、豆腐、葱花、姜片、香菜段、盐、味精、鸡粉、胡椒粉、淀粉、食用油各适量。

做法：

❶ 把洗净的豆腐切小方块；青鱼肉斜切成薄片放入碗中，加盐、味精、淀粉抓匀，腌渍片刻至入味。

❷ 水烧沸，放入豆腐、食用油、姜片、盐、鸡粉；放入鱼肉片，拌煮至熟。

❸ 撒入胡椒粉拌匀，关火后将原料盛入碗中撒上香菜段、葱花即成。

功效： 本品具有促进血液循环、抗衰老、开胃、滋补的功效。适宜肿瘤、心脑血管疾病、身体瘦弱、食欲不振和肝肾疾病患者食用。

🍲 **温馨提示**

　　豆腐放入盐水中浸泡一会儿再切就不容易破碎了。

鳜鱼

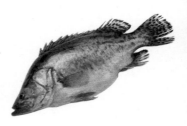

别名： 鳌花鱼。
性味归经： 性平，味甘；归脾、胃经。
适用量： 每日 80 ~ 100 克。
热量： 489.3 千焦 /100 克。

调理关键词

蛋白质、维生素、微量元素

　　鳜鱼含有丰富的蛋白质，能起到修复肝细胞、促进肝细胞再生的作用。肝脏受损时，储存维生素、矿物质的能力也会下降，鳜鱼中的维生素和微量元素有利于肝细胞的保护和修复，还能很好地预防癌症。

食疗作用

　　鳜鱼肉质细嫩、厚实、少刺，营养丰富，具有补气血、健脾胃的功效，可强身健体、延缓衰老。鳜鱼的肉和胆等还具有一定的药用价值，可以补益气血、健脾益胃等。鳜鱼为补益强壮的保健佳品，无病者常食，可起到补五脏、益精血、健体的作用。

选购保存

　　优质的鳜鱼眼球凸出，角膜透明，鱼鳃色泽鲜红，鳃丝清晰，鳞片完整有光泽、不易脱落，鱼肉坚实、有弹性。将鳜鱼去除内脏、洗净后，放入 80 ~ 90℃将沸未沸的热水中稍微汆一下，此时鳜鱼的外表已经变白，这时候再放入冰箱保存，比不汆热水的鳜鱼保存时间能延长 1 倍。

♥ 应用指南

1. **肝癌患者的调理：** 枫斗 9 克，鳜鱼 600 克，葱、姜、盐、味精、食用油适量，蒸熟即可。本品是一种高蛋白质、低脂肪食品，具有益气补虚的功效，适宜肝癌患者手术或化疗、放疗后食用。

2. **湿邪内阻型慢性肝炎患者的调理：** 把鳜鱼剖开去内脏，放入砂锅内，加入白术 15 克、姜 10 克、茯苓 10 克，再适当放入调料，煮到熟烂即可服用。用于有腹胀、身重、困倦疲乏、胃口差、下肢困重、舌淡、舌苔白腻等症的慢性肝炎患者食用。

相宜搭配		
宜	**鳜鱼 + 白菜** 保护肝细胞	**鳜鱼 + 荸荠** 利尿通便

清蒸鳜鱼

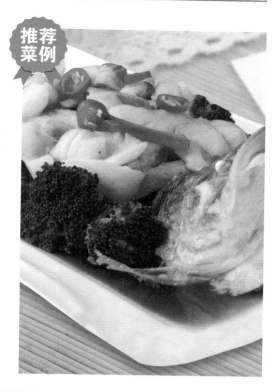

原料： 鳜鱼1条，西蓝花100克，葱段、姜丝、姜片、红椒圈、水淀粉、食用油、盐各适量。

做法：

❶ 西蓝花洗净，掰成小朵；将宰杀处理好的鳜鱼放入垫有葱段的盘中，抹上少许盐腌渍片刻，放上姜片、西蓝花，放入蒸锅。

❷ 加盖，大火蒸8分钟至熟；揭盖，取出蒸熟的鳜鱼，挑去姜片；热锅注油，倒入适量清水，加少许水淀粉，调匀制成稠汁，浇在鳜鱼上；撒入姜丝、红椒圈、葱段，摆好西蓝花即成。

功效： 本品具有增加营养、保肾护肝的功效。

🍲 **温馨提示**

蒸鱼前盘内可先抹上一层薄油，间隔将葱段及姜片铺在盘中央，再将鱼摆上，有利于锅内水蒸气循环使鱼身均匀受热。

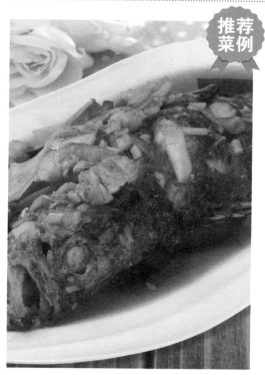

黄山臭鳜鱼

原料： 鳜鱼500克，猪肉片40克，冬笋20克，姜末、姜片、葱段、蒜苗各少许，盐3克，鸡汤、白糖、生抽、食用油各少许。

做法：

❶ 姜片、水、葱段装入碗中，制成葱姜汁；蒜苗洗净，切段。

❷ 在鳜鱼身的两面划上一字花刀，放入盘中，再倒入葱姜汁，加入盐、少许白糖抹匀，腌渍6小时，取出，洗净沥干。

❸ 鳜鱼入油锅煎至两面呈金黄色捞出；锅中留少许油烧热，倒入姜末、肉片、蒜苗、冬笋，煸炒至熟；放入适量鸡汤、鳜鱼，大火烧沸，再调成小火焖15分钟至鳜鱼熟透，加生抽、剩余白糖调味即成。

功效： 此品可补气血、健脾胃。

🍲 **温馨提示**

在鳜鱼两面划上一字花刀，可以使调味料更好地入味。

鲈鱼

别名： 四鳃鱼、花鲈、鲈板。
性味归经： 性平，味甘；归肝、
脾、肾经。
适用量： 每日 80 ～ 100 克。
热量： 439.1 千焦 /100 克。

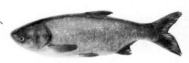

调理关键词

蛋白质、维生素 A、B 族维生素、EPA

鲈鱼含有丰富的 EPA，能与血液中的胆固醇结合形成胆固醇酯，促进胆固醇的代谢和排泄，从而有助于脂肪肝的防治。另外还含有丰富的蛋白质、维生素 A、B 族维生素、钙、镁、锌和硒等营养素。

食疗作用

鲈鱼具有健脾益肾、补气安胎、健身补血等功效，对慢性肠炎、慢性肾炎、习惯性流产、胎动不安、妊娠期水肿、产后乳汁缺乏、手术后伤口难愈合等有食疗作用。

选购保存

颜色以鱼身偏青色、鱼鳞有光泽、透亮为好，翻开鳃呈鲜红色、表皮及鱼鳞无脱落者才是新鲜的。鲈鱼一般使用低温保鲜法，如果一次吃不完，可以去除内脏、清洗干净，沥干，用保鲜膜包好，放入冰箱冷冻保存。

❤ 应用指南

1. 慢性肝病患者乏力的调理：黄芪 6 克，鲈鱼 500 克，姜、醋、葱、盐、味精各适量，一起煨熟即可。这道菜可以为人体补充蛋白质和维生素，提高免疫功能，可以促进肝病的痊愈，或者减轻症状，还可预防肝病。

2. 肝癌患者术后的调理：鲈鱼 1 条，黄芪 60 克，隔水炖熟，饮汤食肉。此品富含优质蛋白质，可促进伤口愈合，适用于肝癌患者术后调理。

相宜搭配		
宜	**鲈鱼 + 姜** 补虚养身	**鲈鱼 + 胡萝卜** 延缓衰老

清蒸鲈鱼

原料： 鲈鱼1条，豉油30毫升，姜片、葱白、葱丝、姜丝各少许，食用油、胡椒粉各适量。

做法：

❶ 将鲈鱼处理干净后背部切开；切好的鲈鱼放入盘中，放上姜片、葱白。

❷ 把鲈鱼放入蒸锅；加盖，大火蒸7分钟至熟；揭盖，将蒸好的鲈鱼取出。

❸ 挑去姜片和葱白；撒上姜丝、葱丝、胡椒粉；锅中加少许食用油，烧至七成热浇在鲈鱼上；锅中加豉油，烧沸浇入盘底即可。

功效： 本品具有健脾益肾、补气安胎、健身补血等功效。适宜肝炎、慢性肠炎、慢性肾炎等患者食用。

🍲 温馨提示

蒸鱼的时间不宜太长，否则鱼蒸得太老，影响鲈鱼细嫩的口感。

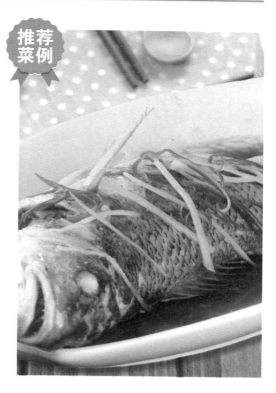

推荐菜例

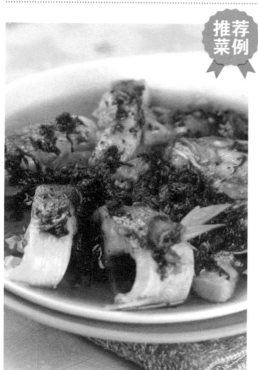

推荐菜例

橄榄菜蒸鲈鱼

原料： 鲈鱼块180克，橄榄菜40克，姜末、葱花各少许，淀粉10克，生抽4毫升，盐、鸡粉各2克，食用油少许。

做法：

❶ 把鲈鱼块装在碗中，撒上姜末，放入少许盐、生抽、鸡粉拌匀；撒上少许淀粉，拌匀腌渍约15分钟，去除鱼腥味。

❷ 将腌好的鲈鱼块入盘；撒上橄榄菜；蒸锅上火烧沸，放入装有鲈鱼的盘子；盖上锅盖，用大火蒸约8分钟至食材熟透；将剩余生抽、淀粉、鸡粉调匀制成稠汁；浇在鲈鱼上。取出蒸好的食材，撒上葱花，最后淋上少许热油即可。

功效： 本品具有益脾胃、补钙、化痰止咳的功效。

🍲 温馨提示

可在蒸鱼前将橄榄菜放入碗中拌匀，使其味道浸入鱼肉中，这样蒸熟的菜肴味道会更好。

蛤蜊

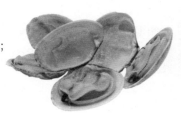

别名： 海蛤、文蛤、沙蛤。
性味归经： 性微寒，味甘、咸；归胃经。
适用量： 每日 20 ~ 30 克。
热量： 406 千焦 /100 克。

调理关键词

代尔太 7- 胆固醇、24- 亚甲基胆固醇

　　蛤蜊肉以及其他贝类软体动物中，含具有降低血清胆固醇作用的代尔太 7- 胆固醇和 24- 亚甲基胆固醇，它们兼有抑制胆固醇在肝脏合成和加速胆固醇排泄的独特作用，从而使体内胆固醇水平下降，防治脂肪肝。

食疗作用

　　蛤蜊肉含有蛋白质、脂肪、碳水化合物、铁、钙、磷、碘、维生素、氨基酸和牛磺酸等多种成分，有防癌抗癌的作用。蛤蜊低热量、高蛋白、少脂肪，能防治中老年人慢性病，实属物美价廉的海产品。

选购保存

　　检查一下蛤蜊的壳，要选壳紧闭的，否则有可能是死蛤蜊。只要在冷水中放入蛤蜊，以中小火煮至汤汁略微泛白，蛤蜊的鲜味就完全出来了。

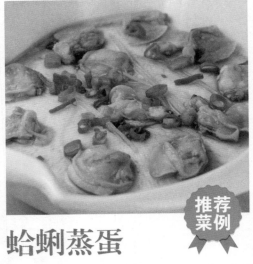

推荐菜例

蛤蜊蒸蛋

原料： 蛤蜊 100 克，鸡蛋 4 个，干贝 2 个，马哈鱼子、白果、葱花、盐各适量。

做法：

❶ 蛤蜊泡盐水吐沙，用小火慢慢煮开壳；干贝泡到热水里 10 分钟后取出撕成丝；鸡蛋打散加盐，加上煮蛤蜊的水和泡干贝的水（800 毫升）拌匀。

❷ 大碗内放上煮好的蛤蜊、干贝丝、白果；蛋液过筛后倒入碗中，包上锡纸或者盖上盘子。

❸ 水开后放入蒸锅中，小火蒸 20 ~ 25 分钟，取出；将蒸好的蛋取出，倒上葱花、马哈鱼子即可。

功效： 本品具有补肝肾阴虚、治烦热盗汗、止消渴、降低血清胆固醇的功效。

相忌搭配

忌	蛤蜊 + 啤酒	蛤蜊 + 黄豆
	引发痛风	破坏维生素 B_1

🍲 **温馨提示**

　　此菜品中，马哈鱼子也可以用煮好的枸杞子代替，同样美味有益。

扇贝

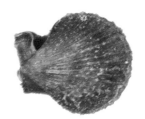

别名：帆立贝、海扇、带子。
性味归经：性寒，味咸；归胃经。
适用量：每日 30 ~ 50 克。
热量：251 千焦 /100 克。

调理关键词

蛋白质、微量元素、维生素

　　扇贝富含蛋白质，热量低且不含饱和脂肪酸，肝病患者要求摄入足量蛋白质，以利于肝细胞的再生和修复，并提高免疫力；扇贝所含维生素及钙、镁等矿物质，有利于肝细胞的修复以及凝血因子的补充，有防癌抗癌的作用，可以预防肝癌。

食疗作用

　　扇贝具有健脑、滋阴散结、健脾和胃、润肠的功效，其含有丰富的维生素 E，可抑制皮肤衰老、防止色素沉着，具有养颜护肤的功效，还能有效预防癌症。

选购保存

　　新鲜贝肉色泽正常且有光泽，无异味，手摸有爽滑感，弹性好；不新鲜的贝肉色泽减退或无光泽，有酸味，发黏，弹性差。鲜活的扇贝不适合放在冰箱长时间保存，最好用清水盛放，待扇贝吐尽泥沙后，尽快烹饪。

相忌搭配

忌	扇贝 + 茶	扇贝 + 啤酒
	引起腹泻	引起痛风

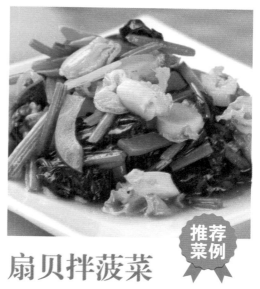

推荐菜例

扇贝拌菠菜

原料：新鲜扇贝、菠菜、红甜椒片、盐、生抽、白糖、陈醋、香油各适量。

做法：

❶ 扇贝清洗干净，入锅加水大火煮开，取出扇贝肉，在原汤中清洗一下，捞出。

❷ 菠菜洗净，切段，入开水中焯烫一下，捞出摊开，晾凉。

❸ 扇贝肉添加盐、生抽、白糖、陈醋拌匀；添加菠菜和红甜椒片，滴几滴香油拌匀即可食用。

功效：本品具有增强免疫力、促进消化、补充钙质及维生素等功效。适宜缺钙、免疫力低下、肝炎等患者食用。

温馨提示
　　菠菜在沸水中焯的时间不宜过长，否则会损失菠菜中的维生素。

牡蛎

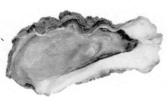

别名: 蚝肉、生蚝、蚝豉。
性味归经: 性微寒,味咸;归肝、心、肾经。
适用量: 每日 30 ~ 50 克。
热量: 306 千焦 /100 克。

调理关键词

肝糖原、牛磺酸

　　牡蛎所含的肝糖原可保证肝内有足够的糖原储存,可增强肝脏对细菌和毒素的抵抗力,保护肝脏免受进一步损伤,有利于肝功能的恢复;其所含的牛磺酸,有助于防治脂肪肝。

食疗作用

　　牡蛎具有镇静安神、潜阳滋阴、软坚散结、收敛固涩等作用,其所含的牛磺酸、铁、铜是人体降脂、提高免疫力所需的营养素,还可收敛制酸,对胃酸过多或患有胃溃疡的人更有益处。牡蛎富含核酸,能延缓皮肤衰老,并延年益寿。

选购保存

　　在选购优质牡蛎时应注意选体大肥实、颜色淡黄、个体均匀,而且干燥、表面颜色褐红者。新鲜的牡蛎在温度很低的情况下,如 0℃以下,可以多存活 5 ~ 10 天,但是其肉质肥度就会降低,口感也会变差。

相忌搭配

忌	牡蛎 + 芹菜 降低锌的吸收率	牡蛎 + 啤酒 诱发痛风

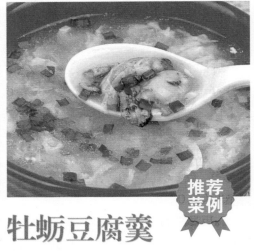

推荐菜例

牡蛎豆腐羹

原料: 牡蛎肉 150 克,豆腐 100 克,鸡蛋 1 个,韭菜 50 克,花生油 20 毫升,盐少许,葱段 2 克,高汤适量。

做法:

❶ 将牡蛎肉洗净泥沙;豆腐切细丝;韭菜洗净,切末;葱段洗净切葱花;鸡蛋打入碗中,拌匀备用。

❷ 净锅上火倒入花生油,将葱炝香。

❸ 倒入高汤,下入牡蛎肉、豆腐丝,调入盐煲至入味。

❹ 下韭菜末、鸡蛋即可。

功效: 本品中的牡蛎有保肝利胆、降低血压、降低胆固醇的作用。韭菜具有软化血管、通利肠道的功效。适宜肝胆疾病、动脉硬化、心脑血管疾病患者食用。

温馨提示

　　牡蛎可原味食用或蘸一些许柠檬汁或胡椒;烤牡蛎香酥可口,做法简单,还能强筋健骨。

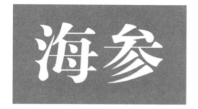

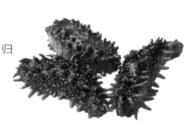

别名： 海男子、土肉、刺参。

性味归经： 性温，味甘、咸；归肾、心经。

适用量： 每日 50 ~ 100 克。

热量： 326 千焦 /100 克。

调理关键词

蛋白质、维生素、微量元素

海参体内蛋白质含量极高，还含有 18 种氨基酸、钙、磷、铁、碘、锌等元素及 B 族维生素等多种维生素，肝病患者食用能增强免疫功能，有助于修复损伤的肝组织细胞，促进肝细胞的再生。

食疗作用

海参可以补肾、养血，营养和食疗价值非常高。它能促进人体发育，增强免疫功能，预防皮肤衰老，清除体内过量的自由基，调节内分泌，美容养颜，延缓衰老等。

选购保存

优质海参参体为黑褐色、鲜亮、呈半透明状，参体内外膨胀均匀呈圆形，肌肉薄厚均匀，内部无硬心，手持海参的一头颤动有弹性，肉刺完整。发好的海参用凉水浸泡，不要沾油，或放入不结冰的冰箱中；如是干货保存，最好放在密封的木箱中，防潮。

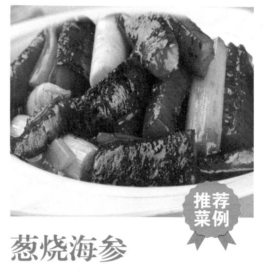

推荐菜例

葱烧海参

原料： 清汤 250 毫升，海参 200 克，葱段 50 克，食用油、水淀粉各 50 毫升，酱油 25 毫升，白糖 15 克，姜 10 克，盐、味精各 3 克。

做法：

❶ 海参切成宽片，汆透后控去水分；将食用油烧至六成热时放入葱段，炒至金黄色时捞出，葱油备用。

❷ 清汤加葱油、姜、盐、酱油、白糖，烧沸后转小火煨煮，捞出控干。

❸ 加入葱段、海参和做法 2 的配料，烧沸后转小火煨 2 ~ 3 分钟，再转大火加味精并用水淀粉勾芡，用中火烧透，收汁即可食用。

功效： 本品具有温通阳气、补肾养血、增强免疫力、促进人体发育的功效。

😋 温馨提示

海参与醋相克，因此烹制本品时不宜放醋。

相宜搭配

宜	海参 + 羊肉 补肾温阳	海参 + 冰糖 补肾益精，养血润燥

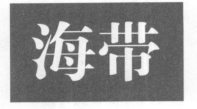

别名：昆布、江白菜。

性味归经：性寒，味咸；归肝、胃、肾三经。

适用量：每日15～20克。

热量：50.2千焦/100克。

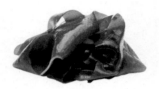

调理关键词

牛磺酸、甘露醇

海带含有褐藻酸钠、淀粉、甘露醇、牛磺酸等营养物质，能被人体直接吸收，可减少胆固醇与脂肪的积聚，有滋阴散结的作用，因此常被用于脂肪肝、肝硬化等病症的调理。

食疗作用

海带中含有大量的碘，是甲状腺功能低下者的最佳食品之一。其含有大量的甘露醇，具有利尿消肿的作用，可防治肾炎性水肿、药物中毒等。海带胶质能促使体内的放射性物质随同大便排出体外，从而减少放射性物质在人体内的积聚。近年来研究发现，海带具有抗癌、防癌的功效。

选购保存

质厚实、形状宽长、身干燥、色淡黑褐或深绿、边缘无碎裂或黄化现象的，才是优质海带。将干海带剪成长段，洗净，用淘米水泡上，煮30分钟，放凉后切成条，分装在保鲜袋中放入冰箱里冷冻起来。

相宜搭配

宜	海带＋黑木耳	海带＋冬瓜
	排出毒素	降血压，降血脂

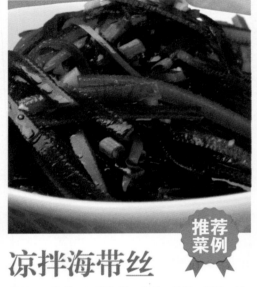

推荐菜例

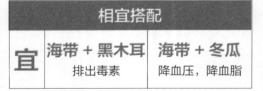

凉拌海带丝

原料：干海带、红甜椒丝、葱花、蒜泥、香油、盐、白糖、醋各适量。

做法：

❶ 准备好干海带，抖落掉浮尘。

❷ 把干海带放蒸锅里蒸30～40分钟；取出后用清水浸泡2～3小时，洗净后切丝。

❸ 沸水加适量醋，放入海带丝焯5分钟后，泡在凉水里；捞出海带丝，加入剩余原料拌匀即可。

功效：本品具有降血压、增强人体免疫力和抗辐射的功效。适宜心脑血管疾病、肝病、肾病、缺碘性甲状腺肿大的患者食用。

🍵 温馨提示

吃海带后不要立即喝茶，更不要立即吃酸的水果。因为海带中含有丰富的铁，以上两种食物都会阻碍体内铁的吸收。

紫菜

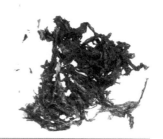

别名： 紫英、灯塔菜、索菜。
性味归经： 性寒，味甘、咸；归肺、肾经。
适用量： 每日 15 克。
热量： 146 千焦 /100 克。

调理关键词

膳食纤维、氨基酸、维生素 B_{12}

紫菜的 1/5 是膳食纤维，有润肠作用，可以保持肠道健康。紫菜所含氨基酸种类多，数量大，含碘量很高。另外，其所含维生素 B_{12} 含量之多可与动物肝脏相媲美，最适合老年人补充维生素 B_{12}。

食疗作用

紫菜常用来熬粥、煲汤，因微量元素含量丰富，素有"微量元素的宝库"之称，营养价值很高。用紫菜干做出的汤菜，味美清香，别有风味，不仅有较高的营养价值，还有极高的药用价值，具有化痰软坚、清热利水、补肾养心的功效，不愧是蔬菜中的珍品。紫菜中富含胆碱和钙、铁，能增强记忆力、辅助治疗妇幼贫血、促进骨骼和牙齿的生长和保健。

选购保存

选购时，以表面光滑滋润、紫褐色或紫红色、片薄、大小均匀、质嫩体轻、无杂质者为上品。紫菜易返潮变质，将其密封，放于低温干燥处。

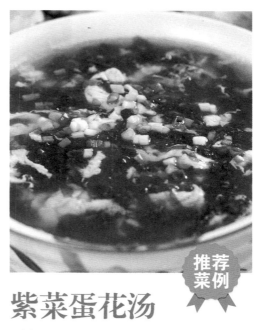

推荐菜例

紫菜蛋花汤

原料： 紫菜 20 克，鸡蛋 2 个，姜 5 克，盐 3 克，葱 2 克。

做法：

❶ 将紫菜用清水泡发后，捞出清洗干净；葱清洗干净，切成葱花；姜去皮，洗净切末。

❷ 锅上火，加入水煮沸后，下入紫菜。

❸ 待紫菜再沸时，打入鸡蛋，煮至鸡蛋成形后，下入姜末、葱花，加入盐调味即可。

功效： 此品滋补作用极佳，可作为肝病患者日常调理品食用。

相宜搭配

宜	紫菜 + 紫甘蓝	紫菜 + 白萝卜
	吸收更多的营养	清肺热，治咳嗽

🍀 **温馨提示**

紫菜食用前用清水泡发，并换 1 ~ 2 次水以清除毒素。

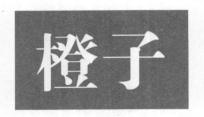

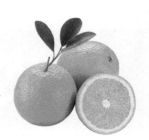

别名：黄果、香橙、蟹橙、金球。
性味归经：性凉，味甘、酸；归肺、脾、胃经。
适用量：每日 2 ~ 3 个。
热量：196.6 千焦 /100 克。

维生素 C、维生素 P、膳食纤维、果胶物质

　　橙子富含维生素 C、维生素 P，能增强人体的免疫力，增加毛细血管的弹性，降低血中胆固醇，有利于控制脂肪肝患者的病情进一步发展。橙子所含膳食纤维和果胶物质，可促进肠道蠕动，有利于肝脏排毒。

食疗作用

　　橙子有清热降逆之功，善清肺胸之热，还有较好的调味和解毒醒酒的作用。

选购保存

　　挑选橙子的时候，颜色越深说明越成熟；选有重量感的，这样的橙子水分会多；选表皮薄且滑的橙子，这可以看皮的结构，细洁的皮薄，粗糙的皮厚。橙子放在通风处保存即可。

♥ **应用指南**

1. 脂肪肝患者的调理：将清洗干净的新鲜橙皮 30 克放入 1 升水中，煮开 15 分钟，即制得橙皮饮。橙皮饮略带苦味，其含有的橙皮苷成分能软化血管、降低血脂，适合脂肪肝患者。

2. 酒精性肝病患者调理：用橙瓣做沙拉。因橙瓣中几乎含有水果能提供的所有营养成分，能增强人体免疫力、促进病体恢复，尤其是还能补充膳食纤维，有助于分解酒精。

3. 慢性肝病的防治：每人每日吃 2 ~ 3 个橙子，有益于预防肝病，还有助于脂肪肝、酒精肝患者的恢复。

4. 脾胃不和肝病患者调理：橙子 2 个，取瓤囊撕碎，加适量盐、蜂蜜煎熟食。用于胃气不和，呕恶少食，或口干津少。

相忌搭配		
忌	**橙子 + 牛奶** 影响消化	**橙子 + 黄瓜** 破坏维生素 C

橙香瓜条

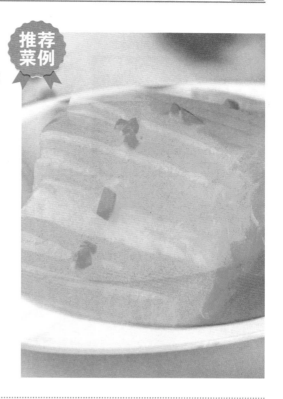

原料: 浓缩橙汁 15 毫升,冬瓜 600 克,红甜椒少许,盐、白糖、食用油、水淀粉各适量。

做法:

❶ 冬瓜洗净,去皮去瓤切条;红甜椒洗净切丁。锅中加水烧沸,加入冬瓜、盐焯 3 分钟,捞出。

❷ 热油锅,加少许水、白糖、盐、浓缩橙汁拌匀,加水淀粉调匀,制成稠汁,盛出。

❸ 将冬瓜条倒入碗中,加入稠汁拌匀,把冬瓜条装入盘中,浇上剩余的汤汁,撒上红甜椒丁即可。

功效: 本品具有清热解毒、利水消肿、减肥美容的功效,能减少体内脂肪,有利于脂肪肝患者的调理。

🍵 温馨提示

　　冬瓜条焯水的时间要短一点,时间长了,冬瓜会疲软,有失口感。

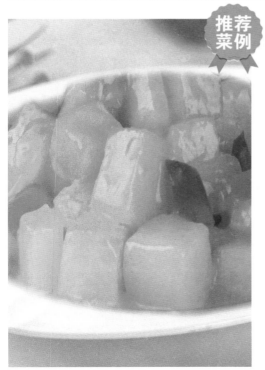

橙汁山药

原料: 山药 300 克,橙子 2 个,青椒、红甜椒各少许,白糖、醋各适量。

做法:

❶ 山药洗净去皮,切块后放入清水里泡着备用,捞出入沸水锅里氽烫,时间控制在沸腾后一分半钟左右即可,捞出过凉水后装入盘中。

❷ 橙子榨汁滤渣,拌入白糖、醋、青椒和红甜椒。

❸ 盛出装盘即可。

功效: 本品具有补益肺肾、益气养阴、固精止带的功效,还可清热降逆、清肺胸之热、凉血止血、清热化痰、解郁散结。适宜肝气郁结、肝病体虚、咳嗽痰多的人食用。

🍵 温馨提示

　　山药宜去皮食用,以免产生麻、刺等异常口感。

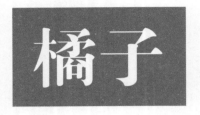

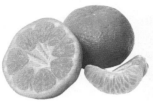

别名： 橘柑、福橘。

性味归经： 性凉，味甘、酸；归肺、胃经。

适用量： 每日 2～3 个。

热量： 179 千焦 /100 克。

调理关键词

维生素 C、柠檬酸、果胶

　　橘子富含维生素 C 和柠檬酸，具有美容、消除疲劳的作用，橘子内的薄皮还有一层果胶，它可以促进通便，降低胆固醇。

食疗作用

　　橘子富含维生素 C 与柠檬酸，有消除疲劳和美容的作用。在鲜柑橘汁中，有一种抗癌活性很强的物质"诺米灵"，它能使致癌化学物质分解，抑制和阻断癌细胞的生长，能使人体内除毒酶的活性成倍提高，阻止致癌物对细胞核的损伤，保护基因的完好。

选购保存

　　挑选橘子的时候，表皮颜色呈现闪亮色泽的橘色或深黄色的橘子是比较新鲜且成熟的，而苍黄色的橘子过于成熟，绿色的吃起来比较涩。橘子的皮薄、光滑，摸起来有点软、有起伏感的味道比较甜美。保存橘子时，用少量的苏打水浸泡，然后把橘子拿出来自然风干后再装进保鲜袋中密封保存即可。这样处理过的橘子可保存 1～3 个月。

相忌搭配

忌	橘子 + 黄瓜 使营养成分降低	橘子 + 牛奶 妨碍营养消化吸收

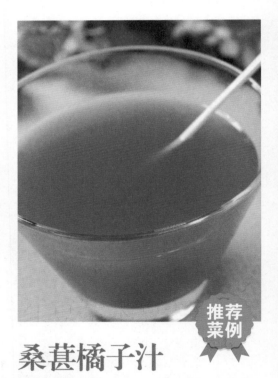

推荐菜例

桑葚橘子汁

原料： 桑葚 80 克，橘子 2 个，白糖 10 克，冰块适量。

做法：

❶ 将桑葚洗净；橘子去皮，备用。

❷ 将桑葚、橘子放入果汁机中搅打成汁。

❸ 最后加入冰块，放入白糖拌匀即可。

功效： 本品具有滋阴补肾、清热生津、增强免疫力的作用，丰富的维生素 C 含量对肝病治疗有益。

 温馨提示
　　桑葚一定要多泡洗几遍，以洗去细小沙尘。

葡萄柚

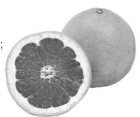

别名：西柚。

性味归经：性寒，味甘、酸；归胃、肺经。

适用量：每日约150克。

热量：138 千焦/100克。

调理关键词

柚皮苷元、橙皮素、维生素 C、膳食纤维

葡萄柚含有的柚皮苷元和橙皮素具有抗菌、抗病毒的作用；其丰富的维生素 C 和膳食纤维，有助于清肠通便，帮助肝脏解毒，多用于酒精性肝病患者。

食疗作用

葡萄柚具有健胃消食、化痰止咳、宽中理气、解酒毒的功效，主治食积、腹胀、咳嗽痰多、痢疾、腹泻、妊娠口淡等病症。它含有胰岛素成分，能降低血糖，为糖尿病、肥胖症患者的食疗佳品。葡萄柚的外层果皮，即为常用中药化橘红，其中所含柠檬烯和蒎烯，吸入后，可使呼吸道分泌物变多变稀，有利于痰液排出，具有良好的祛痰镇咳作用，是辅助治疗老年慢性咳喘及虚寒性痰喘的佳品。

选购保存

宜挑选外形浑圆、表皮光滑有弹性、两端不凹陷、结实及有厚重感的葡萄柚。放在冰箱内可储存较长时间。

相忌搭配

忌	葡萄柚 + 黄瓜	葡萄柚 + 药物
	破坏维生素 C	损害肝脏

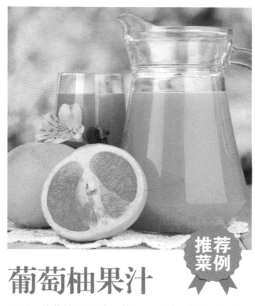

推荐菜例

葡萄柚果汁

原料：葡萄柚200克，苹果150克，橙子100克，柠檬汁、蜂蜜各适量。

做法：

❶ 葡萄柚洗净，取肉；苹果去皮去核，切小块备用。

❷ 橙子去皮切块，放入榨汁机中，加入苹果块和葡萄柚打匀，除渣留汁。

❸ 果汁中加入柠檬汁和蜂蜜拌匀即可。

功效：本品具有下气、消食、醒酒、化痰、健脾、生津止渴、增强食欲、增强毛细血管韧性、降低血脂等功效。适宜肝病、肾病、高血压等患者饮用。

💮 **温馨提示**

葡萄柚还含有天然叶酸，可以预防服用避孕药的女性及孕妇贫血，并能减少生育畸形婴儿的概率。

苹果

别名：滔婆、柰、柰子、频婆。
性味归经：性平，味甘、微酸；归脾、肺经。
适用量：每日1个。
热量：217.5千焦/100克。

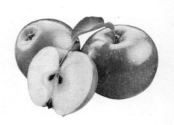

调理关键词

果胶、抗氧化物质

苹果所含的果胶能促进胃肠道内铅、汞等的排出，可减轻肝脏解毒的负担；而从苹果中提取的具有抗氧化作用及可促进新生血管形成的物质，可以起到防治肝硬化的作用。

食疗作用

苹果具有生津止渴、润肺除烦、健脾益胃、养心益气、润肠、止泻、解暑和醒酒的功效。苹果升糖指数较低，含有丰富的维生素和矿物质，其中的胶质和微量元素铬能保持血糖的稳定，还能有效地降低血胆固醇。苹果含有大量的膳食纤维，可促进胃肠蠕动，加快代谢废物的排出。

选购保存

应挑大小适中，果皮光洁，颜色艳丽的。苹果放在阴凉处可以保存7~10天，如果装入塑料袋放入冰箱可以保存更长时间。

♥ 应用指南

1. 食少腹泻的肝炎活动期患者调理：苹果干50克，山药30克。研为细末，每次15克，加白糖适量，用温开水送服，可缓解肝炎活动期恶心呕吐、食少腹泻等症状。

2. 慢性肝炎患者调理：草鱼1条，苹果1个，红枣5枚。草鱼处理干净，苹果洗净，去皮切块。瓦煲倒入高汤，放入草鱼、红枣、姜小火慢炖2小时，加入苹果稍煮即可，本品营养丰富而均衡，有助于肝细胞修复，控制肝病进一步发展。

3. 免疫力低下的慢性肝病患者调理：苹果半个，猕猴桃1个，蜂蜜适量。猕猴桃去皮切块，苹果去皮去核切块，一同放入搅拌机中，加适量蜂蜜和纯净水，搅打均匀即可。

相宜搭配		
宜	**苹果 + 银耳** 润肺止咳	**苹果 + 洋葱** 保护心脏

苹果玉米羹

推荐菜例

原料：玉米糁 50 克，苹果 2 个，白糖适量。

做法：

❶ 去皮洗净的苹果切开，去核，切成小瓣，再切成丁；把切好的苹果丁浸于清水中，备用。

❷ 锅中倒入约 800 毫升清水，用大火烧沸；再放入玉米糁，慢慢搅拌均匀；盖上锅盖，煮沸后转小火煮 20 分钟至玉米糁熟透。

❸ 揭开盖，搅拌几下，倒入切好的苹果，拌匀。加入白糖，拌匀，煮至白糖完全溶化，盛出煮好的甜羹放入碗中即成。

功效：本品具有降低胆固醇、帮助消化的功效。适用于心脑血管疾病、肝病、消化不良的人群。

温馨提示

切好的苹果泡在水中，既能防止被氧化，又能保持更多的水分。

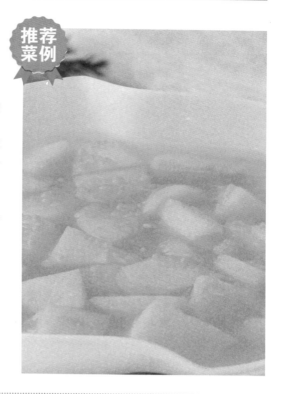

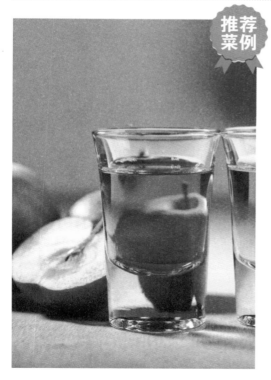

苹果醋

推荐菜例

原料：苹果 1 个，白醋、冰糖各适量。

做法：

❶ 苹果洗净切片；在瓶子底部铺上一些冰糖，再将苹果片一层层码入，表面再撒上冰糖；倒入白醋，醋要完全没过苹果片。

❷ 在瓶口蒙上一层保鲜膜，再拧上盖子，置阴凉干燥处放置 3 个月以上。

❸ 当醋呈金黄色的时候，将过滤后的果醋装入干净、无水的玻璃瓶中，瓶口蒙上保鲜膜，再拧上盖子放置在阴凉处。

功效：本品富含果胶、维生素，能起到预防感冒、消除疲劳、降低胆固醇的作用。适宜心脑血管疾病、肝病、消化不良的人群饮用。

温馨提示

下午 2 点左右是一天中最易疲劳的时间，此时喝 250 毫升苹果醋，有非常好的解乏效果。

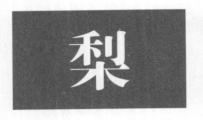

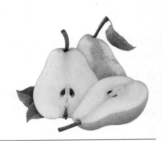

别名：沙梨、白梨。
性味归经：性寒，味甘、微酸；
归肺、胃经。
适用量：每日1个。
热量：184千焦/100克。

调理关键词

矿物质、糖类、膳食纤维、维生素

梨含有钙、磷、铁等矿物质，还含有丰富的蛋白质、糖类、膳食纤维和多种维生素，有保肝和帮助消化的作用。对于肝炎、肝硬化患者来说，经常食用梨有滋阴补肝的作用。

食疗作用

梨有止咳化痰、清热降火、养血生津、润肺去燥等功效。对高血压、心脏病、口渴便秘及冠心病患者有良好的食疗作用。梨的果肉含有丰富的果浆、葡萄糖和苹果酸等，另外含有蛋白质、脂肪、钙、磷、铁以及胡萝卜素、B族维生素、烟酸和维生素C等，是肝脏疾病患者补充营养物质和微量元素的理想食品。梨中还含有大量的膳食纤维，能促进胃肠蠕动，将人体的杂质和毒素排出体外，减轻肝脏负担，保肝护肝。

选购保存

选购以果粒完整、无虫害、无压伤、坚实者为佳。置于室内阴凉角落处即可，如需冷藏，可装在纸袋中放入冰箱保存2～3天。

♥ 应用指南

1. 合并高血压的慢性肝病患者调理：将川贝母研成粉末，梨洗净，取果肉，在梨中放入一勺川贝母粉和冰糖，放入碗中，盖上保鲜膜，蒸半小时左右即可。

2. 合并冠心病的老年肝病患者调理：将梨削皮，把中心的核掏干净，杏仁、枸杞子、桂圆洗干净，和梨、冰糖一起放入炖盅，倒入400毫升的水，至八分满，炖4小时即可。

3. 急性传染性肝炎患者调理：雪梨1个，洗净切片，泡入醋中，放置4小时，口服，每日3次，每次5片。

相宜搭配		
宜	**梨 + 猪肺** 清热润肺，助消化	**梨 + 蜂蜜** 缓解咳嗽

川贝炖雪梨

原料：雪梨1个，冰糖、川贝各少许。

做法：

❶ 将雪梨洗净削皮，切成小块；川贝洗净，待用。

❷ 锅中倒入适量水，加入雪梨、川贝炖20分钟，加入冰糖继续炖至溶化，拌匀即可食用。

功效：本品具有清化郁热、润肺止咳、化痰、散结消肿、降火解毒、镇静安神的功效，可增强肝病患者的免疫力，增加维生素的供给量，有利于肝细胞的修复，增强解毒功能。

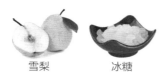

雪梨　　　　　冰糖

🍲 温馨提示

　　做完此品后，放冰箱中冰镇一下口感会更佳。

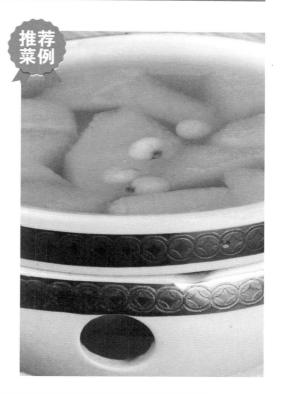

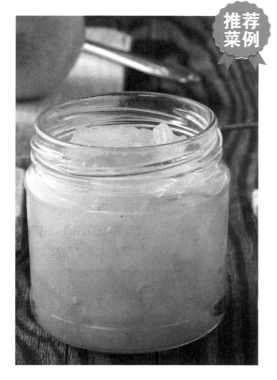

梨泥

原料：梨100克。

做法：

❶ 将梨洗净，削去外皮，切成块状，然后放入蒸锅中蒸熟。

❷ 将蒸熟的梨块取出，稍微放凉，然后放到搅拌机里搅拌，可适量加水，呈泥状时装碗即可。

功效：本品具有生津润燥、清热化痰的功效，还可降低血压，尤其适宜高血压、肝炎、肝硬化等患者食用。

🍲 温馨提示

　　梨营养价值高又易于消化，也不容易引起过敏，比起米糊，更建议把梨泥当作宝宝的第一种辅食。

桃

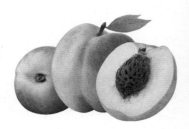

别名： 佛桃、水蜜桃。
性味归经： 性温，味甘、酸；
归肝、大肠经。
适用量： 每日1个。
热量： 200.7千焦/100克。

调理关键词

钾、果胶、铁

桃含钾多，含钠少，适合肝硬化腹水的水肿患者食用。桃中还富含果胶，经常食用可促进排便，加速毒素排出，帮助肝脏解毒。桃的含铁量较高，可改善活动期肝炎患者恶心呕吐等造成的贫血，促进康复。

食疗作用

桃具有补心、解渴、充饥、生津的功效，含较多的有机酸和膳食纤维，能促进消化液的分泌，增加胃肠蠕动，有助于消化。

选购保存

果体大，形状端正，外皮无伤有桃毛、果色鲜亮者为佳。桃子如果过度冷藏会有损美味，所以冷藏1~2小时即可。如果要长时间冷藏，要先用纸将桃子一个个包好，再放入箱子中，避免桃子直接与冷气接触。桃子久存让果肉更软更烂，所以最好在买来3天之内吃完。

♥ 应用指南

1. 慢性肝病患者调理： 桃去皮去核，切成小块，倒入白糖，然后将所有材料倒入小锅中，再倒入柠檬汁或白醋，用小火煮30分钟。刚开始煮的时候会有浮沫，要去掉。煮好后，即可装瓶保存。此品可滋阴柔肝，养血活络。

2. 便秘的慢性肝病患者调理： 将400克桃肉倒入锅中，另加250克桑葚，再加250克白糖及500毫升水共煮沸，再用小火煮至糊状，搅成浆状后，放入松子仁、核桃仁、黑芝麻末各100克，再煮沸10分钟左右即可。

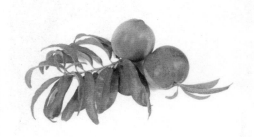

相宜搭配		
宜	**桃 + 牛奶** 滋养皮肤	**桃 + 莴笋** 营养丰富

美味鲜桃汁

原料：水蜜桃 150 克，蜂蜜 10 毫升，冰水适量。

做法：

❶ 将水蜜桃洗干净，削去皮去掉核。

❷ 将水蜜桃与冰水一起放入果汁机中，制成鲜桃汁，再按照个人喜好加入适量蜂蜜拌匀即可。

功效：本品具有补心、解渴、充饥、生津、增加胃肠蠕动的功效。尤其适合肝病、便秘、心脑血管疾病患者饮用。

水蜜桃

蜂蜜

🍴 温馨提示

食用前要将桃毛洗净，以免刺入皮肤，引起皮疹；或吸入呼吸道，引起咳嗽、咽喉刺痒等症。

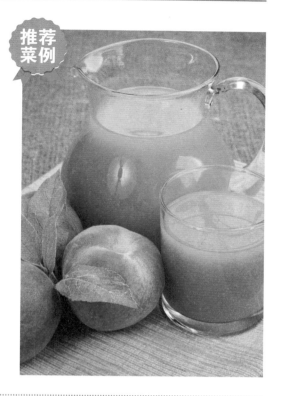

冰糖黄桃糖水

原料：黄桃 4 个，冰糖、矿泉水各适量，蜂蜜少许。

做法：

❶ 黄桃洗净、去皮、对剖去核。

❷ 煮锅里放矿泉水和黄桃块大火开始煮，水开后，放入冰糖，转小火煮 20 ～ 30 分钟即熟。

❸ 关火晾凉后，放入少许蜂蜜（怕热，凉后再放）即可。

功效：本品可以给予肝病患者足量的糖类，肝内有足够的糖原储存，可增强肝脏对感染和毒素的抵抗力，保护肝脏。

🍴 温馨提示

有些人一吃桃就闹肚子，这是因为桃中含有大量的大分子物质，而这些人胃肠功能可能太弱。

香蕉

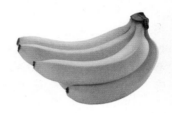

别名： 蕉子、蕉果、甘蕉。

性味归经： 性寒，味甘；归脾、胃、大肠经。

适用量： 每日 1～2 根。

热量： 380 千焦 /100 克。

调理关键词

膳食纤维、糖类、维生素

香蕉含有的糖类可为肝病患者提供能量，从而减轻肝脏分解蛋白质和脂肪的负担；维生素可增强肝脏的解毒能力；膳食纤维可增强肝硬化患者的肠道动力，还可预防其肠道出血。

食疗作用

香蕉具有清热、通便、解酒、降血压和抗癌的功效。香蕉中的钾能降低冠心病患者对钠盐的吸收，故其有降血压的作用。膳食纤维可润肠通便，有排毒作用，对肝脏大有益处。维生素 C 是天然的免疫强化剂，可抵抗人体的各类感染。是肝脏疾病患者的食疗佳品。

选购保存

以果皮颜色黄黑泛红，稍带黑斑，表皮有皱纹的香蕉风味最佳。香蕉手捏后有软熟感的一定是甜的。香蕉买回来后，最好用绳子穿起来，挂在通风处。

♥ 应用指南

1. 体质虚弱的肝病患者调理：将 20 克银耳浸泡，择去蒂梗，洗净，蒸 30 分钟；100 克鲜百合去蒂洗净，2 根香蕉去皮切片。将以上食材同放炖盅内，加枸杞子、冰糖、水适量，蒸 30 分钟即可。

2. 酒精性肝病患者调理：香蕉皮 60 克。将香蕉皮洗净，倒入砂锅中，加适量的水煎汤，饮汤。此品有良好的醒酒作用，可加速酒精分解，减轻肝脏负担，从而起到防治酒精性肝病的作用。

3. 脾胃虚弱的肝病患者调理：香蕉片、菠菜各 250 克，粳米 100 克。将粳米和切段的菠菜洗净，一同下锅煮粥，待米粒开花时加入香蕉片，稍煮即成。每日 1 剂，分 2～3 次食用，连服 3 日。

	相宜搭配	
宜	**香蕉 + 燕麦** 改善睡眠	**香蕉 + 银耳 + 百合** 养肺，通便

香蕉玉米羹

原料: 香蕉1根,大米80克,玉米粒50克,豌豆、胡萝卜各20克,冰糖12克。

做法:

❶ 大米泡发,洗净;香蕉去皮,切片;玉米粒、豌豆、胡萝卜洗净,胡萝卜切成小丁。

❷ 锅置火上,注入清水,放入大米,用大火煮至米粒绽开。

❸ 放入玉米粒、豌豆、胡萝卜丁、冰糖,用小火煮至羹闻见香味时放入香蕉即可。

功效: 此品既可为人体补充充足的维生素、矿物质等,有利于肝细胞的保护和修复以及凝血因子的补充,还可润肠通便,加速毒素排出,减轻肝脏的负担。

🍮 **温馨提示**
香蕉要最后放,以免维生素流失。

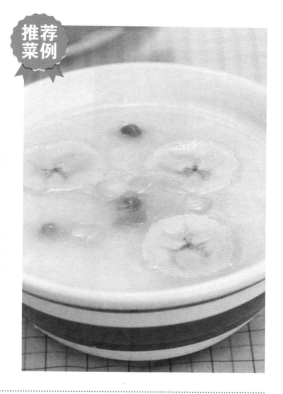

香蕉奶昔

原料: 鲜牛奶250毫升,香蕉2根。

做法:

❶ 将香蕉剥去皮,切成小段,放入榨汁机里。

❷ 将冷藏的鲜牛奶倒入榨汁机。

❸ 启动榨汁机,用点压的方式榨汁。

❹ 待榨汁机中没有块状香蕉,液体变得浓稠即可。

功效: 本品具有清热、通便、解酒、降血压和抗癌的功效。适宜肝病、肾病、高血压、癌症和便秘患者食用。

牛奶　　　　香蕉

🍮 **温馨提示**
本品可添加适量的蜂蜜或放到冰箱里冰镇一下,口感更佳。

葡萄

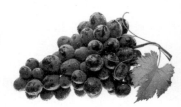

别名： 佛桃。
性味归经： 性平，味甘、酸；
归肺、脾、肾经。
适用量： 每日约 100 克。
热量： 44 千焦 /100 克。

调理关键词

葡萄糖、氨基酸

　　葡萄营养价值丰富，是一种滋补性很强的水果。葡萄含糖量高，以葡萄糖为主，还含有丰富的蛋白质、氨基酸等有益物质，常食葡萄，对有神经衰弱和过度疲劳症状的肝病患者有补益作用。

食疗作用

　　葡萄具有滋补肝肾、养血益气、强壮筋骨、生津除烦和健脑养神的功效。葡萄中含有较多酒石酸，有助于消化。葡萄中所含天然聚合苯酚，能与细菌及病毒中的蛋白质化合，对于脊髓灰质炎病毒及其他一些病毒有杀灭作用。葡萄中含有的白藜芦醇可以阻止健康的细胞癌变，并能抑制癌细胞的扩散。

选购保存

　　购买时可以摘其中一串葡萄的底部一颗尝尝，如果果粒甜美，则整串都很甜。葡萄保存时间很短，最好购买后尽快吃完。剩余的可用保鲜袋密封好，放入冰箱内，可保存 4 ~ 5 天。

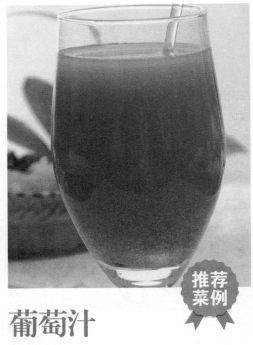

推荐菜例

葡萄汁

原料： 葡萄 1 串，葡萄柚半个。
做法：
❶ 将葡萄柚去皮；葡萄清洗干净，去子，备用。
❷ 将原料切适当大小的块，放入榨汁机中一起搅打成汁。
❸ 用滤网把汁滤出来即可饮用。

功效： 这款葡萄汁中富含维生素 C 和大量的天然糖、微量元素等，对肝病治疗有很大的帮助。

温馨提示

　　清洗葡萄时，将葡萄去蒂，然后放在水盆里，加入适量面粉，用手轻搅几下，接着将浑浊的面粉水倒掉，用清水冲净即可食用。

相宜搭配

宜	葡萄 + 枸杞子	葡萄 + 猪瘦肉
	补血良品	促进人体对铁的吸收

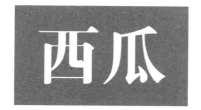

别名：寒瓜、夏瓜。
性味归经：性寒，味甘；归心、
胃、膀胱经。
适用量：每日约 200 克。
热量：104.6 千焦 /100 克。

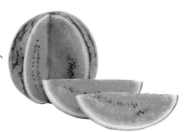

调理关键词

果糖、氨基酸、维生素 C

西瓜含有大量果糖、氨基酸、维生素 C 等物质，肝病患者适当食用可补充身体营养，有利于肝脏的修复和再生。西瓜所含的瓜氨酸和精氨酸能够利尿，减少体内胆色素的含量，起到清肝泻火的作用。

食疗作用

西瓜中的苷类也有降低血压的作用。因此，高血压、肾炎患者可用西瓜作食疗。西瓜中所含的糖类、蛋白质和微量元素，能降低血脂、软化血管，对高血压等亦有食疗功效。西瓜皮及种子壳所制成的西瓜霜，能够治疗口疮、口疳、牙疳、急性咽喉炎等病症。

选购保存

宜选购瓜皮表面光滑、花纹清晰，用手指弹瓜可听到"嘭嘭"声的熟瓜。未切开时放入冰箱可保存 5 天左右，切开后用保鲜膜裹住，放入冰箱可保存 3 天左右。

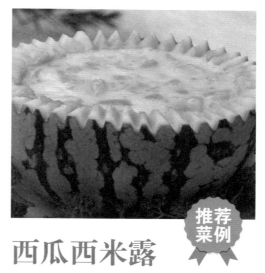

推荐菜例

西瓜西米露

原料：西瓜盅 1 个，西瓜肉 200 克，西米 100 克，椰汁 150 毫升，白糖 40 克。

做法：

❶ 将西瓜肉切小丁块，放在盘中待用。

❷ 锅中倒入约 450 毫升的清水烧沸；再放入西米，搅拌几下；盖上盖子，煮沸后用小火煮约 18 分钟，至西米呈黏稠状；取下盖子，撒上白糖，拌匀煮化。

❸ 再淋入椰汁，拌匀；倒入切好的西瓜肉丁；拌匀，煮一小会儿，将煮好的原料盛放到西瓜盅内，摆好盘即可。

功效：本品具有辅助治疗急性热病发热、口渴汗多、烦躁，消除肝脏和肾脏炎症的功效。

温馨提示

西瓜多水分，吃太多西瓜会冲淡胃里的胃酸，导致胃炎、消化不良或腹泻等病，所以西瓜一次不宜食用过多。

相宜搭配		
宜	西瓜 + 冬瓜 降暑消渴	西瓜 + 绿茶 清热祛火

哈密瓜

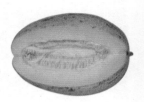

别名：甜瓜、甘瓜、果瓜。
性味归经：性寒，味甘；归肺、胃、膀胱经。
适用量：每日50～200克。
热量：380.6千焦/100克。

调理关键词

维生素、抗氧化剂

哈密瓜中含水溶性 B 族维生素和维生素 C 等，能确保人体保持正常的新陈代谢。哈密瓜中还含有丰富的抗氧化剂，而这种抗氧化剂通过抗氧化作用，可抑制自由基的有害作用，从而保护肝细胞。

食疗作用

哈密瓜有清凉消暑、生津止渴的作用，是夏季解暑的佳品。食用哈密瓜对人体造血功能有显著的促进作用，可以用来作为贫血的食疗品。

选购保存

选购瓜果类宜买熟瓜，用手轻轻地按压瓜的顶端，如果手感绵软，说明这个瓜成熟了。哈密瓜不易变质，易于储存，若是已经切开的哈密瓜，则要尽快食用，或用保鲜膜包好，放入冰箱保存。

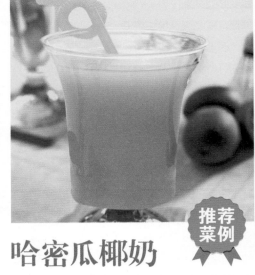

推荐菜例

哈密瓜椰奶

原料：哈密瓜200克，椰奶40毫升，柠檬半个。
做法：
1 将哈密瓜削皮去子切丁；柠檬洗净，切片。
2 将所有的材料放入榨汁机内，搅打2分钟，倒入杯中即可。
功效：本品对肠胃有益，其中哈密瓜含有丰富的维生素 C，能够清除氧自由基、增加肝细胞的抵抗力，稳定肝细胞膜，促进肝细胞再生和肝糖原合成，从而促进受损肝脏的修复。而椰奶富含营养，可以补给身体所需的钙质，促进消化吸收。

相忌搭配

忌	哈密瓜 + 梨	哈密瓜 + 黄瓜
	引发腹胀	破坏维生素 C

🍵 温馨提示

也可根据自己的喜好，加入些许蜂蜜，口感更佳。

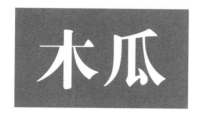

别名：木李、木梨。

性味归经：性平、微寒，味甘；归肝、脾经。

适用量：每次 1/4 个。

热量：112.9 千焦 /100 克。

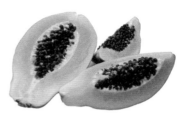

调理关键词

维生素 C、氨基酸、齐墩果酸

木瓜所含的维生素 C 能够清除氧自由基、增加肝细胞的抵抗力，稳定肝细胞膜，促进肝细胞再生和肝糖原合成，从而帮助受损肝脏修复。木瓜含有多种氨基酸成分，能够满足肝病患者的营养需求。

食疗作用

木瓜能消暑解渴、润肺止咳。它特有的木瓜蛋白酶能清心润肺，还可以帮助消化，辅助治疗胃病，其番木瓜碱具有抗肿瘤功效，有强烈抗癌活性。木瓜氨基酸种类多，水分较高，而热量很低，是肝病、肝癌患者的食疗佳品。

选购保存

当天就要吃的木瓜应选瓜身全都黄透的，轻轻地按瓜肚有微软感即是熟透，瓜肚大证明木瓜肉厚，还可以看瓜蒂，如果是新摘下来的木瓜，瓜蒂还会流出像牛奶一样的液汁，通过瓜蒂的情况可推断瓜是否新鲜。木瓜宜现买现吃，不宜冷藏。

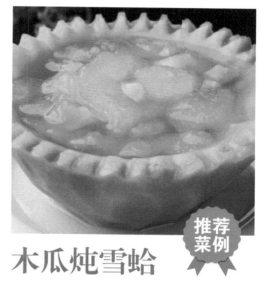

推荐菜例

木瓜炖雪蛤

原料： 木瓜 1 个，雪蛤膏 10 克，鲜奶 100 毫升，冰糖适量。

做法：

❶ 雪蛤膏用水浸 4 小时，拣去污物洗干净，放入滚水中煮片刻，盛起，沥干水分。

❷ 木瓜洗干净外皮，在顶部切出 2/5 做盖，木瓜盅切成锯齿状，挖出核和瓤，木瓜放入炖盅内。

❸ 冰糖和水一起煲溶，然后放入雪蛤膏煲半小时，加入鲜奶，滚后注入木瓜盅内，加盖，用牙签插实木瓜盖，隔水炖 1 小时即可。

功效： 本品具有降血压、清肺、开胃护肝、促进胃肠蠕动、防癌抗癌、降血压和强心安神的功效。

相忌搭配		
忌	木瓜 + 虾类 引发腹痛、头晕	木瓜 + 胡萝卜 影响维生素 C 的吸收

🍂 **温馨提示**

如果买到的是尚未成熟的木瓜，也可以用纸包好，放在阴凉处 1 ~ 2 天后食用。

枇杷

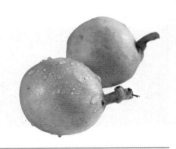

别名：芦橘、芦枝、金丸。
性味归经：性凉，味甘、酸；归肝、肺、脾经。
适用量：每次1～2个。
热量：163.1千焦/100克。

调理关键词

膳食纤维、胡萝卜素、维生素 B_{17}

枇杷富含膳食纤维、果胶等，可促进肠道蠕动，辅助排便，缓解肝脏分解毒素的压力；维生素 B_{17} 及胡萝卜素具有很好的抗癌防癌功效；丰富的维生素有助于减轻肝脏炎症，维持肝功能正常。

食疗作用

枇杷可促进食欲、帮助消化，也可预防癌症、防止老化。枇杷中所含的有机酸，具有增进食欲、帮助消化吸收、止渴解暑的功效。枇杷中含有苦杏仁苷，能够润肺止咳、祛痰，辅助治疗各种咳嗽。

选购保存

要选择颜色金黄、质不软不硬、无黑点、外皮上面有茸毛和果粉的枇杷。在阴凉通风条件下可存放一周，若存放于冰箱内能保存更长时间。

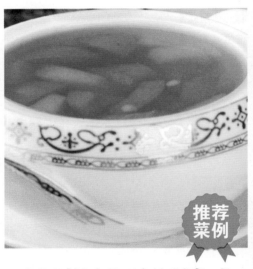

推荐菜例

川贝枇杷雪梨糖水

原料：川贝5克，枇杷4个，雪梨1个，冰糖适量。

做法：

❶ 枇杷和雪梨分别去皮去核，洗净切块备用；砂锅放水，下冰糖、川贝和雪梨，中火煲开，下枇杷煲开。

❷ 小火煮至枇杷软烂，把煮好的糖水盛到碗里即可。

功效：本品具有补充营养、润肺止咳、降胃止呕、预防流感的作用。适宜于肝气郁结、肝炎、胃炎、感冒和营养不良的人群食用。

● 温馨提示

枇杷很容易熟，水开后再转小火煮8分钟左右就可以了。

相宜搭配

宜	枇杷 + 银耳	枇杷 + 蜂蜜
	生津止渴	治伤风感冒

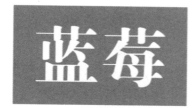

别名：笃斯、越橘、都柿。

性味归经：性平，味甘、酸；归心、肝经。

适用量：每日 10 ~ 20 颗。

热量：238.4 千焦 /100 克。

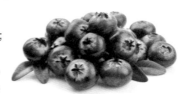

调理关键词

维生素、矿物质、膳食纤维、生物活性物质

蓝莓富含维生素、矿物质，有助于肝细胞的修复与再生；膳食纤维可帮助降脂排毒，减轻肝脏负担；还含有大量生物活性物质，如花青素、多酚类和黄酮类化合物等，可抗氧化。

食疗作用

蓝莓果实中含有丰富的营养成分，它不仅具有良好的营养保健作用，还能有效降低胆固醇、防止动脉粥样硬化、促进心血管健康。具有增强心脏功能、预防癌症和心脏病的功效，能防止脑神经衰弱、增强脑力，还可以强化视力，减轻视疲劳。

选购保存

选择颜色从淡蓝到紫黑而完整，并有均匀果粉的。因其大都是装在透明塑胶盒里贩卖，容易因为挤压而破裂，也极易因为皮薄和含有一些水分而长细菌，一定要慎选。

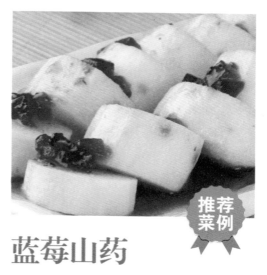

推荐菜例

蓝莓山药

原料：山药 400 克，蓝莓 100 克，白糖 50 克，柠檬汁适量。

做法：

❶ 山药洗净，切段，上锅蒸熟。

❷ 蓝莓洗干净后放入白糖，柠檬切开取其柠檬汁。将柠檬汁和蓝莓拌匀后稍微腌上一会儿。

❸ 把蓝莓碾碎成泥倒入锅中，小火不停搅拌直到黏稠。

❹ 把蓝莓淋在山药上即可食用。

功效：此品具有平补脾肺、益气养阴的功效，有助于提高肝病患者的抵抗力，蓝莓含有的大量生物活性物质，具有极强的抗氧化作用，可预防肝脏纤维化的发生。

相宜搭配

宜	蓝莓 + 牛奶 提高免疫力，壮骨	蓝莓 + 酸奶 开胃消食

☛ 温馨提示

若是将山药压成细腻的泥状，则里面一定不要有结块，否则影响口感。

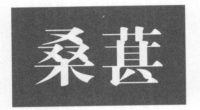

别名：桑粒、桑果。
性味归经：性寒，味甘；归心、肝、肾经。
适用量：每次20颗。
热量：204.9千焦/100克。

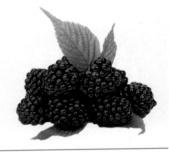

调理关键词

蛋白质、微量元素、膳食纤维、糖类

桑葚富含蛋白质，多种人体必需的氨基酸，易被人体吸收的果糖和多种维生素及铁、钙、锌、硒等矿物质，以及胡萝卜素、膳食纤维等，其含有的糖类是构成肝脏组织和保护肝脏功能的重要物质。

食疗作用

桑葚具有补肝益肾、生津润肠、明目乌发等功效，可促进红细胞的生长，防止白细胞减少。常食桑葚可以明目，缓解眼睛疲劳干涩的症状。桑葚具有生津止渴、促进消化、帮助排便等作用，适量食用能促进胃液分泌，刺激肠蠕动及解除燥热。桑葚能有效地扩充人体的血容量，且补而不腻，还有降低血脂、防止血管硬化的功效。桑葚中还含有一种叫白藜芦醇的物质，能刺激人体内某些基因抑制癌细胞生长，并能阻止血液细胞中栓塞的形成，起到预防癌症和血栓性疾病的作用。

选购保存

挑选桑葚应选择颗粒比较饱满、厚实、没有挤压出水的。新鲜桑葚不耐久放，应该尽快食用，或者做成果酱放入干净瓶中保存。

♥ 应用指南

1. 女性肝病患者绝经前后诸症调理：桑葚、蜂蜜各适量，将桑葚水煎取汁，小火熬膏，加入蜂蜜拌匀饮服，每次10～15克，每日2～3次。

2. 便秘的慢性肝病患者调理：桑葚清洗干净后，以纸巾擦干表面水分，放置数小时彻底风干，取一干净且干燥的玻璃罐，将桑葚及醋放进去，把盖口密封。

相宜搭配		
宜	**桑葚 + 桂圆** 滋肾补血	**桑葚 + 蜂蜜** 滋阴补血

桑葚奶昔

原料：桑葚、草莓各 100 克，牛奶 200 毫升。

做法：

❶ 桑葚洗净，草莓洗净去蒂，二者与牛奶混合放入搅拌机打碎。

❷ 将做好的奶昔装到杯中即可。

功效：本品具有补肝益肾、生津润肠、明目乌发等功效，还能刺激肠蠕动及解除燥热，是肝病患者的食疗佳品。

桑葚

牛奶

🍵 温馨提示

　　桑葚营养丰富，是食疗、药用的佳果，一般人均可食用，但是桑葚性寒，脾胃虚寒者不宜食用。

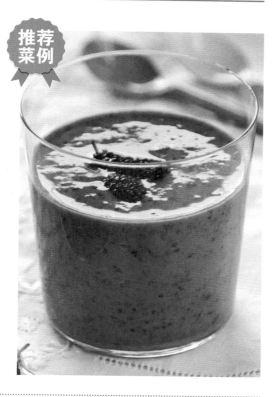

美味桑葚汁

原料：凉开水 200 毫升，桑葚 50 克，蜂蜜 10 毫升。

做法：

❶ 将桑葚洗净放进榨汁机，加凉开水榨汁后，把渣滤掉。

❷ 加进蜂蜜即可。

功效：此饮品有滋阴清热、润肺止咳、养胃生津、消脂降脂、防治血管硬化的功效，可为肝病患者提供丰富的维生素，此外它还具有改善血液循环、使皮肤白嫩及延缓衰老的功效。

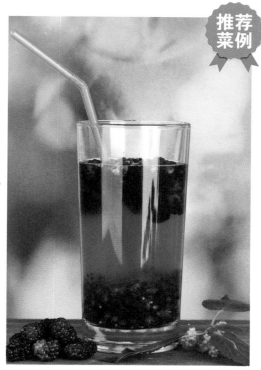

🍵 温馨提示

　　少年儿童不宜多喝桑葚汁，因为桑葚内含有较多的胰蛋白酶抑制物鞣酸，会影响人体对铁、钙、锌等物质的吸收。

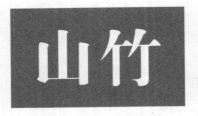

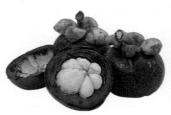

别名：莽吉柿。

性味归经：性平，味甘、微酸；归脾经。

适用量：每日 2～3 个。

热量：288.6 千焦 /100 克。

调理关键词

矿物质、维生素

山竹含有的矿物质和维生素可维持人体各项功能正常，还可帮助肝细胞修复与再生，促进肝功能的恢复，对机体有很好的补养作用。

食疗作用

中医认为，山竹有清热降火、减肥润肤的功效。平时爱吃辛辣食物、肝火旺盛、长痘者，常吃山竹可以清热解毒，改善皮肤。一般人皆可食用，体弱、病后、营养不良的人更宜食用。体质虚寒者不宜多吃。

选购保存

新鲜山竹果蒂呈绿色，果皮呈暗紫红色，捏起来外壳比较软，有弹性，若以拇指和食指轻捏能将果壳捏出浅指印，表示已成熟。保存时需放冰箱冷藏，最多只能贮藏 10 天。

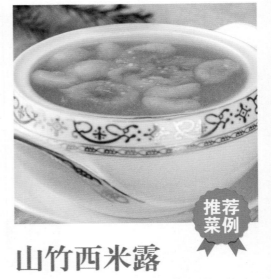

推荐菜例

山竹西米露

原料：山竹 150 克，西米 50 克，白糖适量。

做法：

❶ 将洗净的山竹剥开，去除表皮，取果肉；再把山竹肉浸入清水中，待用。

❷ 锅中倒入约 800 毫升清水，用大火烧沸；倒入洗净的西米，搅拌均匀；盖上盖，煮沸后转小火续煮约 30 分钟至西米熟透。

❸ 揭盖，放入白糖，拌煮至溶化；倒入沥干水的山竹肉，拌匀，煮至沸腾；关火，舀出煮好的甜汤。

功效：本品具有降燥、清凉解热、增强免疫力的功效。适用于烦躁不安、营养不良的肝病人群。

相忌搭配

忌	山竹 + 苦瓜 导致腹泻	山竹 + 黄豆 影响铁的吸收

🌸 **温馨提示**

剥山竹的果壳时要格外注意，不要将紫色的果壳汁液染在果肉上，否则会影响果肉的口味。

猕猴桃

别名：狐狸桃、野梨、洋桃。
性味归经：性寒，味甘、酸；
归胃、膀胱经。
适用量：每日1～2个。
热量：234.2千焦/100克。

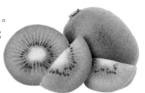

调理关键词

维生素C、维生素E、膳食纤维、胡萝卜素

　　猕猴桃含有丰富的维生素C、维生素E、膳食纤维和胡萝卜素等，可增强免疫力，起到清热消炎、解毒杀菌、缓解疲劳、清肝泻火的作用，对修复肝病患者受损的肝细胞，增强抵抗力非常有好处。

食疗作用

　　猕猴桃富含维生素C，被誉为"维生素C之王"。有生津解热、调中下气、止渴利尿、滋补强身的功效。含有硫醇蛋白的水解酶和超氧化物歧化酶，具有养颜、提高免疫力、抗癌、抗衰老、抗肿消炎的功效。

选购保存

　　选猕猴桃一定要选头尖尖的，像小鸡嘴巴的，不要选扁扁的像鸭子嘴巴的那种。真正成熟的猕猴桃整个果实都是超软的，挑选时买颜色略深的那种，就是接近土黄色的外皮，这是日照充足的象征，会更甜。置冰箱内保存。

	相宜搭配	
宜	**猕猴桃＋蜂蜜** 润燥止渴	**猕猴桃＋姜** 清热和胃

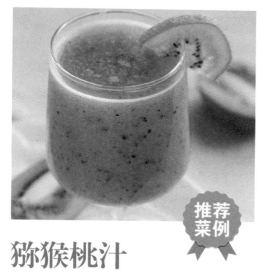

推荐菜例

猕猴桃汁

原料： 猕猴桃2个，香蕉1根，凉开水、冰块各适量。

做法：

❶ 将猕猴桃洗净、去皮，切成小块备用；将香蕉去皮，切块待用。

❷ 将猕猴桃、香蕉放入果汁机中，加入凉开水、冰块搅打均匀，即可倒入杯中。

功效： 猕猴桃被誉为"维生素C之王"，可保证肝病患者充足的维生素及微量元素的摄入，可保护和修复肝细胞，还可补充凝血因子。香蕉润肠通便，可解决肝病患者胆汁代谢障碍引起的便秘等症。

🍃 **温馨提示**

　　脾胃虚寒、腹泻便溏者，糖尿病患者要忌食。猕猴桃有滑泻之性，先兆性流产和妊娠的女性也应慎食。

樱桃

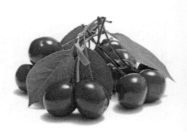

别名：莺桃、含桃、荆桃。
性味归经：性热，味甘；归脾、
胃经。
适用量：每日 6 ~ 10 颗。
热量：192.4 千焦 /100 克。

调理关键词

铁元素、维生素

樱桃含铁量高，而铁是合成人体血红蛋白、肌红蛋白的原料，在人体免疫、蛋白质合成及能量代谢等过程中，发挥着重要的作用。肝病患者常食樱桃可防治缺铁性贫血。

食疗作用

樱桃具补中益气之功，能祛风除湿，对风湿腰腿疼痛有良效。樱桃树根还具有很强的驱虫、杀虫作用，可驱杀蛔虫、蛲虫、绦虫等。民间经验表明，樱桃可以治疗烧烫伤，起到收敛止痛，防止伤处起疱化脓的作用。同时樱桃还能辅助治疗轻度冻伤。樱桃还具有使面部皮肤红润嫩白，去皱消斑的美容效果。

选购保存

以深红或者偏暗红色，有弹性、厚实，果梗绿色的为佳。樱桃较易破损及变质，应轻拿轻放，置于冰箱冷藏保存并尽快吃完。

❤ 应用指南

1. 改善肝病患者面容的调理： 樱桃 80 克，猕猴桃 60 克，凉开水 200 毫升。樱桃洗净后去核，猕猴桃洗净去皮切块，将樱桃和猕猴桃放入果汁机中榨汁，加凉开水搅成汁即可（可加适量白糖调味）。此汁具有润泽皮肤的作用，可改善肝病患者皮肤色素沉着。

2. 脾胃虚弱的肝病患者调理： 樱桃 500 克，柠檬半个，白糖 30 克，冰糖 80 克。樱桃洗净，切开去核，用白糖拌匀腌渍 1 小时。将樱桃和冰糖倒入锅中，加适量清水小火煮至黏稠，挤入柠檬汁拌匀，放凉装瓶即可。

3. 贫血的肝病患者调理： 桂圆肉 10 克或鲜桂圆 15 克，枸杞子 10 克，加水适量，煮至充分膨胀后，放入樱桃 30 克，煮沸，加白糖调味服食。本品具有养肝明目、补益气血的功效。

相宜搭配

宜	樱桃 + 米酒 祛风活血	樱桃 + 银耳 除痹止痛，美容养颜

樱桃汁

原料：凉开水 200 毫升，樱桃 80 克，蜂蜜适量。

做法：

❶ 樱桃先用盐水浸泡半小时左右，然后洗净去核。

❷ 将洗净的樱桃放入果汁机中加凉开水搅成樱桃汁，倒出樱桃汁，随个人喜好添加适量的蜂蜜即可。

功效：本品用于脾胃虚弱、少食腹泻，或脾胃阴伤、口舌干燥、肝肾不足、腰膝酸软、四肢乏力，或遗精、血虚、头晕心悸和面色不华等。适宜肝病、肾病、脾胃虚弱和营养不良等人群饮用。

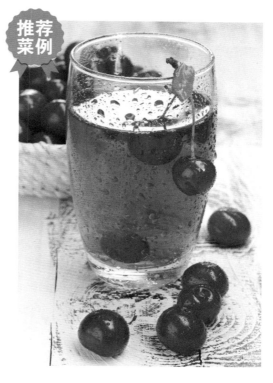

🍃 温馨提示

　　不推荐食用大樱桃，因为大樱桃比小樱桃酸好多，硬度也大，价格还贵得多。

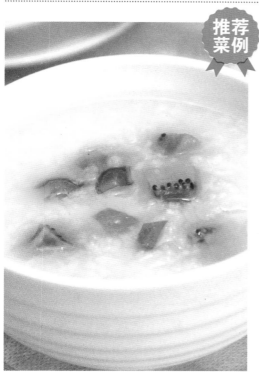

猕猴桃樱桃粥

原料：猕猴桃 1 个，樱桃 20 克，大米 100 克，白糖适量。

做法：

❶ 大米洗净，放在清水中浸泡半小时；猕猴桃去皮洗净，切小块；樱桃洗净、去核，切块。

❷ 锅置火上，注入清水，放入大米煮至米粒绽开后，放入猕猴桃、樱桃同煮。

❸ 改用小火煮至粥成后，调入白糖入味即可。

功效：此品含糖量充足，可增加肝病患者肝糖原的储备，可增强肝脏对感染和毒素的抵抗力，保护肝脏免遭进一步损伤，有利于肝功能的恢复，对急慢性肝炎活动期患者有辅助治疗效果。

🍃 温馨提示

　　樱桃经雨淋，易内生小虫，肉眼难以看见，用盐水浸泡一段时间，小虫就能出来。

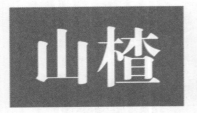

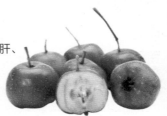

别名: 红果、棠棣、绿梨。

性味归经: 性温,味甘、酸;归肝、胃、脾经。

适用量: 每日3～4个。

热量: 209.1千焦/100克。

调理关键词

黄酮、维生素C、胡萝卜素

所含的黄酮、维生素C、胡萝卜素等物质能阻断并减少自由基的生成,增强人体的免疫力,有防衰老、抗癌的作用。在肝病恢复期,适当食用山楂等具有增强免疫力的食物,可促进肝病患者身体的康复。

食疗作用

山楂具有扩张血管、增加冠脉血流量、改善心脏活力、兴奋中枢神经系统、降低血压和胆固醇、软化血管及利尿和镇静作用,有强心作用,对心脏病有益处。山楂开胃消食,消食化积滞作用更好。它有活血化瘀的功效,有助于解除局部瘀血状态,对跌打损伤有辅助疗效,并能促进产后子宫复原。山楂还含有解脂酶、鞣质等有利于促进脂肪类食物消化的物质,有防治脂肪肝的作用。

选购保存

山楂以近似正圆,表皮上点少而光滑,果肉呈白色、黄色或红色,质软者为佳。新鲜山楂宜冷藏。

♥ 应用指南

1. **脂肪肝患者调理:** 山楂15克,荷叶12克。将山楂洗干净,去核,切碎。将荷叶洗干净,晒干,切成丝。混匀,沸水冲泡,闷泡约20分钟即可。适用于脂肪肝及肝区不适、脘腹胀满者。

2. **体质虚弱的肝病患者调理:** 山楂、枸杞子各15克。二者加沸水冲泡,每日频饮。适用于慢性肝病患者病后体虚乏力、食欲不振、消化不良、腰膝酸软、目暗昏花等症。

3. **便秘腹胀的肝病患者调理:** 山楂200克,梨500克,白糖适量。山楂洗净去核,梨去皮、去核,切丝;锅内放白糖,加适量水熬至白糖起丝,放入山楂炒至糖汁浸透时起锅与梨丝共用。

相宜搭配		
宜	**山楂 + 排骨** 祛斑消瘀	**山楂 + 白糖** 改善消化系统

山楂红糖水

原料： 山楂、红糖、益母草各适量。

做法：

❶ 将山楂、益母草放入砂锅内，加清水适量，煮取汁液，加入红糖，再煮至红糖完全溶解。

❷ 将煮好的山楂红糖水盛出即可。

功效： 本品具有活血化瘀、开胃消食的作用，适宜胃肠不适、腹痛泄泻、肝病、高胆固醇血症等人群食用，血瘀型痛经的患者也可常喝此品。

山楂

红糖

推荐菜例

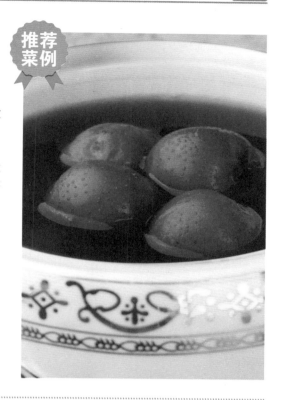

🌸 **温馨提示**

　　山楂有促进女性子宫收缩的作用，孕妇若多食山楂，会引发流产，故不宜多食。

推荐菜例

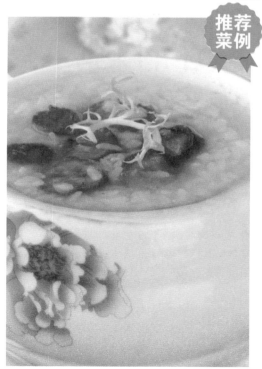

山楂粥

原料： 山楂、大米、白糖各适量。

做法：

❶ 将山楂洗干净，用小刀把山楂果两端挖去，再掰开去掉里面的核，可以不用去皮，但是去皮的口感会更好。

❷ 大米泡发，与山楂一起放入锅中，加入适量清水，先用大火烧沸，然后转为小火。

❸ 煮一会儿以后就开始用勺子搅拌，把山楂果肉搅烂，再加入白糖拌匀即可。

功效： 本品具有防癌、抗癌、强心、降血脂、降血压的效果。适宜心脏病、肝病、癌症等患者食用。

🌸 **温馨提示**

　　山楂粥细腻黏稠，酸香可口，冰镇后食用，口感更佳。

白果

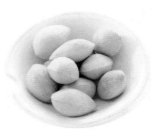

别名：银杏。
性味归经：性平，味甘、苦、涩；
归肺、肾经。
适用量：每日3～9克。
热量：1484.6千焦/100克。

调理关键词

维生素、微量元素

白果所含丰富的维生素C，可以增强肝脏的解毒能力，提高肝病患者的抵抗力；其含有多种矿物质，可补充钙、磷、铁、钾、镁等人体所需矿物质。

食疗作用

白果可以滋阴养颜抗衰老，扩张微血管，促进血液循环。种仁中的黄酮苷、苦内酯对脑血栓、阿尔茨海默病、高血压、高脂血症、冠心病等疾病还具有特殊的预防和治疗效果。

选购保存

挑选白果应该以外壳光滑、洁白、新鲜，大小均匀，果仁饱满、坚实、无霉斑为好。如果外壳泛糙米色，一般是陈货。取白果摇动，无声音者果仁饱满，有声音者，或是陈货，或是僵仁。宜放通风干燥阴凉处保存。

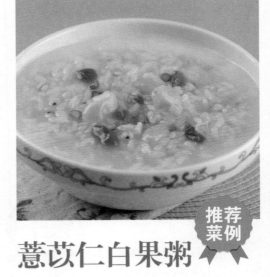

推荐菜例

薏苡仁白果粥

原料： 薏苡仁100克，白果10粒左右，糯米50克，枸杞子30克，冰糖适量。

做法：

❶ 白果去壳后放入热水中浸泡半分钟，撕去皮，用牙签捅去心。

❷ 锅中加适量清水，下洗净的薏苡仁、糯米、枸杞子，用中火烧沸后改小火煮约20分钟；下白果续煮20分钟。

❸ 放入冰糖，煮约2分钟盛出即成。

功效： 本品滋阴养颜、清热祛湿、抗衰老，适宜肝病患者，营养不足、体质虚弱者及爱美人士等食用。

相宜搭配

宜	白果 + 板栗	白果 + 枸杞子
	补肾益精	滋补强身

🍲 **温馨提示**

白果、薏苡仁在煮之前，可先用水泡一下，更省烹制时间。

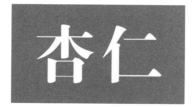

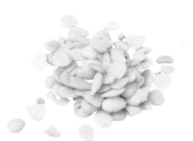

别名： 杏核仁、美国大杏仁。

性味归经： 性微温，味苦；归肝、大肠经。

适用量： 每日 50 ～ 100 克。

热量： 2417.2 千焦 /100 克。

调理关键词

蛋白质、维生素、胡萝卜素

杏仁中蛋白质、维生素含量高，可促进肝脏修复及再生；胡萝卜素及维生素 B_{17} 具有很好的防癌抗癌效果，可预防肝癌的发生。

食疗作用

杏仁含有丰富的脂肪油，能降低胆固醇，因此，杏仁对防治心血管系统疾病有良好的作用。中医中药理论还认为，杏仁具有生津止渴、润肺定喘的功效。

选购保存

杏仁的形状以仁粒饱满、大小均匀为好，色泽以黄褐色、深浅一致、有光泽为好。杏仁具有固有的香味，不能带有其他的异味，如霉味、酒味、农药味等。存放于阴凉干燥处保存，避免暴露于浓烈气味中，因为长时间接触，杏仁会吸收其他物质的气味。

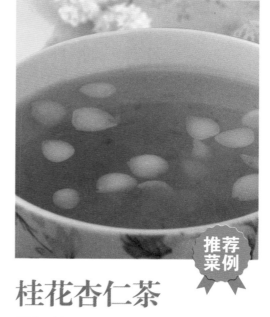

推荐菜例

桂花杏仁茶

原料： 杏仁 15 克，桂花、水淀粉、白糖各适量。

做法：

❶ 杏仁洗净，待用。

❷ 凉水入锅，用大火烧沸，放入杏仁、桂花，沸腾 5 分钟。

❸ 倒入水淀粉，边搅边熬制，直至桂花杏仁茶黏稠。将桂花杏仁茶盛入碗中，放入白糖便可。

功效： 本品有行气活血、调和肝脏的作用，可养血护肝、缓解烦躁的情绪，适合肝病患者饮用。

🌸 温馨提示

桂花杏仁茶中的桂花也可用菊花代替，菊花有清热解毒的作用，有助于减轻肝脏负担，对肝脏疾病患者有益。

相宜搭配		
宜	**杏仁 + 牛奶**	**杏仁 + 菊花**
	美容润肤	清热解毒

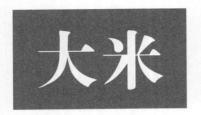

别名：稻米、白米。

性味归经：性平，味甘；归脾、胃、肺经。

适用量：每日 130 ~ 160 克。

热量：1447 千焦 /100 克。

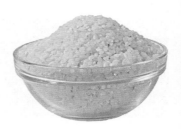

调理关键词

碳水化合物

　　大米含有的碳水化合物，对蛋白质有保护作用，并能促进肝脏对氨基酸的利用。肝病患者应保证碳水化合物的摄入量不要过低，以避免人体摄入过多蛋白质或脂肪来代替热量消耗，从而加重肝脏负担。

食疗作用

　　大米具有补中益气、养胃滋阴、清肺解热、大补虚劳、利水消肿、除烦止渴的功效。咳嗽痰少、咽喉干燥、阴虚阳亢之头晕头痛、水肿、小便不利者食之有益。大米粥具有补脾、和胃、清肺的功效，煮大米粥时，上面漂浮的米油更滋补，还有滋阴强身的作用。适合病后胃肠功能较弱者，尤其是口渴、烦热之人食用。

选购保存

　　优质大米富有光泽，干燥无虫，无沙粒，灰米、碎米极少，闻之有股清香味，无霉味。要把存米的容器清扫干净，以防止生虫。若发现米生虫，将米放阴凉处晾干。

♥ 应用指南

1. 慢性肝炎患者调理：取红枣 20 枚，加水用小火煮烂去核，连汤入大米粥内，再加入茯苓粉 30 克，煮沸即成。日服 2 次，酌加红糖。此方可健脾利水，用于慢性肝炎引起的轻微下肢水肿，食欲不振，腹胀，舌苔厚腻者。

2. 黄疸型肝炎患者调理：茵陈 15 克，茯苓 10 克，干姜 6 克，水煎取汁，与 50 克大米酌加清水煮粥。粥成后调入红糖，再沸即可。此方可清热健脾，保肝退黄。

相宜搭配		
宜	**大米 + 黑米** 开胃益中，明目活血	**大米 + 马齿苋** 清热止痢

红枣粥

原料：大米100克，红枣30克，姜10克，葱、盐各适量。

做法：

❶ 大米泡发洗净，捞出备用；姜去皮，洗净，切丝；红枣洗净，去核，切成小块；葱洗净，切葱花。

❷ 锅置火上，加入适量清水，放入大米，以大火煮至米粒开花。

❸ 再加入姜、红枣同煮至浓稠，调入盐拌匀，撒上葱花即可。

功效：本品具有补充营养、补血、生津养肝等功效。适宜病后体虚、不思饮食、肝病等患者食用。

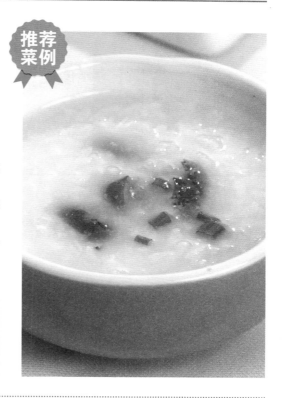

🍲 温馨提示

　　大米加工后，会损失糠中的营养，营养价值降低，应适当配合麦片食用，粗细结合，才能营养均衡。

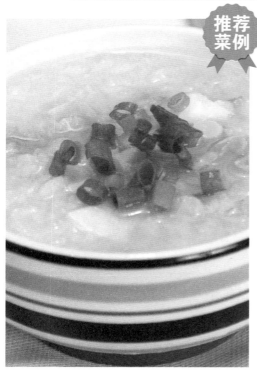

白菜鸡蛋粥

原料：大米100克，白菜30克，鸡蛋1个，盐3克，香油、葱花各适量。

做法：

❶ 大米淘洗干净，放入清水中浸泡；白菜洗净切丝；鸡蛋煮熟后切碎。

❷ 锅置火上注水，放入大米煮至粥将成。

❸ 放入白菜、鸡蛋煮至粥黏稠时，加盐、香油调匀，撒上葱花即可。

功效：本品具有养心润肺、保护肝脏的功效。适宜营养不良、肝病患者食用。

🍲 温馨提示

　　大米淘洗次数不能太多，以免营养物质流失，只需要简单清洗两遍即可。

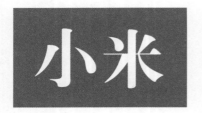

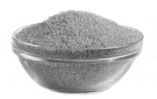

别名：粟米、秫子。

性味归经：性凉，味甘、咸，陈者性寒，味苦；归脾、肾经。

适用量：每日 50 ~ 250 克。

热量：1497.2 千焦 /100 克。

调理关键词

维生素、氨基酸、脂肪、膳食纤维、碳水化合物

　　小米含多种维生素、氨基酸、脂肪、膳食纤维和碳水化合物，营养价值非常高，其中含铁量非常丰富，可以改善肝炎及肝硬化患者贫血的症状。小米因富含 B 族维生素，对肝病患者的消化不良症状有缓解作用。

食疗作用

　　小米有清热解渴、健胃祛湿、和胃安眠等功效。小米是碱性谷类，身体有酸痛或胃酸不调者可常吃。小米也能除口臭，减少口中的细菌滋生。小米所含的丰富氨基酸可帮助预防流产，抗菌及预防女性阴道炎。

选购保存

　　购买小米应首选正规商场或超市。宜购买米粒大小、颜色均匀，无虫，无杂质的小米。贮存于低温干燥处。

♥ 应用指南

1. **肝癌患者调理：**牛奶 50 毫升，鸡蛋 1 个，小米 100 克，白糖 5 克，葱花少许。小米洗净，浸泡片刻；鸡蛋煮熟后切碎；锅置火上，注入清水，放入小米，煮至八成熟；倒入牛奶，煮至米烂，再放入鸡蛋，加白糖调匀，撒上葱花即可。

2. **脾胃虚弱的慢性肝病患者调理：**山药、黑芝麻各适量，小米 70 克，盐 2 克，葱花 8 克。小米泡发洗净；锅置火上，倒入清水，放入小米、山药煮开；加入黑芝麻同煮至浓稠状，调入盐拌匀，撒上葱花即可。

3. **肝硬化腹水患者的调理：**小米 80 克，黄豆 40 克，白糖 3 克，葱花 5 克。黄豆泡发沥干；锅置火上，倒入清水，放入小米与黄豆，以大火煮开；待煮至浓稠状，撒上葱花，调入白糖拌匀即可。

	相宜搭配	
宜	**小米 + 红枣** 养心补血	**小米 + 黄豆** 健脾和胃，益气宽中

小米香豆蛋饼

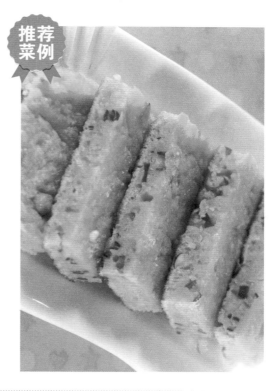

原料： 小米 100 克，四季豆 50 克，黄豆 30 克，鸡蛋 2 个，面粉、泡打粉、盐、味精、食用油各适量。

做法：

❶ 将黄豆泡软，外皮搓掉，切成小碎粒；四季豆放入沸水烫一下，再切成小薄圈。

❷ 调理盆中放入 1 小碗面粉、1 小勺泡打粉、四季豆圈、黄豆碎和鸡蛋，撒上适量的盐和味精，注入温水搅拌，最后将泡好的小米加入，混合成稀糊状，静置 10 分钟。热油后将面糊倒入，转小火，盖上盖子，煎至蛋饼变得蓬松、颜色金黄后取出，切成小块，即可装盘食用。

功效： 本品有加强血管韧性的功效。

🍲 温馨提示

　　小米磨成粉后可单独或与其他面粉掺和制作饼、窝头、丝糕、发糕等。

小米黄豆粥

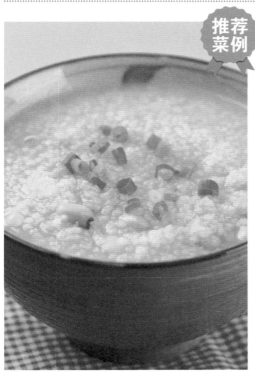

原料： 小米 100 克，黄豆 50 克，葱花 10 克，白糖适量。

做法：

❶ 将小米、黄豆分别磨碎；小米入盆中沉淀，滗去冷水，用开水调匀；黄豆过筛去渣。

❷ 锅中加入约 1500 毫升冷水，烧沸，下入黄豆，再次煮沸以后，下入小米，用小火慢慢熬煮。

❸ 待米烂豆熟时，撒入葱花，加入白糖调味，搅拌均匀，即可盛起食用。

功效： 本品具有降血压、降血脂、增强记忆力、促进胃肠蠕动、缓解脾胃虚寒的功效。适宜脾胃虚寒、心脑血管疾病和肝病患者食用。

🍲 温馨提示

　　小米和黄豆洗净，制作之前用清水泡一会儿更省时间。

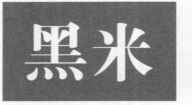

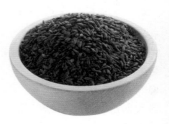

别名： 血糯米。

性味归经： 性平，味甘；归脾、胃经。

适用量： 每日约 100 克。

热量： 1426.1 千焦 /100 克。

调理关键词

蛋白质、钾、膳食纤维

黑米富含蛋白质，因肝细胞受损伤，人体免疫力降低，需要蛋白质进行修复的人宜常食。黑米含有的钾离子有益于细胞新陈代谢；所含的膳食纤维可以加速肠道蠕动，帮助排便，降低血液中胆固醇及葡萄糖的吸收，有利于减轻肝脏负担。

食疗作用

黑米具有健脾开胃、补肝明目、滋阴补肾、益气强身和养精固肾的功效，是抗衰美容、防病强身的滋补佳品。同时，黑米含 B 族维生素、蛋白质等，对脱发、白发、贫血、流感、咳嗽、气管炎、肝病和肾病患者都有食疗保健作用。

选购保存

优质的黑米要求粒大饱满、黏性强、富有光泽，很少有碎米和爆腰，不含杂质和虫蛀。优质黑米味甜，没有异味。黑米要保存在通风、阴凉处。

♥ 应用指南

1. **脾胃虚弱的慢性肝病患者调理：** 黑米 100 克，鸡肉 500 克，鲜汤、香油、盐各适量。将黑米与鸡肉共同入砂锅内，加入鲜汤，隔水蒸炖，待鸡肉与黑米烂熟后加香油及盐调味，每日 1 次，此品营养丰富均衡，有助于肝病患者肝细胞的修复与再生，促进恢复。

2. **贫血的慢性肝病患者调理：** 黑米 100 克，红枣 5 枚，红豆 50 克。黑米、红枣、红豆洗净，加水煮粥，小火煮烂，每周食用 2 ~ 3 次，可防治肝病患者因肝功能损害导致人体摄入营养不足而致的出血。

3. **便秘的慢性肝病患者调理：** 黑米 100 克，银耳 10 克，红枣 10 枚。一同熬粥，熟后加冰糖调味食之。本方能滋阴润肺、补肝和脾、润肠通便，适合便秘的肝病患者四季调理。

相宜搭配		
宜	黑米 + 红豆 气血双补，祛除风邪	黑米 + 牛奶 益气养血，健脾胃

红豆黑米粥

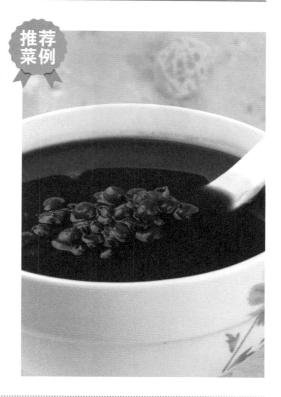

原料： 黑米 150 克，红豆 100 克，冰糖或红糖适量。

做法：

❶ 黑米、红豆淘洗干净，在冷水里浸泡 3 小时，捞起，沥干水分。

❷ 锅中加入约 1500 毫升冷水，将黑米、红豆放入，先用大火烧沸，再改用小火熬煮 1 小时。

❸ 待粥浓稠时，放入冰糖或红糖调味，再稍煮片刻，即可盛起食用。

功效： 本品具有养心补血、健脾益胃、清热利尿、排毒祛湿的功效，适宜心烦失眠、脾胃气虚的慢性肝病患者调理，还可用于肝硬化腹水患者的辅助调理。

🍮 **温馨提示**

红糖性温，补益效果明显，冰糖性凉，滋阴润燥作用显著，可随个人需要适量添加。

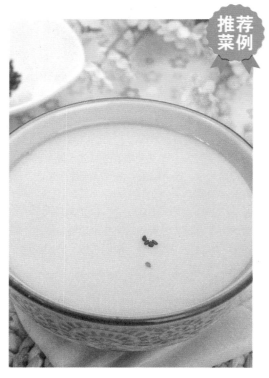

芝麻黑米豆浆

原料： 黑芝麻、葡萄干各 20 克，黑米 30 克，枸杞子 10 克。

做法：

❶ 把葡萄干、黑米、枸杞子、黑芝麻淘洗干净，然后放入豆浆机中，加入足量的水。

❷ 然后插上电源，按一下五谷豆浆键，20 多分钟即熟。

❸ 盛入碗中，即可享用。

功效： 本品具有滋阴补肾、健脾暖肝、补益脾胃、益气活血和养肝明目等疗效。适宜肝病、眼疾、肾病、胃病等患者饮用。

🍮 **温馨提示**

黑米在煮粥之前先在水里泡几个小时，烹制更省时间。

紫米

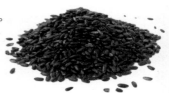

别名: 紫糯米、接骨糯、紫珍珠。
性味归经: 性温,味甘;归脾、胃、肺经。
适用量: 每日 150 ~ 200 克。
热量: 1447 千焦 /100 克。

调理关键词

蛋白质、维生素、叶酸、膳食纤维

　　紫米中含有丰富的蛋白质,可为人体提供能量,有利于肝细胞修复与再生;维生素、叶酸等可增强肝脏解毒能力,减轻炎症反应,改善病情;膳食纤维可促进排便,降低胆固醇,帮助肝脏排毒。

食疗作用

　　紫米有补血益气、暖脾胃的功效,对胃寒痛、消渴、夜尿频多等症有一定疗效。而且紫米饭清香、油亮、软糯可口,营养价值和药用价值都比较高,具有补血、健脾、理中及辅助治疗神经衰弱等功效。

选购保存

　　紫米米粒细长,颗粒饱满均匀。外观色泽呈紫白色或紫白色夹小紫色块。用水洗涤水色呈紫黑色。用指甲刮除米粒上的色块后米粒仍然呈紫白色。

相宜搭配

宜	紫米 + 红枣	紫米 + 黑芝麻
	温中祛寒	补脾胃,益肝肾

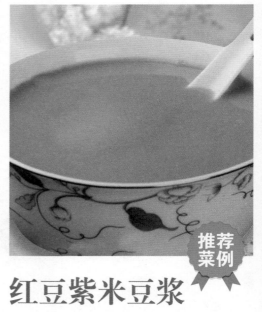

推荐菜例

红豆紫米豆浆

原料: 红豆 50 克,紫米 30 克,蜂蜜适量。
做法:
❶ 把红豆、紫米淘洗干净,然后放入豆浆机中,加足量的水。插上电源,按一下五谷豆浆键,20多分钟即熟。
❷ 盛入碗中,加入适量蜂蜜,即可享用。
功效: 本品具有健脾养胃、补中止泻、滋阴润燥的功效。适宜脾胃虚弱、脘闷不适、脾虚腹泻、贫血的患者饮用。

● **温馨提示**
　　紫米、红豆在打豆浆之前,应先在水里泡几个小时,更省时间,煮出来的豆浆口感也更好。

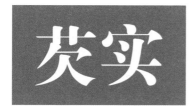

别名：鸡头米、水鸡头。
性味归经：性平，味甘、涩；
归心、肾、脾经。
适用量：每日 50～60 克。
热量：1467.9 千焦 /100 克。

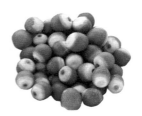

调理关键词

淀粉、维生素、矿物质

　　芡实富含淀粉，可为人体提供热量，并含有多种维生素和矿物质，可保证体内所需营养成分，促进肝细胞修复及再生。芡实可以加强小肠吸收功能，提高尿木糖排泄率，增加血清胡萝卜素浓度，从而起到预防肝癌的作用。

食疗作用

　　芡实具有固肾涩精、补脾止泻的功效，主治腰膝痹痛、遗精、淋浊、带下、小便不禁和大便泄泻等病症。芡实可使肝癌、肺癌、胃癌的发病概率下降，大大减少癌症发生概率。

选购保存

　　没霉味、没酸臭、没硫黄味的芡实最好，芡实以颗粒完整，饱满均匀，断面色白，粉性足，无碎屑、泥杂，身干无蛀者为佳。把新鲜芡实放入封口袋中，加入适量的水，封好，放入冰箱中冷冻起来。

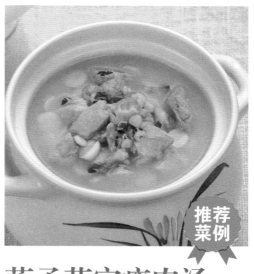

推荐菜例

莲子芡实瘦肉汤

原料：猪瘦肉 350 克，莲子、芡实各少许，盐 3 克。
做法：

❶ 猪瘦肉洗干净切件；莲子洗干净，把莲子心去掉；芡实洗干净，备用。

❷ 猪瘦肉氽烫以后洗净备用；将莲子、芡实、猪瘦肉放入炖盅，加适量的水，锅置火上，将炖盅放入隔水炖 1.5 小时。

❸ 调入盐，盛出即可。

功效：本品具有益肾固精、补脾止泻、祛湿止带的功能。适宜肝肾疾病、脾胃虚弱、营养不良等人群食用。

🍀 **温馨提示**
　　莲子心一定要去掉，否则其苦涩之味会影响口感。

相宜搭配		
宜	**芡实 + 猪肉** 治神经痛、关节痛	**芡实 + 银耳** 固肾涩精，补脾止泻

板栗

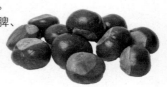

别名：栗子、毛栗、瑰栗、凤栗。
性味归经：性温，味甘、平；归脾、胃、肾经。
适用量：每次约50克。
热量：886.6千焦/100克。

调理关键词

碳水化合物、维生素、矿物质

板栗中含有的维生素、矿物质，既可补充肝病患者自身吸收不足导致的营养缺乏，又有助于抗病毒，增强肝脏解毒能力，提高人体抵抗力；富含的碳水化合物可为人体迅速补充能量，还能帮助脂肪代谢，减轻肝脏负担。

食疗作用

板栗中所含的丰富的不饱和脂肪酸和维生素、矿物质，能防治高血压、冠心病、动脉硬化等疾病，是抗衰老、延年益寿的滋补佳品。板栗含有B族维生素，常吃板栗对日久难愈的小儿口舌生疮和成人口腔溃疡有益。板栗含有丰富的维生素C，能够维持牙齿、骨骼、血管、肌肉的正常功能，可以预防和辅助治疗骨质疏松、腰腿酸软、筋骨疼痛、乏力等。

选购保存

好的板栗仁淡黄、结实、肉质细、水分少、甜度高、糯质足、香味浓。放在阴凉通风处保存即可，已经剥开的板栗，用保鲜袋密封放入冰箱内。

♥ 应用指南

1. **肾虚腰痛无力的肝病患者调理：**板栗300克，白糖100克，生粉50克，糖桂花少许。将板栗放入清水略煮，再去壳去皮，栗肉上笼蒸酥，等栗肉冷却后切成粒状。锅内略加清水、栗肉泥、白糖，用大火煮沸后，转用小火，略焖，再用生粉勾薄芡即成，洒上糖桂花，当点心食用，但一次不可食用过多。

2. **急性肝炎患者调理：**猪瘦肉250克先在炒锅稍炒片刻，再倒入砂锅，再放入板栗肉，加水适量，先用大火烧沸，后改用小火慢炖，熟烂后加入盐、酱油、味精调味。本菜肴能健脾理气，对急性肝炎脾胃消化不佳者颇为适宜。

	相宜搭配	
宜	**板栗 + 鸡肉** 补肾虚，益脾胃	**板栗 + 白菜** 健脑益肾

板栗烧鸡

推荐菜例

原料： 板栗肉 150 克，带骨鸡肉 750 克，高汤 600 毫升，酱油 10 毫升，盐、味精、水淀粉、胡椒粉、香油、葱、姜、食用油各适量。

做法：

❶ 将鸡肉剁成方块；板栗肉洗净滤干；葱切段；姜切成长薄片。

❷ 烧热油锅，至八成热，下鸡块和板栗煸炒，至水干，盛出板栗，再放入姜片、盐、酱油、高汤焖 3 分钟左右。

❸ 鸡块入砂锅，放小火上煨至八成烂时，加入板栗肉，继续煨至软烂，再倒入炒锅，放入味精、葱段，撒上胡椒粉，煮滚，用水淀粉勾芡，淋入香油即可。

功效： 本品具有养胃健脾、补肾强腰的功效。

🍵 **温馨提示**

先把板栗焯水，再过油炸一下，既容易烧透又容易入味。

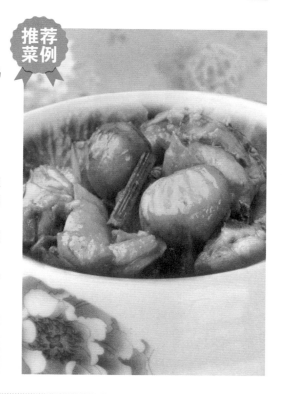

推荐菜例

板栗排骨汤

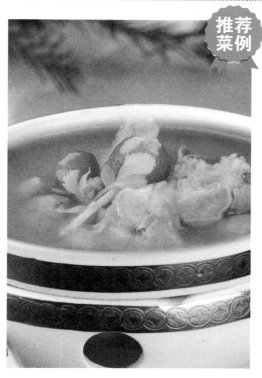

原料： 猪排骨 500 克，板栗 250 克，盐 3 克。

做法：

❶ 将板栗剥去壳后放入沸水中煮熟，捞出沥干备用；猪排骨洗净放入沸水中汆烫，捞出备用。

❷ 将所有原料放入锅中，加水至盖过原料，先大火煮开后再改用小火煮约 30 分钟。

❸ 煮好后加入盐调味即可。

功效： 本品具有养胃健脾、补肾强腰的功效。适宜高血压、肝病、动脉硬化和骨质疏松等患者食用。

🍵 **温馨提示**

排骨段汆去血渍后要捞出浮沫，这样煮出来的汤汁才更美观，味道也会更加鲜美。

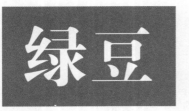

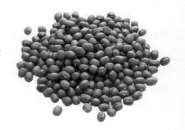

别名：青小豆、植豆、交豆。
性味归经：性凉，味甘；归胃、心经。
适用量：每次约 40 克。
热量：1334.1 千焦 /100 克。

调理关键词

香豆素、生物碱、植物固醇、皂苷、胰蛋白酶抑制剂

　　绿豆含有香豆素、生物碱、植物固醇、皂苷和胰蛋白酶抑制剂等，可以增强人体免疫力，增加吞噬细胞的数量，起到清热解毒、疏肝理气的作用。

食疗作用

　　绿豆具有清热解毒、清暑益气、止渴利尿、补充水分的作用。既可以抗过敏、抗菌抑菌、增强人体免疫力，还可以降低血脂，防治冠心病、心绞痛等疾病。

选购保存

　　挑选绿豆的时候要挑选无霉烂、无虫口、无变质的绿豆，新鲜的绿豆应是鲜绿色的，老的绿豆颜色会发黄。看绿豆是否被污染一是看绿豆是否干瘪有皱纹，二是看绿豆是否有刺激性的化学气味。储存绿豆时，先把绿豆晒一下，用塑料袋装起来，再在袋里放几瓣大蒜。

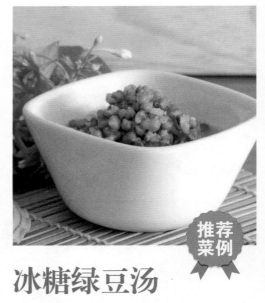

推荐菜例

冰糖绿豆汤

原料：绿豆 300 克，冰糖适量。

做法：

❶ 将绿豆洗净，用沸水浸泡 20 分钟。

❷ 捞出后放到锅里，再加入足量的凉水，大火煮 40 分钟。

❸ 出锅前加入适量冰糖，晾凉即可。

功效：冰糖绿豆汤能补充体内水分和糖分，具有补充体液、供给能量、补充血糖、强心利尿、解毒等作用，有助于提高肝病患者的抵抗力，供给足够的热量，可减少蛋白质的消耗，减轻肝脏的负担，促进肝细胞再生及肝病的恢复。

🍵 温馨提示

　　一定要等砂锅中的水烧沸后，再放入绿豆，这样才能避免绿豆粘在锅底。

相宜搭配

宜	绿豆 + 南瓜	绿豆 + 金银花
	防病保健	预防中暑

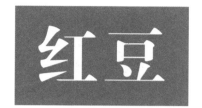

别名：赤豆。

性味归经：性平，味甘；归小肠、心经。

适用量：每次约 30 克。

热量：1292.2 千焦/100 克。

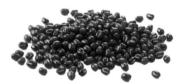

调理关键词

膳食纤维、植物蛋白、叶酸

红豆富含膳食纤维，可加快肠道蠕动，减少血液中胆固醇及葡萄糖的吸收，帮助肝脏排毒。红豆蛋白质中赖氨酸含量较高，且富含叶酸，可减轻肝脏炎症，改善病情，具有利水渗湿的作用，多用于肝硬化腹水的调理。

食疗作用

红豆含有较多的蛋白质，其中蛋白质中赖氨酸含量较高且富含叶酸。对肝脏疾病患者血压、血脂、血糖能起到调理的作用。红豆含有叶酸、蛋白质、膳食纤维以及多种维生素和矿物质，对心脏病、肾病、水肿等患者均有益，具有利湿消肿、清热退黄、润肠通便、消脂解毒、降压降脂的作用。

选购保存

红豆要选择有光泽，形态饱满，无虫蛀的。豆子色泽暗淡无光，干瘪的是放置时间较长不宜选用。保存的时候适宜装进密封的盒子或袋子中，放置于阴凉干燥处储存。

相宜搭配		
宜	红豆 + 冬瓜 消除全身水肿	红豆 + 糯米 辅助治疗腹泻

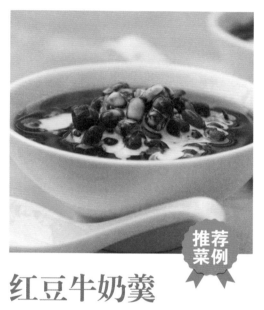

推荐菜例

红豆牛奶羹

原料：牛奶 500 毫升，红豆 100 克，白糖适量。

做法：

❶ 红豆用清水清洗干净。

❷ 把红豆和浸豆水放入锅中，煮开后用中慢火煲 2 小时，再用大火煲半小时。

❸ 见红豆裂开时加白糖、牛奶调味，待羹黏稠状时熄火、放凉，盛出装碗即可。

功效：本品具有预防便秘、增强人体免疫力、降血压和血脂、调节血糖、解毒抗癌、预防结石的功效。适宜肝病、便秘、免疫力低下、肾结石等人群食用。

🍵 **温馨提示**

红豆牛奶羹不宜久存，容易变质变味，宜尽快食用。

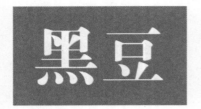

别名： 黑黄豆、乌豆、櫓豆。
性味归经： 性平，味甘；归肾、
脾经。
适用量： 每次约 40 克。
热量： 1593.3 千焦 /100 克。

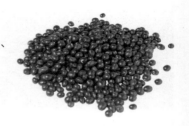

调理关键词

蛋白质、脂肪酸、膳食纤维、维生素

黑豆含有蛋白质、脂肪酸、膳食纤维和多种维生素，具有抗氧化作用，能清除体内自由基，使肌肤润滑、有光泽，还能帮助清理胃肠、排出肝脏毒素，达到活血散结的目的。

食疗作用

黑豆中微量元素如锌、铜、镁、钼、硒和氟等的含量都很高，对延缓人体衰老、降低血液黏稠度等非常重要。还能够降低胆固醇，预防动脉血管硬化。

选购保存

选购黑豆以豆粒完整、大小均匀、颜色乌黑者为好。黑豆宜存放在密封罐中，置于阴凉处保存，不要让阳光直射。豆类食品容易生虫，购回后最好尽早食用。

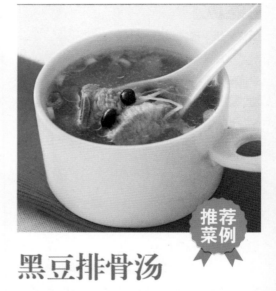

推荐菜例

黑豆排骨汤

原料： 猪小排 100 克，水发黑豆 10 克，葱花、姜丝、盐各少许。

做法：

❶ 将水发黑豆、猪小排清洗干净。

❷ 将适量的水放入锅中，开中火，待水开后放入黑豆及猪小排、姜丝熬煮。

❸ 待食材煮软至熟后，加入盐调味，撒上葱花即可。

功效： 本汤含有铁质、胡萝卜素、维生素 A、叶酸、蛋白质等营养物质。其中的黑豆是一种有效的补肾食品，根据中医理论，豆乃肾之谷，黑色属水，水走肾，所以肾虚的肝脏疾病患者食用黑豆是有益处的。

🍲 **温馨提示**

由于黑豆豆质比较硬，建议烹煮之前用水浸泡 2 ~ 4 小时，可以缩短熬煮时间。

相宜搭配		
宜	**黑豆＋鲫鱼** 滋阴补肾，祛湿利水	**黑豆＋红枣** 补肾养血

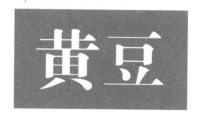

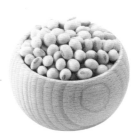

别名：大豆、枝豆。

性味归经：性平，味甘；归大肠、脾经。

适用量：每日约 40 克。

热量：1501.3 千焦 /100 克。

调理关键词

蛋白质、植物脂醇类、皂角苷

黄豆含有较多的蛋白质及其他营养素，可以为肝病患者补气养生，而且黄豆含有的植物脂醇类和皂角苷两种成分，是强有力的抗癌物质。植物脂醇类能抑制癌细胞的分化及增生，进而抑制肝癌的发生。

食疗作用

黄豆不仅可以让头脑聪明，预防阿尔茨海默病，减轻女性更年期综合征症状，还可以起到防止血管硬化、降糖、降脂、抑制体重增加的功效。对脂肪肝患者有很好的食疗功效。

选购保存

鲜艳有光泽，颗粒饱满且整齐均匀，无破瓣，无缺损，无虫害，无霉变，无挂丝的为好黄豆。取密封罐一个，辣椒干若干。把辣椒干（若是整个的辣椒干可剪成丝）和黄豆混合，放在密封罐里，将密封罐放在通风干燥处保存即可。

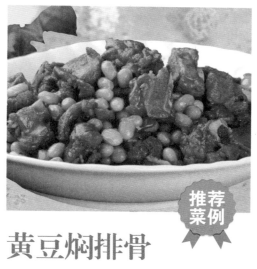

推荐菜例

黄豆焖排骨

原料：猪排骨 250 克，黄豆 100 克，姜丝少许，酱油、食用油、盐各适量。

做法：

❶ 黄豆洗干净，加少许酱油，放压力锅煮 20 分钟。

❷ 将猪排骨切成 3 厘米长的小段，飞水。

❸ 用少许食用油爆香姜丝，加入猪排骨爆炒 2 分钟将猪排骨炒香；将压力锅里的黄豆和汁一起加入锅里，和猪排骨一起焖 20 分钟，加少许盐、酱油调味即可。

功效：本品具有温中益气、补精添髓、益五脏、补虚损、健脾胃和强筋骨的功效，可增强肝病患者的免疫力，可广泛应用于急慢性肝炎、肝硬化、肝癌等患者的调理。

🍵 **温馨提示**

黄豆在操作之前，应先用清水浸泡 2 小时左右，更节省时间。

相忌搭配

忌	黄豆 + 猪蹄	黄豆 + 虾皮
	腹胀	影响消化

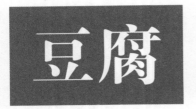

别名：水豆腐、老豆腐。

性味归经：性凉，味甘；归大肠、胃、脾经。

适用量：每日约 300 克。

热量：338.7 千焦 /100 克。

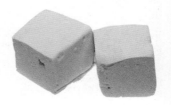

调理关键词

蛋白质、脂肪、碳水化合物、维生素、矿物质

豆腐的营养价值较高，而且还含有脂肪、碳水化合物、维生素和矿物质等，能够宽中益气、和脾胃、抗癌，还可以降低血铅浓度、保护肝脏、促进人体新陈代谢。对于肝病患者还能起到一定的滋补肝阴的功效。

食疗作用

豆腐含低密度脂蛋白，不仅可以预防结肠癌，还有助于预防心脑血管疾病。豆腐含有的皂苷还可清除体内自由基，具有显著的抗癌活性，具有抑制肿瘤细胞的生长、抑制血小板聚集、抗血栓的功效。

选购保存

优质豆腐块形完整，软硬适度，富有一定的弹性，质地细嫩，结构均匀，无杂质。豆腐置冰箱内保存。

❤ 应用指南

1. 黄疸型肝炎患者调理：在锅中加入 1250 毫升清水和少许姜，滚沸后，下 300 克泥鳅，煮至熟，再下豆腐，熟后调入适量食盐便可。豆腐滚泥鳅是养肝的食疗汤水，有退黄疸的作用，还可提高血清蛋白。

2. 慢性肝病患者调理：西瓜翠衣 30 克，西红柿 50 克，豆腐 150 克。将西瓜翠衣、西红柿和豆腐全部切成细丝做汤食。经常食用，具有健脾消食、清热解毒、利尿、利湿等功效。

3. 预防肝癌：豆腐搅打成泥状，干香菇泡发；鸡蛋打入豆腐泥中，搅拌均匀；虾仁切丁，泡发的香菇切成丁，倒入豆腐泥中；调入盐、胡椒粉，搅拌均匀；将豆腐泥盛入碗中，放入蒸锅中大火蒸约 10 分钟；出锅后在表面撒少许香葱末，滴几滴香油即可。

相宜搭配		
宜	**豆腐 + 荠菜** 清热降压	**豆腐 + 带鱼** 补钙

豆腐蒸黄鱼

原料: 豆腐500克,黄鱼400克,红椒丝、青椒丝、姜丝各10克,葱花少许,盐、鸡粉、蒸鱼豉油各适量。

做法:

❶ 洗净的豆腐切成长方块;摆放在盘中,撒一层盐,备用;处理干净的黄鱼对半切开,加盐、鸡粉拌匀,腌渍入味。

❷ 将腌好的黄鱼放在豆腐块上,撒上青椒丝、红椒丝和姜丝;把盘放入蒸锅,中火蒸约8分钟至熟;将蒸熟的豆腐黄鱼取出,撒上葱花,淋上热油和少许蒸鱼豉油,即成。

功效: 本品有防治癌症、改善代谢、补钙等功效。适宜肝癌、肝硬化、脂肪肝、肝炎和代谢功能紊乱等患者食用。

🍲 **温馨提示**

黄鱼切块后,再用刀轻轻地划上一字花刀,会腌渍得更入味。

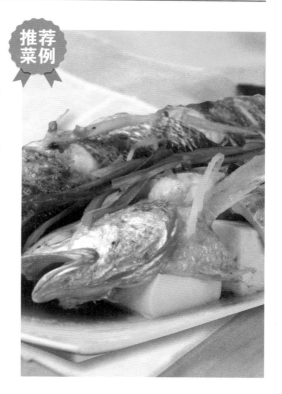

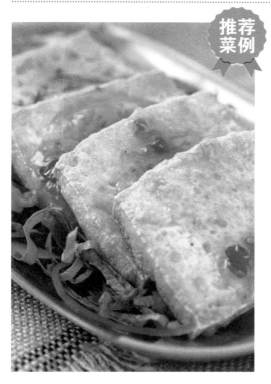

家常豆腐

原料: 豆腐500克,生菜100克,白糖、姜末、食用油、盐、酱油各适量。

做法:

❶ 将豆腐切成片;生菜洗净,切成丝,铺于盘底。

❷ 锅中倒入适量油,温热时倒入豆腐翻炒,撒姜末后,即盖上锅盖半分钟,然后加白糖、盐、酱油翻炒,最后盛盘,放在生菜丝上即可。

功效: 家常豆腐以其清淡可口而又富有营养,深受人们的喜爱,其丰富的植物蛋白质可补充肝细胞对蛋白质的需求,有利于肝细胞的再生和修复,并提高免疫力,适合急慢性肝炎、肝硬化患者食用。

🍲 **温馨提示**

对于其调料的投放,也可根据个人喜好选择,糖尿病患者不宜加糖。

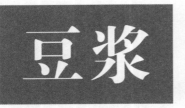

别名：豆腐浆。

性味归经：性平，味甘；归心、脾、肾经。

适用量：每日200～300毫升。

热量：87.8千焦/100克。

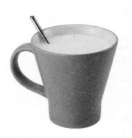

调理关键词

高植物蛋白、低脂肪

豆浆是高植物蛋白、低脂肪的豆制品，还含有卵磷脂、烟酸及铁、钙等，不仅可以及时补充人体所需的各种营养，还可促进受损肝细胞的再生与修复，对各类型的肝病患者有益。

食疗作用

豆浆的食疗功效十分好，它可以养颜美容，含有植物雌激素，可改善女性身体素质，延缓衰老，达到养颜美容的效果。它还是脑血管的保健佳品，可以防治脑卒中。能调节人体的血糖，同时也方便制作，适合肝脏疾病患者食用。

选购保存

优质豆浆浆体，质地细腻，无结块，稍有沉淀，具有豆浆固有的香气，无任何其他异味，味佳而纯正，无不良滋味，口感滑爽。置冰箱内保存。

♥ 应用指南

1. **脂肪肝患者的调理：** 取黄豆50克，花生25克，洗净后浸泡2小时，用豆浆机打出浆汁，配面包食用。

2. **合并冠心病的肝病患者调理：** 黄豆300克洗净，泡水8小时后放入果汁机中加入500毫升水，搅打成浆，滤出汁。过滤后的豆浆用大火煮至冒大泡泡时，转小火续煮10分钟，直到溢出豆香味后熄火，过滤即可饮用。

3. **改善肝病患者的面容：** 泡发后的黄豆加1000毫升水，在锅中煮20分钟后晾凉；杞果洗净切块，备用；打开豆浆机开关，将杞果、黄豆和水用勺子一勺勺送入豆浆机进口处。豆浆制作完成后用漏网去除豆渣即可。

相宜搭配		
宜	**豆浆＋花生** 美容润肤	**豆浆＋核桃** 增强免疫力

蜂蜜黄豆浆

原料：黄豆 100 克，蜂蜜适量。

做法：

❶ 把黄豆冲洗干净，泡软。

❷ 将黄豆放进豆浆机里，加入适量的水；按下"湿豆"的按钮，时间设定 20 分钟。

❸ 20 分钟后撇干净泡沫，取出豆浆；按自己的喜好加入蜂蜜即可。

功效：本品具有降低血脂、防止血管硬化、健脑、补充优质蛋白质的功效。适宜肝脏疾病、营养不良的患者饮用。

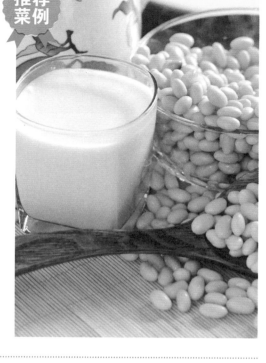

🍀 温馨提示

　　黄豆在放进豆浆机之前一定要泡软，以节省时间。

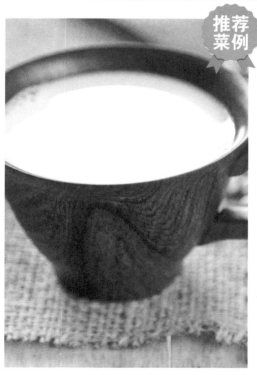

黄豆核桃豆浆

原料：黄豆 100 克，核桃仁 6 颗，蜂蜜适量。

做法：

❶ 将黄豆及核桃仁用冷水泡开，将核桃仁外面的膜剥去，再将黄豆去壳用双手微搓，再放水中，再微搓。

❷ 将分离出来的黄豆壳过滤出来，将去好膜及壳的黄豆及核桃仁，放入豆浆机内，加入适量清水。

❸ 豆浆机打煮好豆浆后，去掉电源，再过滤出豆渣，加入适量蜂蜜即可。

功效：本品具有改善身体素质、增强免疫力、健脑、养颜美容的效果。适宜免疫力较差者、肝病患者、老年人等人群饮用。

🍀 温馨提示

　　此豆浆可以加入黑芝麻，更美味。可存放于冰箱冷藏，口感更好。

玉米粉

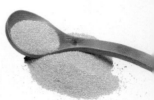

别名：玉米糁。
性味归经：性平，味甘、淡；
归心、肺、胃经。
适用量：每日 50 ~ 100 克。
热量：1442.8 千焦 /100 克。

调理关键词

谷胱甘肽、硒

玉米粉富含谷胱甘肽，这是一种抗癌因子，在人体内能与多种外来的化学致癌物质相结合，使其失去毒性，并通过消化道排出体外。玉米粉还含微量元素硒，可有效预防肝癌的发生。

食疗作用

玉米粉有益肺宁心、健脾开胃、防癌、降胆固醇、健脑的功效。玉米粉含有较多的不饱和脂肪酸，对于人体内脂肪与胆固醇正常代谢、冠心病、动脉硬化、高脂血症有食疗作用。玉米粉中丰富的膳食纤维，能促进肠蠕动，缩短食物通过消化道的时间，减少有毒物质的吸收和致癌物质对结肠的刺激，因而可减少结肠癌的发生。玉米粉里还含有大量维生素 E，有清除自由基、延缓衰老的作用，非常适合中老年人食用。

选购保存

玉米粉具有自然香味，如果遇到特别浓的香味，在没有打开袋子的时候就能闻到香味的不要选购，因为这类产品可能是添加了香精，或者包装不好，不安全。袋装，通风保存，不宜久藏。

♥ 应用指南

1. 肥胖的脂肪肝患者调理：取山楂片 400 克、生薏苡仁 500 克、玉米 100 克共研细粉，每日食服 100 ~ 150 克，适合肥胖的脂肪肝患者。
2. 肝硬化患者的调理：丹参 6 克，玉米粉 100 克，白糖 10 克。把丹参放入锅内，加水 100 毫升，煮 25 分钟，除去丹参，用纱布过滤，取汁待用。在锅内加水 500 毫升，再把丹参汁注入锅中，置大火上烧沸，加入白糖，然后将调好的玉米粉倒入锅内搅匀，煮成糊即成。适宜肝炎、肝硬化兼肾结石、小便不畅患者食用。

相宜搭配		
宜	**玉米粉 + 黄豆** 提高营养价值	**玉米粉 + 榆钱** 健脾开胃

胡萝卜玉米粉粥

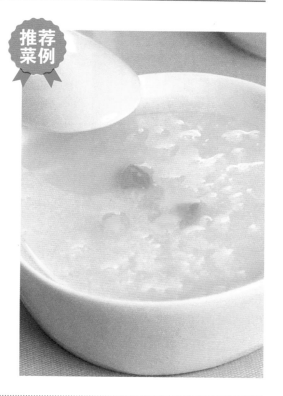

原料: 木瓜、胡萝卜、玉米粉各20克,粳米90克,盐2克。

做法:

❶ 粳米泡发洗净；木瓜、胡萝卜去皮洗净,切成小丁。

❷ 锅置火上,放入清水与粳米,用大火煮至米粒开花。

❸ 再放入木瓜、胡萝卜、玉米粉煮至粥浓稠,加盐调味即可。

功效: 本品具有延缓衰老、降低血清胆固醇含量、减轻动脉硬化、防止皮肤病变的功效。适宜肝病患者、动脉硬化等心脑血管疾病患者食用。

🍲 **温馨提示**

由于煮玉米粉粥时水分蒸发较少,因此熬煮玉米粉粥时注意不要太稠,以免煳锅。

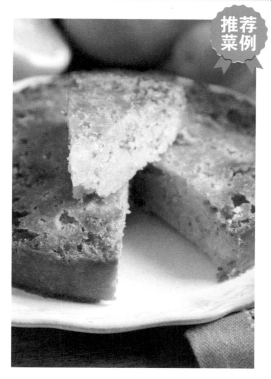

柑橘玉米蛋糕

原料: 柑橘50克,纯牛奶100毫升,玉米粉100克,面粉80克,白糖40克,鸡蛋3个。

做法:

❶ 柑橘洗净,挤压出汁,备用。

❷ 用电动打蛋机将鸡蛋、白糖一起打10分钟。

❸ 加入牛奶、玉米粉、面粉、柑橘汁一起搅匀,分4次放入微波加热碗里,入微波炉中火加热3分钟便可。

功效: 本品具有健脾开胃、防癌抗癌、预防肝脏纤维化的功效。

🍲 **温馨提示**

玉米粉和细粮搭配可以制作玉米糕、玉米饼、玉米馒头等,还可制作饺子、包子、馅饼等。

米粉

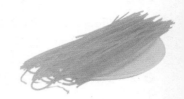

别名：无。
性味归经：性平，味甘；归脾、胃、肺经。
适用量：每日 300 ~ 400 克。
热量：1455.3 千焦 /100 克。

调理关键词

铜、铁

　　米粉富含铜，铜是人体健康不可缺少的微量元素，对于血液、中枢神经、免疫系统、肝和心脏等都有保护作用。米粉中铁的含量高，可促进造血功能，具有养血补血的功效。

食疗作用

　　米粉具有健脾功效，适合脾气虚弱等症。米粉还可用于补充血清钙，防止听力过早衰退，出现耳聋。其中的维生素 E 对治疗某些眼病有一定辅助作用，如用于各种白内障、糖尿病视网膜病变、各种脉络膜视网膜病变、视神经萎缩等。

选购保存

　　色泽洁白如玉，有光亮和透明度的，质地干燥、片形均匀、平直、松散，无结疤，无并条，无霉味，无酸味，无异味的为佳。若当天使用不完的米粉，需要换浸泡米粉的冷水，隔天照样可以使用。

相忌搭配		
忌	**米粉 + 牛奶** 破坏维生素 A	**米粉 + 蜂蜜** 引起腹痛

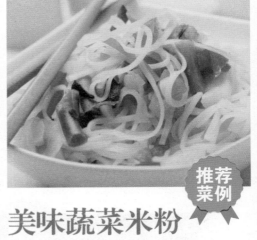

推荐菜例

美味蔬菜米粉

原料：豆角、胡萝卜、黑木耳、洋葱、红甜椒、米粉、盐、胡椒粉、食用油各适量。

做法：

❶ 黑木耳泡发，去除根蒂，撕片；豆角洗净，切段，入沸水中焯一下，捞出沥干；胡萝卜、洋葱、红甜椒洗净切好，与豆角一起放入碗中加少许盐、胡椒粉拌匀。

❷ 锅中加适量清水，加入剩余盐，将米粉煮至熟软捞出。

❸ 热锅放油，放入拌好的原料炒香，然后加入米粉拌炒均匀，盛出即可食用。

功效：本品具有补充营养、补充维生素和微量元素、降低血压等功效。适宜高血压、肝病、肾病、营养不良等人群食用。

温馨提示

　　胡萝卜、洋葱切细丝，不可炒得过久，以免造成营养素的大量流失。

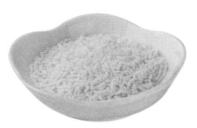

别名： 藕淀粉。

性味归经: 性凉，味甘; 归脾、胃经。

适用量： 每日 15 ~ 20 克。

热量： 1555.7 千焦 /100 克。

调理关键词

微量元素、膳食纤维、单宁酸、蛋白质、淀粉

　　藕粉含有钙、铁等营养素，可补充肝病患者矿物质的缺乏；所含膳食纤维和单宁酸，有助于润肠通便、降脂排毒，加速肝脏毒素的分解，减轻肝脏负担；蛋白质及淀粉有助于增强患者免疫力，促进肝病患者的恢复。

食疗作用

　　藕粉有清热凉血作用，可用来治疗热性病症；藕粉味甘，对热病口渴、衄血、咯血和下血者尤为有益。藕粉中含有黏液蛋白和膳食纤维，能与人体内胆酸盐、食物中的胆固醇及甘油三酯结合，使其从粪便中排出，从而减少对脂类的吸收。藕粉与莲藕一样含有大量的单宁酸，有收缩血管作用，可用来止血。藕粉还能凉血、散瘀，是血热病症者的食疗佳品。

选购保存

　　看颜色。纯藕粉含有多量的铁质和还原糖等成分，与空气接触后极易因氧化而使藕粉的颜色由白转微红。置于阴凉干燥处保存。

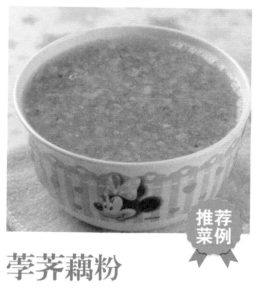

推荐菜例

荸荠藕粉

原料： 荸荠 5 个，藕粉 50 克，青菜 30 克，粳米、白糖各适量。

做法：

❶ 青菜洗干净备用；荸荠洗干净去皮，切成小粒。

❷ 粳米洗净放入锅中，加入荸荠同青菜煮粥；粳米熟时放入藕粉调匀，加白糖。

❸ 把煮好的粥盛出装碗即可。

功效： 本品具有健脾开胃、益气补血、利湿、清热润燥、凉血止血、滋阴养颜、安神等功效，尤其适合湿热的肝病患者食用。

相宜搭配

宜	藕粉 + 姜	藕粉 + 麦片
	和胃止呕	润肤养颜，通便排毒

🍃 **温馨提示**

　　藕粉放入口中，触及唾液后会很快溶化。其他淀粉入口后则不易溶化，反而会黏糊在一起或形成团状，这是鉴别藕粉与普通淀粉的方法之一。

183

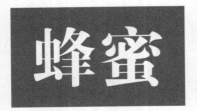

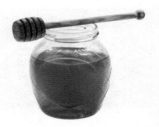

别名：石蜜、石饴、食蜜、蜜。
性味归经：性平，味甘；归肺、大肠经。
适用量：每日约 20 毫升。
热量：1342.4 千焦 /100 克。

调理关键词

糖类、维生素、矿物质

蜂蜜含有的糖类对蛋白质有保护作用，并能促进肝脏对氨基酸的利用，从而缓解肝、肾负担。

食疗作用

蜂蜜能促进心脑血管功能；促进睡眠，失眠的人在每天睡觉前口服 10 毫升蜂蜜（加入 200 毫升温开水），可以助眠；对肝脏有保护作用，能促使肝细胞再生，对脂肪肝的形成有一定的抑制作用；能迅速补充体力，消除疲劳，增强对疾病的抵抗力；还有杀菌的作用；能治疗中度的皮肤伤害，特别是烫伤；促进胃肠蠕动。

选购保存

以色浅、光亮透明、黏稠度适中的蜂蜜为佳。保存宜避光，保持干燥。

♥ 应用指南

1. 肝区隐痛的肝病患者调理：玉米、百合各 20 克，粳米 100 克，蜂蜜 10 毫升，白糖 4 克。锅中注入清水放入粳米、玉米、百合，用大火煮至米粒绽开；改用小火煮至粥成浓稠状，调入蜂蜜、白糖入味即可。此品可补中润燥、缓急止痛。

2. 慢性肝炎患者的调理：猕猴桃 100 克，除去外皮，捣烂，加蜂蜜适量，加水煎汤服用。此品可补充丰富维生素 C 等，有利于肝脏功能恢复。

3. 体质虚弱的肝病患者调理：葡萄、西米各 50 克，牛奶、蜂蜜、蜜豆各适量。葡萄剥皮去子；适量清水煮沸，下入西米，不断搅动煮至透明，捞出浸凉水沥干，倒入牛奶中；调入蜂蜜，加蜜豆、葡萄即可。

相宜搭配		
宜	**蜂蜜 + 牛奶** 提高免疫力	**蜂蜜 + 西红柿** 补血养颜

胡萝卜蜂蜜汁

原料： 胡萝卜1根，蜂蜜适量。

做法：

❶ 将胡萝卜洗干净，横切成片，切成条状，再切成粒。

❷ 将胡萝卜放进豆浆机内，加入适量清水，启动开关。

❸ 将胡萝卜汁滤渣后装杯，加入适量蜂蜜即可饮用。

功效： 本品富含维生素，能润肺、润肠、补气血、增强体质和提高免疫力，适合贫血、便秘、肝功能下降、免疫力低下的人群饮用。

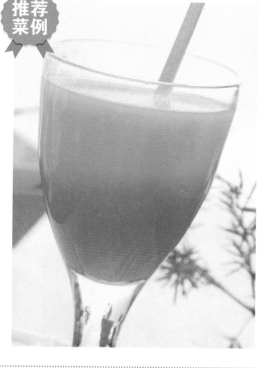

🍯 **温馨提示**

　　胡萝卜在切之前可将外皮削掉，口感更好。

蜂蜜西红柿

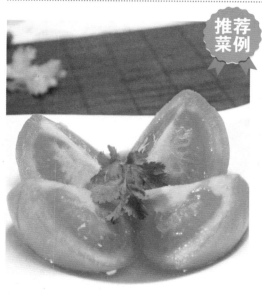

原料： 西红柿1个，蜂蜜、香菜叶各适量。

做法：

❶ 西红柿洗净，用刀子在表面轻划，分切成几块，但不切断。

❷ 将西红柿放入沸水中稍烫后捞出。

❸ 沸水中加入蜂蜜煮开，将煮好的蜜汁淋在之前切好的西红柿上；将原料装入盘中，用香菜叶装饰即可食用。

功效： 本品具有补益五脏、养心安神、生津止渴、健胃消食、抗衰延年的功效。适宜肝脏疾病、胃肠不适、不思饮食等患者食用。

🍯 **温馨提示**

　　西红柿宜取新鲜的，否则会影响美观及口感。

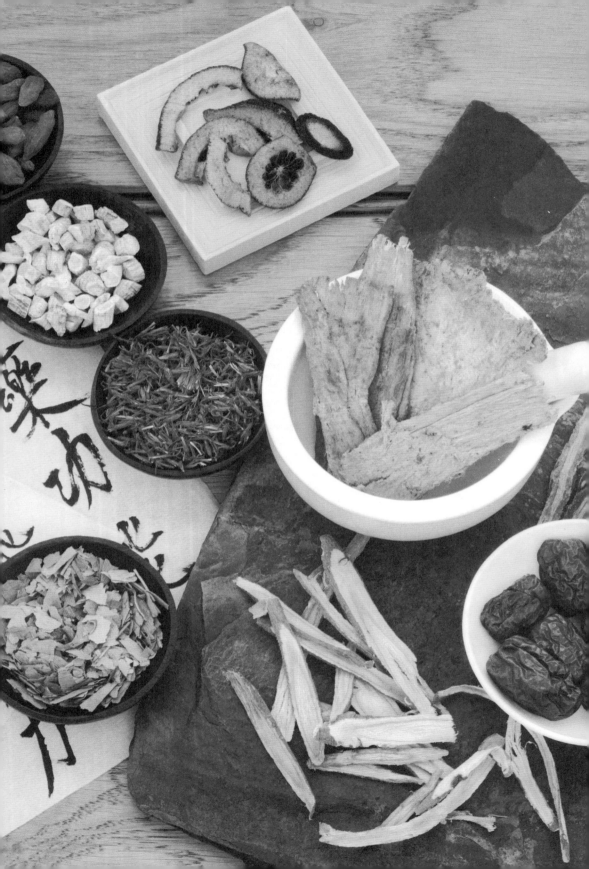

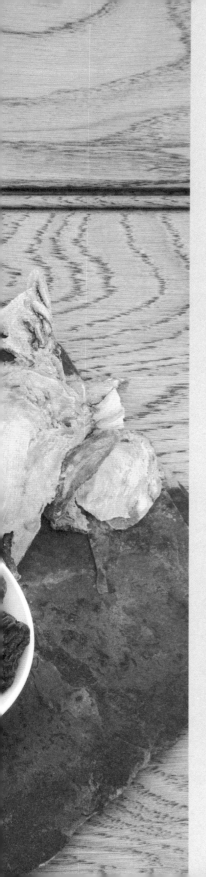

第四章

36 种保肝养肝中药材

除了重视肝病饮食调理之外，我们还可以利用中药来促进肝病患者恢复健康。目前，中药健康安全的观念深入人心，如乙肝的治疗药物应选择以清热解毒药为主，可选有抗病毒作用的药物，如车前子；同时要扶正祛邪，这些补益的药物多具有增强免疫力的作用，可提高T细胞功能，如燕窝、茯苓等；再者选用活血化瘀类药物，目的是提高红细胞受体的免疫功能，清除免疫复合物，抗纤维化，如丹参；此外还需疏肝利胆，选用保肝及促肝细胞再生的药物，如金钱草等。

生地

别名：地髓、原生地、山白菜。

性味归经：性寒，味甘、苦；归心、肝、肾经。

主要成分：梓醇、二氢梓醇、单密力特苷、去羟栀子苷、筋骨草苷。

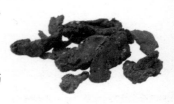

功效主治

清热凉血，养阴生津。生地的提取物能促进血液的凝固。小鼠口服生地，能缩短出血时间，对肝损害引起的凝血障碍有很好的改善作用。生地煎剂还有保护肝脏、防止肝糖原贮存减少的作用。

保健指南

慢性肝炎偏方：金钱草、车前子（包）、泽泻、薏苡仁各12克，决明子15克，丹参、白花蛇舌草各15克，大黄炭10克，黄精15克，生地15克，何首乌、当归各12克。水煎服，每日1剂，分2次服。

白芍

别名：白芍药。

性味归经：性微寒，味苦、酸；归肝、脾经。

主要成分：芍药苷、牡丹酚、芍药花苷、脂肪油、黏液质、蛋白质、三萜类成分。

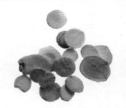

功效主治

养血敛阴，柔肝止痛，平抑肝阳。白芍对脂肪肝有很好的防治作用，对肝巨噬细胞具有保护作用，可使腹腔巨噬细胞的吞噬作用增加30%。白芍对治疗肝硬化腹水等各种腹腔积液症有很大功效。

保健指南

急性病毒性肝炎恢复期治疗：黄芪、党参、白术、茯苓各15克，甘草6克，黄精、沙参各15克，麦冬10克，枸杞子、白芍各15克。上药共煎，每次煎得药汁150毫升。早晚各服1次。

枸杞子

别名：杞子、红青椒、枸杞子果、血杞子。

性味归经：性平，味甘；归肝、肾经。

主要成分：胡萝卜素、维生素、磷、镁、锌，果皮含酸浆果红素。

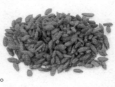

功效主治

滋补肝肾，益精明目。枸杞子在肝脏功能正常的情况下，对肝脏的功能有促进作用，在肝脏受损的情况下对肝脏有保护作用。在肝脏再生的过程中，对其再生有促进作用，是养肝保肝良药。

保健指南

慢性肝炎调理偏方：鸡蛋去壳，加枸杞子、盐各少许，加水适量搅匀，煮熟后食用。此品适宜作为慢性肝炎、脾胃虚弱、营养不良患者的调理食谱。

五味子

别名：玄及、会及、五梅子。

性味归经：性温，味酸、甘；归肺、心、肾经。

主要成分：挥发油、有机酸、鞣质、维生素、糖、树脂。

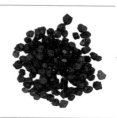

功效主治

收敛固涩，益气生津，补肾宁心。临床研究发现，五味子可在一定程度上修复受损的肝细胞，抑制谷丙转氨酶的活性，调节人体的免疫机制，从而起到降低转氨酶和保护肝脏的作用。

保健指南

慢性肝病患者降酶偏方：五味子10～20克，红枣5～10枚，冰糖适量。将红枣去核与五味子一起入锅加适量的清水煎煮30分钟后去渣取汁，调入冰糖即成。可代茶饮用，每日1剂。

黄芪

别名：北芪、绵芪、口芪、西黄芪。

性味归经：性微温，味甘；归脾、肺经。

主要成分：黄芪皂苷、黄芪多糖、甜菜碱、胆碱、硒。

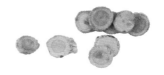

功效主治

健脾补虚，升阳举陷，益气固表，利尿，托毒生肌。黄芪具有抑制肝组织胶原沉积和防止肝纤维化的作用，还可改善肝脏微循环，增强网状内皮系统的吞噬作用，促进肝再生。

保健指南

消腹腔积液的偏方：鲜鸭肉500克，洗净切碎，黄芪100克（布包），薏苡仁100克。一起加水煮至肉烂，不放调味品服用。每日2次，每次250毫升左右，连用10～14天，可有利尿消肿之效。

人参

别名：黄参、血参、土精。

性味归经：性平、微温，味甘、微苦；归脾、肺经。

主要成分：人参皂苷、挥发油、皂苷元、人参多糖。

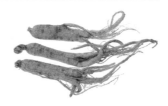

功效主治

人参中含有的人参皂苷能够促进脂质代谢，降低胆固醇，能够有效防止脂肪肝并发症的发生；人参皂苷和人参多糖具有增强人体免疫力、抑制肿瘤细胞活性、降低血糖的作用，能够有效防止肝病患者病情的恶化。

保健指南

急性黄疸型肝炎调理偏方：人参4克，红枣5枚，陈皮3克。将人参、红枣洗净，连同陈皮共同放入砂锅中，加适量水，煎汤，去渣取汁，代茶饮用。

党参

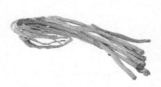

别名： 黄参、狮头参、中灵草。
性味归经： 性平，味甘；归脾、肺经。
主要成分： 生物碱、皂苷、蛋白质、淀粉、B 族维生素。

功效主治

补脾益肺，补气生津。党参可以提高肝脏谷胱甘肽超氧化物歧化酶（SOD）活性及减少微量元素硒的丢失，对酒精性肝损伤具有很好的预防作用。慢性肝病见脾虚腹胀、便溏腹泻、呃逆呕吐、纳呆气短等患者均可用之。

保健指南

黄疸型肝炎调理偏方：泽兰、山栀子、泽泻、生麦芽、茯苓、蒲公英各 10 克，桃仁 12 克，生甲鱼甲 18 克，牡丹皮 6 克，龙胆草 4.5 克，茵陈、生黄芪、党参各 15 克，玉米须 30 克。水煎服，每日 1 剂。

蒲公英

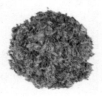

别名： 凫公英、蒲公草、狗乳草。
性味归经： 性寒，味苦、甘；归肝、胃经。
主要成分： 蒲公英甾醇、蒲公英素、蒲公英苦素、蒲公英赛醇、咖啡酸、树脂。

功效主治

清热解毒，消肿散结，利湿通淋。蒲公英可拮抗内毒素所致的肝细胞溶酶体和线粒体损伤，解除抗生素作用后所释放的内毒素导致的毒性。

保健指南

黄疸型肝炎调理偏方：蒲公英鲜品 90 克，大米 100 克。取鲜蒲公英（带根）洗净，切碎，煎汁，去渣，入大米同煮为稀粥，以稀薄为好。每日 2 ～ 3 次，稍温服，3 ～ 5 天为 1 个疗程。此粥可清热解毒，消肿散结。

金银花

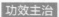

别名： 忍冬花、银花、苏花、金花。
性味归经： 性寒，味甘；归肺、心、胃经。
主要成分： 挥发油、木樨草素、黄酮、肌醇、皂苷、鞣质。

功效主治

清热解毒，疏散风热。金银花煎剂能促进白细胞的吞噬作用，有明显的抗炎及解热作用。此外大量口服对实验性胃溃疡有预防作用，现代医学还将其作为肝病的治疗药物之一。

保健指南

慢性乙型肝炎调理偏方：丹参 15 克，旋覆花（布包）、五灵脂、炒蒲黄各 10 克，紫花地丁、蒲公英各 24 克，夏枯草 30 克，当归尾、赤芍、白芍、川厚朴、延胡索、甘草各 10 克。多加水浓煎，分 3 次温服，每日 1 剂。

土茯苓

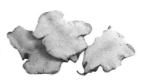

别名： 硬饭头、红土苓。

性味归经： 性平，味甘；归肝、胃经。

主要成分： 落新妇苷、异黄杞苷、胡萝卜苷、琥珀酸、鞣质、黄酮、树脂类。

功效主治

土茯苓可通利关节，消肿散结。土茯苓对黄曲霉毒素 B_1 致大鼠肝癌有一定的防治作用。另外，土茯苓对黄曲霉毒素 B_1 所致肝癌也有一定抑制作用。

保健指南

急慢性肝炎活动期调理偏方：柴胡、黄芩各10克，茵陈、土茯苓、凤尾草各12克，草河车6克。每日1剂，水煎服，日服2次。此方可疏肝清热、解毒利湿。

金钱草

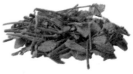

别名： 遍地香、荸荠草。

性味归经： 性微寒，味甘、咸；归肝、胆、肾、膀胱经。

主要成分： 酚性成分、固醇、黄酮、氨基酸、鞣质、挥发油、胆碱、钾盐。

功效主治

利湿退黄，利尿通淋，解毒消肿。金钱草有明显促进胆汁分泌和排泄的作用，其利胆作用的机制能促进肝细胞分泌胆汁，使胆管内胆汁增多，内压增高，Oddi 括约肌松弛并排出胆汁。

保健指南

治疗重度黄疸型肝炎：金钱草、茵陈、赤芍各50克，牡丹皮15克，白茅根30克，丹参20克，大黄10克，芒硝15克（冲服），蒲公英、白花蛇舌草各20克，炙甘草9克。水煎服，每日1剂。

车前子

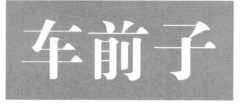

别名： 车前实、猪耳朵穗子。

性味归经： 性微寒，味甘；归肝、肾、肺、小肠经。

主要成分： 黏液质、桃叶珊瑚苷、车前子酸、胆碱、腺嘌呤、琥珀酸、树脂。

功效主治

利尿通淋，渗湿止泻，明目，祛痰。车前子能利水道，不仅增加水分排泄，而且使尿素、氯化物及尿酸的排泄量也增加。既可通过利尿排毒、减轻肝脏负担，还可保肝、养肝、明目，多用于急慢性肝炎的辅助治疗。

保健指南

急慢性黄疸型肝炎调理偏方：茵陈、车前草各100克（或车前子20克），加水1000毫升，煮至800毫升，每服200毫升，加白糖20克，每日2~3次。此方有利湿清热的功效。

小蓟

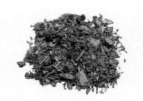

别名： 猫蓟、刺儿菜、青青菜。
性味归经： 性凉，味甘、苦；归心、肝经。
主要成分： 刺槐苷、原儿茶酸、咖啡酸、氯原酸、生物碱。

功效主治

凉血止血，散瘀解毒，消痈。小蓟所含水飞蓟宾能减轻酒精及化学毒物对肝脏的损害，还能增强肝脏解毒功能，具有强抗氧化作用，可以减低肝脏细胞被游离基破坏的概率，保护肝细胞膜，具有抗辐射作用。

保健指南

急性传染性肝炎调理偏方：取小蓟干根 50 克或鲜根 100 克，水煎 0.5 ~ 1 小时，过滤加白糖，睡前顿服。小儿 1 ~ 3 岁、4 ~ 7 岁及 8 ~ 12 岁分别服成人的 1/4、1/3 及 1/2 量，乳儿不用。

水红花子

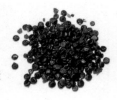

别名： 水荭子、荭草实、河蓼子。
性味归经： 性寒，味咸；归肝、脾经。
主要成分： 黄酮、木脂素类、二苯乙烯类化合物。

功效主治

活血化瘀，消积止痛。现代研究表明，水红花子提取物可有效降低肝纤维化血清学指标，其作用优于秋水仙碱化学物质组。它还具有良好的抗肝脏肿瘤作用，现多用于肝硬化、肝癌的防治。

保健指南

早期肝硬化调理偏方：柴胡、蝉衣、片姜黄各 6 克，黄芩 10 克，白僵蚕 10 克，水红花子 10 克，炙甲鱼甲、生牡蛎各 20 克，生大黄 1 克，焦三仙 10 克。本方每周服 5 剂，每剂煎取 500 毫升左右，分 2 ~ 4 次温服。

牡丹皮

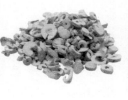

别名： 牡丹根皮、丹皮、丹根。
性味归经： 性微寒，味苦、甘；归心、肝、肾经。
主要成分： 牡丹酚、牡丹酚苷、芍药苷、氧化芍药苷、苯甲酸、生物碱。

功效主治

清热凉血，活血祛瘀。有研究表明牡丹皮总苷不仅对四氯化碳和乙醇引起的肝脏氧化损伤具有保护作用，并可调节人体免疫反应，对免疫性肝损伤有一定的改善作用。

保健指南

慢性乙肝偏方：金钱草、车前子、泽泻、薏苡仁、山楂、草河车、何首乌、当归各 12 克，决明子、丹参、白花蛇舌草、生黄芪、生地、黄精各 15 克，牡丹皮、大黄炭、桃仁各 10 克，桑枝 30 克，水煎服，每日 1 剂，日服 2 次。

白茅根

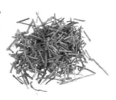

别名： 茅根、茹根、地菅、地筋。

性味归经： 性寒，味甘；归肺、胃、膀胱经。

主要成分： 多量蔗糖、葡萄糖；少量果糖、木糖及柠檬酸、草酸、苹果酸。

功效主治

凉血止血，清热利尿，清肺胃热。有研究表明，服用白茅根后会使肝脾肿大减轻，45天后有80%的患者谷丙转氨酶降至正常，黄疸指数也会明显下降，对于乙肝的治疗可以起到一定的辅助效果。

保健指南

肝炎、肝硬化调理偏方：丹参、凤尾草、白茅根各30克，山楂根、乌药各15克，陆英根12克，牛膝15克，五加皮12克，败酱草20克，肿节风12克。水煎服，每日1剂，日服2次。可清热利湿，化瘀止痛。

川芎

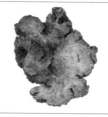

别名： 山鞠穷、香果、雀脑芎、京芎。

性味归经： 性温，味辛；归肝、胆经。

主要成分： 藁本内酯、4-羟茎、3-丁酰内酯、香桧烯。

功效主治

川芎对大肠杆菌、志贺菌属、变形杆菌、伤寒杆菌、副伤寒杆菌及霍乱弧菌等有抑制作用。此外，川芎对女性月经不调、闭经、痛经、产后瘀血腹痛等有疗效，对头痛眩晕、风湿寒痹、跌打损伤也有一定的治疗作用。

保健指南

慢性乙型肝炎调理偏方：丹参18克，赤芍、白芍各12克，当归、五灵脂、桃仁、红花、延胡索、柴胡各10克，甲鱼甲（先煎）、白茅根各25克，生甘草5克，川芎8克，水煎分3次服，每日1剂。可疏肝健脾，化瘀通络。

柴胡

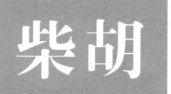

别名： 地熏、山菜、茹草、柴草。

性味归经： 性微寒，味苦、辛；归肝、胆经。

主要成分： 柴胡酮、植物固醇、脂肪酸、芦丁、柴胡皂苷。

功效主治

解表退热，疏肝解郁，升举阳气。柴胡中的有效成分柴胡皂苷有抗炎作用，其抗炎作用与促进肾上腺皮质系统功能等有关。柴胡皂苷有降低血浆胆固醇的作用。柴胡还有较好的抗脂肪肝、抗肝损伤、疏肝利胆等作用。

保健指南

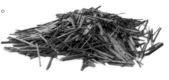

黄疸型肝炎调理偏方：茵陈12克，柴胡、五味子各10克，绿豆30克。茵陈、柴胡、五味子入砂锅，加水800毫升，煮沸后小火再煎20分钟，去渣取药汁，用药汁与绿豆同煮至绿豆烂熟。喝汤吃绿豆，每日1～2剂。

板蓝根

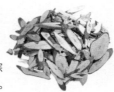

别名：靛青根、蓝靛根、靛根。
性味归经：性寒，味苦；归心、胃经。
主要成分：靛蓝、靛玉红、棕榈酸、尿苷、青黛酮、胡萝卜苷。

功效主治

清热解毒，凉血，利咽。板蓝根具有显著的保肝作用，对乙型肝炎病毒表面抗原阳性及乙型肝炎病毒 4N1 转阴和滴度下降有一定作用；板蓝根对人体的免疫功能还具有调节作用。

保健指南

慢性肝炎急性发作调理偏方：鲜车前草 10 株，天青地白草、酢浆草、茵陈、白花蛇舌草、大青叶、板蓝根、郁金各 20 克。水煎服，每日 1 剂，分 3 次服。此方可退黄除湿，用于黄疸型肝炎、慢性迁延性肝炎急性发作。

山茱萸

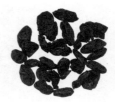

别名：蜀枣、鼠矢、山萸肉。
性味归经：性微寒，味甘；归肝、肾、肺、小肠经。
主要成分：山茱萸苷、番木鳖苷、皂苷、没食子酸、苹果酸、酒石酸。

功效主治

山茱萸具有明显促进免疫反应的作用，可提高患者的免疫力。它对热和化学刺激引起的疼痛反应均有显著的镇痛作用，对急性、慢性炎症反应有明显的抑制作用。

保健指南

重症肝炎止呕的偏方：制附子 12 克，甘草 6 克，炒白术 12 克，干姜 12 克，泡山茱萸 6 克，姜半夏 12 克，姜 50 克，红枣 3 枚。此方由附子理中汤合山茱萸汤加减，用于重症肝炎患者，止呕效果显著。

决明子

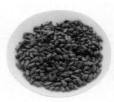

别名：狗屎豆、假绿豆。
性味归经：性微寒，味甘、苦、咸；归肝、大肠经。
主要成分：大黄酸、大黄素、决明素等蒽醌类物质。

功效主治

决明子能降低血浆胆固醇，并降低肝中甘油三酯的含量，有助于防治脂肪肝，它的加热提取物对肝脏有较弱的解毒作用。决明子经石油醚脱脂、氯仿提取，再用甲醇提取，结果研究表明决明子提取物有显著的护肝作用。

保健指南

脂肪肝的调理偏方：决明子每次 10 克，泡水代茶饮。可常年饮用，尤以夏季为宜。现代药理研究证明,决明子水浸剂和乙醇浸剂有降血压、降血脂和通便的作用。

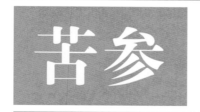

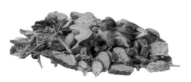

别名：苦骨、川参。

性味归经：性寒，味苦；归心、肝、胃、大肠、膀胱经。

主要成分：苦参碱、氧化槐果碱等生物碱；苦醇G、新苦参醇等黄酮类化合物。

功效主治

苦参提取物不仅可促进肝细胞损伤的修复，促进肝细胞再生，减轻肝细胞炎症，还可在保护肝细胞膜、抑制纤维化因子的释放及调控贮脂细胞的功能等多个环节，发挥抗纤维化及抗肝硬化的作用。

保健指南

肝硬化腹水调理偏方：丹参、党参、苦参、玄参、沙参、牡丹皮、黄芪皮、地骨皮、青皮各10克，每日1剂，水煎分服。此方具有益气养阴、活血化瘀、利水消胀的功效。用于肝硬化腹水患者。

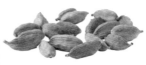

别名：多骨、壳蔻、白蔻。

性味归经：性温，味辛；归肺、脾、胃经。

主要成分：挥发油，其主要成分为桉叶素、α-樟脑、葎草烯及其环氧化物。

功效主治

白蔻仁能促进胃液分泌，加强肠蠕动，减轻肠内积气，抑制肠内异常发酵。白蔻仁为芳香性健胃药，故从利胆角度出发，以促进胆汁分泌作用为指标来探讨其健胃作用，对改善肝病食欲不振、恶心呕吐作用明显。

保健指南

黄疸型肝炎调理偏方：板蓝根、车前子各15克，白蔻仁8克，田螺30个，猪瘦肉100克，姜10克，红枣15枚。食材洗净，取出螺肉。将以上诸药煎汁，加盐调味，随量饮用。

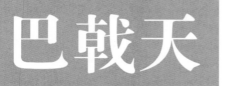

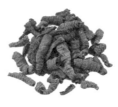

别名：巴戟、鸡肠风、兔子肠。

性味归经：性微温，味辛、甘；归肾、肝经。

主要成分：糖类、苷黄酮氨基酸；小量的蒽醌类、维生素C。

功效主治

巴戟天具有补肾助阳、祛风除湿之效。巴戟天还具有抗抑郁、抗衰老、抗肿瘤以及增强免疫力等多种生物学活性，可提高肝病患者自身免疫力，可以有效防止肝病病毒对人体的进一步损害，有效预防肝癌。

保健指南

慢性肝炎调理偏方：黄芪、薏苡仁各30克、茯苓20克、白术、虎杖、半枝莲、巴戟天、桑寄生、丹参、贯众各12克，木通5克，牡丹皮10克。水煎服。10天为1个疗程。每日1剂。

淫羊藿

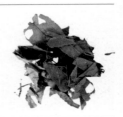

别名：仙灵脾、三枝九叶草。

性味归经：性温，味辛、甘；归肾、肝经。

主要成分：茎、叶含淫羊藿苷；蜡醇、植物固醇、油脂。

功效主治

淫羊藿具有补肾壮阳、祛风除湿之效。淫羊藿可提高肝病患者免疫力，还可促进蛋白质的合成，使受损的肝脏有足够的蛋白质进行修复，有利于促进肝细胞再生，促进肝病的恢复。

保健指南

慢性乙型肝炎调理偏方：黄芪、黄柏、淫羊藿、菟丝子、黄精、虎杖、党参、白术、茯苓、蚕沙、桑寄生各 15 克。水煎服，每日 1 剂。

当归

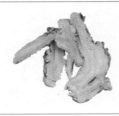

别名：干归、西归、干白。

性味归经：性温，味甘、辛；归肝、心、脾经。

主要成分：对甲基苯甲醇、有机酸、糖类、维生素、氨基酸。

功效主治

当归有保护肝脏、防止肝糖原贮存减少的作用。当归可使胆汁中的固体物质重量及胆酸排出量增加，能保护细胞 ATP 酶、葡萄糖 -6- 磷酸酶和琥珀酸脱氧酶的活性，从而保护肝细胞。

保健指南

肝硬化调理偏方：当归、泽泻、鸡内金各 10 克，白芍、山药、丹参、姜黄、茵陈、板蓝根各 20 克，茯苓 15 克，三七 6 克（研冲）。每日 1 剂，水煎服，日服 2 次。此方可逐水化瘀，疏肝利胆，清热退黄。

阿胶

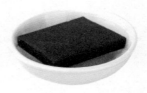

别名：傅致胶、盆覆胶、驴皮胶。

性味归经：性平，味甘；归肺、肝、肾经。

主要成分：胶原及其部分水解产物，含氮 16.43% ~ 16.54%，基本上是蛋白质。

功效主治

阿胶具有补血滋阴、润燥、止血等作用。肝脏疾病患者适当进补一些阿胶，可增加身体的营养，有利于肝脏修复，并有促进蛋白质合成、增加血清总蛋白含量的作用，有利于肝脏疾病患者病情的恢复。

保健指南

肝硬化腹水调理偏方：龟板 25 克，甲鱼甲 15 克，阿胶 10 克，生地、麦冬各 15 克，大腹皮 25 克，茯苓 30 克，泽泻、泽兰、白芍各 15 克，白茅根 20 克，西瓜翠衣 25 克，枇杷叶 10 克。水煎服，每日 1 剂。

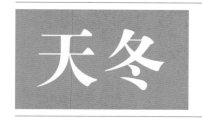

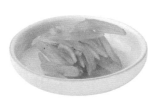

别名： 天门冬、大当门根。

性味归经： 性寒，味甘、苦；归肺、肾、胃经。

主要成分： 天冬苷、天冬酰胺、瓜氨酸、丝氨酸等近 20 种氨基酸。

功效主治

养阴润燥，清肺生津。天冬具有升高外周白细胞、增强网状内皮系统吞噬功能、促进抗体形成、增强体液免疫力等功能，还有抗肿瘤作用，可增强乙肝患者的免疫力，帮助清除乙肝病毒。

保健指南

肝癌调理偏方：生路石、山药、龙葵、甲鱼甲、夏枯草、泽泻、猪苓、白英各 15 克，太子参、白芍、天花粉、天冬、赤芍、桃仁、红花各 10 克，生黄芪、枸杞子、焦山楂、焦六曲各 30 克，三七粉 3 克。水煎服，每日 1 剂。

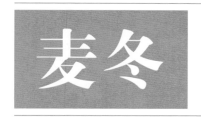

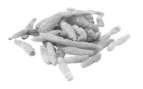

别名： 川麦冬、麦门冬。

性味归经： 性微寒，味甘、微苦；归胃、肺、心经。

主要成分： 多种固体皂苷、豆固醇、异黄酮。

功效主治

麦冬对多种细菌有抑制作用；能增强肾上腺皮质系统功能，提高人体适应能力；有抗心律失常和扩张外周血管的作用；能提高耐缺氧能力；还有降血糖作用，可提高肝病患者对肝炎病毒的抵抗能力，控制病情发展。

保健指南

慢性肝炎、肝硬化调理偏方：鸡蛋 5 个，枸杞子、花生仁、猪瘦肉各 30 克，麦冬 10 克，盐、水淀粉、味精各适量，煮汤食用，每日 2 次，佐餐食。

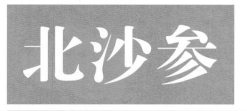

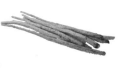

别名： 海沙参、银条参、莱阳参。

性味归经： 性微寒，味甘、微苦；归肺、胃经。

主要成分： 挥发油、香豆素、淀粉、生物碱、三萜酸、豆固醇、沙参素。

功效主治

北沙参能提高 T 细胞比例，提高淋巴细胞转化率，升高白细胞数量，增强巨噬细胞功能，延长抗体存在时间，增加 B 细胞数量，提高免疫功能。北沙参可增强正气，预防癌症的发生。

保健指南

慢性肝炎调理偏方：北沙参 10 克，当归 10 克，麦冬 10 克，枸杞子 12 克，生地 12 克，川楝子 9 克。每日 1 剂，水煎服。对肝肾阴虚、两胁作痛、口干舌燥者有较好疗效。

炒麦芽

别名：大麦蘖、大麦毛、大麦芽。
性味归经：性平，味甘；归脾、胃、肝经。
主要成分：淀粉酶、转化糖酶、B 族维生素、脂肪、磷脂、葡萄糖、硒。

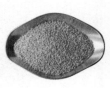

功效主治

硒是许多肝脏疾病的天敌，目前的抗癌手段已经从无机硒提升到有机硒，而相比硒酵母和纳米硒，炒麦芽中的硒有着更高的吸收率和活性，已广泛地为医学界所认可，其能很好地防治肝癌。

保健指南

非酒精性脂肪肝调理偏方：柴胡、当归、白芍、白术、山楂、丹参、茯苓各 10 克，薄荷 4 克，炙甘草 3 克，炒谷芽、炒麦芽各 20 克。每日 1 剂，水煎分 3 次服。1 个月为 1 个疗程，治疗 3 个疗程后判定疗效。

栀子

别名：木丹、鲜支、黄鸡子。
性味归经：性寒，味苦；归心、肺、三焦经。
主要成分：异栀子苷、去羟栀子苷、藏红花酸、熊果酸、环烯醚萜。

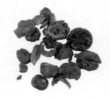

功效主治

现代研究发现栀子具有利胆、去黄疸的功效。栀子水煎剂或冲服剂可对胆囊有明显的收缩作用；栀子及其所含环烯醚萜有利胆作用；栀子水提取液可使血中胆红素减少，减轻黄疸。

保健指南

黄疸型肝炎调理偏方：栀子 5 克，大米 100 克。将栀子碾成细末，煮大米为稀粥，待粥将成时，调入栀子末稍煮即成，每日 2 次。2～3 天为 1 个疗程。此方适用于黄疸型肝炎、胆囊炎、目赤肿痛、急性结膜炎等。

红枣

别名：干枣、美枣、良枣、大枣。
性味归经：性温，味甘；归脾、胃、心经。
主要成分：光千金藤碱、红枣皂苷、胡萝卜素、维生素 C、氨基酸。

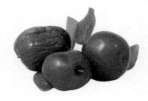

功效主治

红枣中含有三萜类化合物的成分，可抑制肝炎病毒的活性，还能提高体内单核吞噬细胞系统的吞噬功能，有保护肝脏的作用。慢性肝病患者的体内蛋白质量相对偏低，而红枣富含氨基酸，可以防止低蛋白血症。

保健指南

急慢性乙型肝炎调理偏方：白芍 15 克，当归 12 克，柴胡、茯苓、板蓝根、败酱草各 15 克，茵陈 30 克，川楝子 12 克，金银花、蒲公英各 15 克，甘草 6 克，姜 10 克，红枣 5 枚。水煎服，可疏肝健脾，清热解毒。

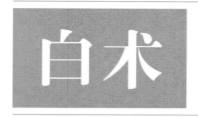 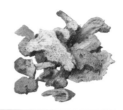

别名： 山蓟、山芥、山姜、冬白术。

性味归经： 性温，味甘、苦；归脾、胃经。

主要成分： 挥发油、苍术酮、苍术醇、白术内酯A、白术内酯B。

功效主治

健脾益气，燥湿利尿，止汗，安胎。白术有健脾燥湿之功，可用于治肝硬化、肝癌，临床研究表明白术对肝硬化腹水也有一定疗效。

保健指南

肝病名医治验良方：生大黄、桃仁各9克，土鳖虫8克，丹参、甲鱼甲、炮山甲各9克，黄芪30克，白术40克，党参12克。每日1剂，小火水煎，分2次服。此方可活血化瘀，软肝散结，益气健脾，多用于肝硬化的调理治疗。

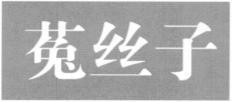 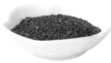

别名： 菟丝实、吐丝子、黄湾子。

性味归经： 性平，味辛、甘；归肾、肝、脾经。

主要成分： 含糖苷、β-胡萝卜素、γ-胡萝卜素、维生素A类物质。

功效主治

补肾益精，养肝明目，止泻安胎。菟丝子为常用补益中药，具有滋补肝肾、增强人体免疫力、抗衰老等作用。有实验证明菟丝子水煎剂能降低血清ALT、AST水平，提高血清SOD水平，保护肝细胞、抑制肝损伤。

保健指南

肝硬化名医治验良方：太子参、甲鱼甲（醋炙）各30克，白术、茯苓各15克，楮实子、菟丝子各12克，萆薢18克，丹参10克，甘草6克，土鳖虫3克（研冲）。每日1剂，水煎服，日服2次。

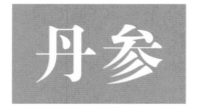 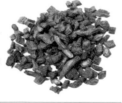

别名： 紫丹参、大红袍。

性味归经： 性微寒，味苦；归心、心包、肝经。

主要成分： 隐丹参酮、异隐丹参酮、甲基丹参酮、羟基丹参酮等。

功效主治

丹参能有效推迟和减轻缺血后再灌注引起的不可逆肝损伤，能使体外培养的成纤维细胞发生显著的形态学改变，并能抑制细胞的核分裂和增殖，对免疫性肝细胞损伤的肝纤维化有保护作用。

保健指南

慢性迁延性肝病调理偏方：柏子仁、酸枣仁、天冬、麦冬、当归、五味子、生地、党参、玄参、丹参、远志、茯苓、桔梗各15克。水煎服，每日1剂，分2次服。此方可养心安神，滋阴柔肝，对慢性迁延性肝炎有效。

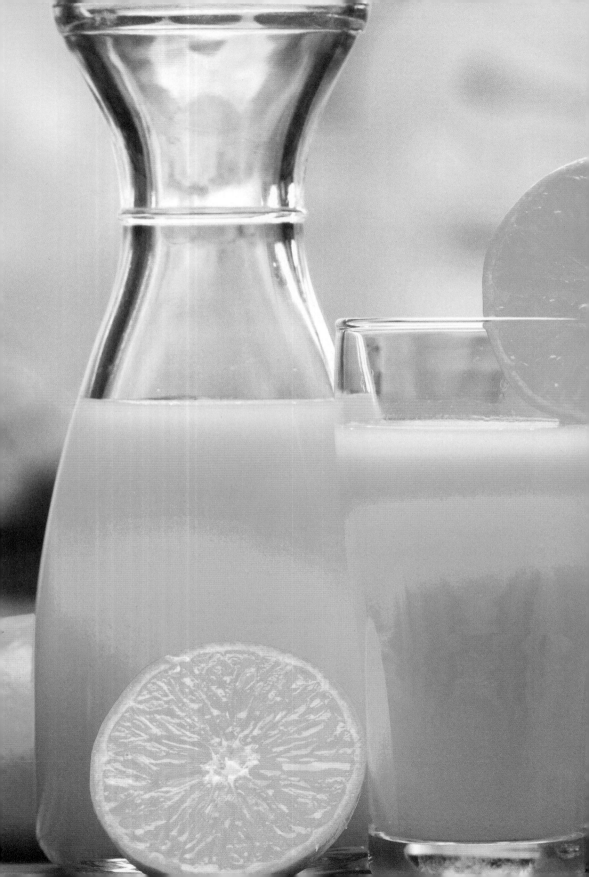

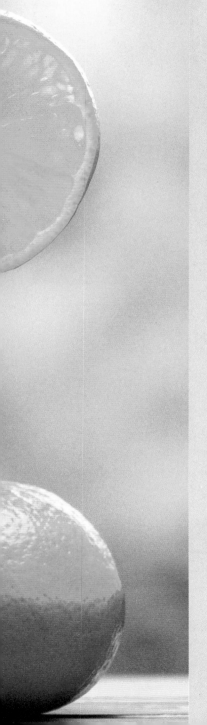

第五章

44道保肝养肝食疗方

日常生活中，肝病患者除了积极治疗、定期检查外，合理的饮食对于患者病情的恢复有着至关重要的作用。蔬菜、水果作为日常食材，含有大量的膳食纤维、木质素、果酸和无机盐等，可为肝病患者提供必不可少的营养成分，能够使慢性乙型肝炎病毒感染者的肝细胞癌发生率下降20%；中草药在日常肝病调理方面发挥重要作用。因此多食含有蔬果、中药材的食疗方对肝病患者的肝脏具有保护作用。

草莓蜂蜜牛奶饮

养肝护肝 + 补虚养血

原料：草莓 50 克，蜂蜜 30 毫升，牛奶 100 毫升。

做法：

❶ 将草莓去蒂，放入淡盐水中浸泡片刻，冲洗干净。

❷ 将草莓放入榨汁机中，加入牛奶一起搅打成汁，倒入杯中，加入蜂蜜搅拌均匀即可。

草莓

蜂蜜

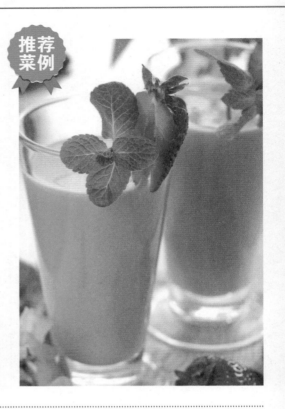

👤 专家点评

本品富含维生素 C，能促进肠道对铁和维生素 B_{12} 的吸收，具有降低血脂、利尿、增强免疫力的功效，适宜脂肪肝等患者饮用。

西红柿生菜饮

保肝护肝 + 生津消食

原料：西红柿 100 克，生菜 60 克，蜂蜜 15 毫升。

做法：

❶ 西红柿洗净切块；生菜洗净，切成段。

❷ 将西红柿和生菜都放入榨汁机中，加入少量凉开水，搅打成汁，倒入杯中，加入蜂蜜调匀即可。

西红柿

生菜

👤 专家点评

本品含维生素 C、胡萝卜素、番茄红素等，可促进消化液分泌，对脂肪肝、高脂血症有明显预防作用，可提高免疫力。

猕猴桃芦荟饮

清肝泻火 + 增强免疫力

原料：猕猴桃 100 克，芦荟 50 克。

做法：

❶ 将猕猴桃去皮洗净，切块；芦荟洗净，切段。

❷ 将猕猴桃和芦荟放入榨汁机中，加适量凉开水搅打成汁，倒入杯中即可。

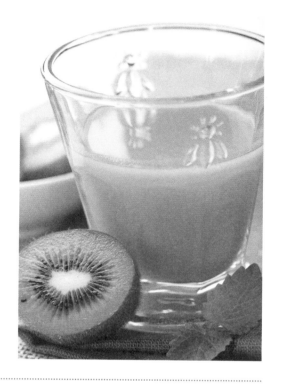

猕猴桃　　　　芦荟

👤 专家点评

　　本品富含维生素C、维生素E、膳食纤维、胡萝卜素等，可强化免疫系统，增强肝脏的解毒能力，修复肝病患者受损的肝细胞，对肝病患者有一定的调理作用。

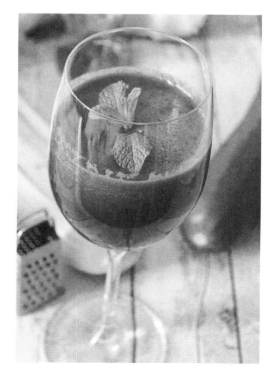

菠萝西红柿桑葚饮

滋阴养肝 + 提高免疫力

原料：菠萝、西红柿各 50 克，桑葚 100 克。

做法：

❶ 菠萝削皮洗净，切块，放入盐水中浸泡 10 分钟取出；西红柿洗净，切块；桑葚洗净，去蒂。

❷ 将所有原料放入榨汁机中，加入适量凉开水搅打成汁，再倒入杯中拌匀即可。

菠萝　　　　　桑葚

👤 专家点评

　　本品可滋阴养肝，所含的糖类是构成组织和保护肝脏功能的重要物质，肝病患者常饮可促进肝病的治愈。

猕猴桃双菜饮

疏肝理气 + 清热消炎

原料：猕猴桃、菠菜、芹菜各 50 克。

做法：

❶ 将猕猴桃去皮，洗净切块；菠菜、芹菜洗净切段。

❷ 将猕猴桃、菠菜、芹菜均放入榨汁机中，加适量凉开水搅打成汁，倒入杯中即可。

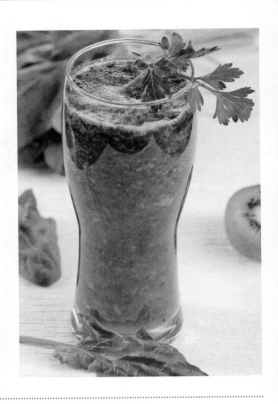

猕猴桃

菠菜

👤 专家点评

　　本品具有消炎杀菌、抗肿瘤、强化血管和抑制凝血的作用，还具有很强的抗氧化性，肝病患者适当饮用，能起到疏肝理气的作用。

苹果胡萝卜蜂蜜饮

清肝泻火 + 防癌抗癌

原料：苹果、胡萝卜各 50 克，蜂蜜 20 毫升。

做法：

❶ 苹果洗净，去核，切块；胡萝卜洗净，切丁。

❷ 将苹果和胡萝卜放入榨汁机中，加入适量凉开水搅打成汁，再倒入杯中，加蜂蜜搅匀即可。

苹果

胡萝卜

👤 专家点评

　　本品可加强肝脏解毒功能，能促进胃肠道内铅、汞、锰及铍的排放，可以起到预防肝癌、清肝泻火的作用。

白梨西瓜柠檬饮

滋补肝阴 + 利尿通便

原料：白梨半个，西瓜 100 克，柠檬 20 克。

做法：

❶ 白梨去皮、去核，洗净，切块；西瓜去皮去子，切块；柠檬洗净，去皮。

❷ 把所有原料放入榨汁机中，加适量凉开水搅打成汁，倒入杯中即可。

西瓜

柠檬

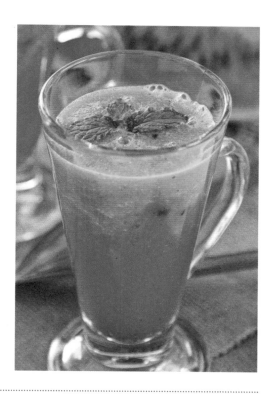

👤 专家点评

　　本品含有丰富的矿物质、蛋白质、糖类、膳食纤维和多种维生素，可保护肝脏，帮助消化，起到清肝泻火、利尿通便的作用。

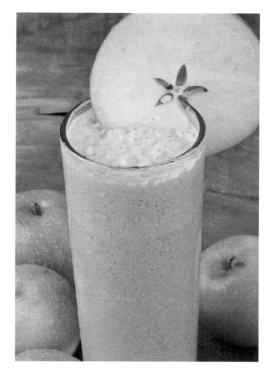

圆白菜苹果蜜饮

清肝泻火 + 预防肝癌

原料：圆白菜 60 克，苹果 50 克，蜂蜜 30 毫升。

做法：

❶ 圆白菜洗净，切丝；苹果洗净去核，切块。

❷ 将圆白菜和苹果放入榨汁机中，加入适量凉开水搅打成汁，再倒入杯中，加蜂蜜搅匀即可。

圆白菜

苹果

👤 专家点评

　　本品含丰富的叶酸，能保护肝脏，促进肝脏解毒功能，并能预防脂肪肝，起到预防肝癌、清肝泻火的作用。

草莓柠檬葡萄柚饮

滋阴养肝 + 调节免疫力

原料：草莓 30 克，柠檬、葡萄柚各 50 克。

做法：

❶ 将草莓去蒂，放入淡盐水中浸泡片刻，冲洗干净；柠檬、葡萄柚均去皮，洗净切块。

❷ 将所有原料放入榨汁机中，加适量凉开水搅打成汁即可。

柠檬

葡萄柚

👤 专家点评

本品含多种维生素及矿物质，能够滋养组织细胞，增加体力，改善肥胖、水肿，增强肝病患者抗感染的能力。

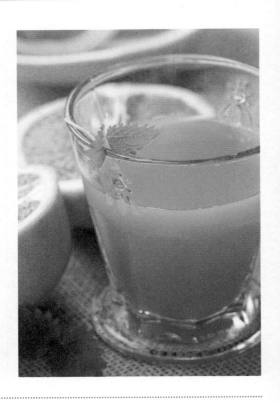

草莓木瓜柠檬饮

保肝护肝 + 加强营养

原料：草莓、木瓜各 50 克，柠檬 30 克，蜂蜜 25 毫升。

做法：

❶ 将草莓洗净；木瓜去皮去子，洗净切块；柠檬去皮，切块。

❷ 将草莓、木瓜、柠檬放入榨汁机中，搅打成汁，再倒入杯中，加蜂蜜搅匀即可。

草莓

柠檬

👤 专家点评

本品富含维生素 C、糖类、钙、磷、铁、维生素 B_1 等，对人体十分有益，能保护肝脏，减轻慢性肝损伤。

哈密瓜猕猴桃饮

清热解毒 + 缓解疲劳

原料：哈密瓜 100 克，猕猴桃 50 克。

做法：

❶ 哈密瓜去皮去子，切块；猕猴桃去皮洗净，切块。

❷ 将二者放入榨汁机中，加适量凉开水搅打成汁，倒入杯中即可。

哈密瓜　　　　猕猴桃

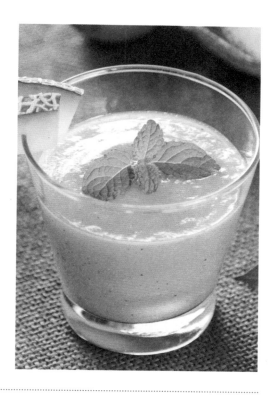

👤 专家点评

　　本品含有丰富的维生素 C、维生素 E、膳食纤维、胡萝卜素等，可强化免疫系统，起到清热消炎、解毒杀菌、缓解疲劳、清肝泻火的作用。

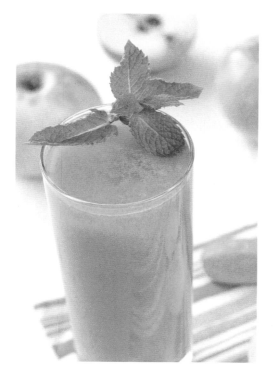

胡萝卜苹果橙饮

滋阴养肝 + 清热解毒

原料：胡萝卜 80 克，苹果 50 克，橙子 1 个。

做法：

❶ 胡萝卜洗净，切块；苹果去皮去核，洗净切块；橙子去皮，切块。

❷ 将三者放入榨汁机中，加适量凉开水搅打成汁，倒入杯中即可。

胡萝卜　　　　苹果

👤 专家点评

　　本品有消炎杀菌、抗肿瘤、强化血管和抑制凝血的作用，还具有很强的抗氧化性，肝病患者适当食用，能起到疏肝理气的作用。

207

火龙果牛奶饮

保肝护肝 + 补充营养

原料：火龙果 100 克，牛奶 50 毫升。

做法：

❶ 火龙果去皮，洗净切块。

❷ 将火龙果放入榨汁机中，加入牛奶，搅打成汁，然后倒入杯中即可。

火龙果

牛奶

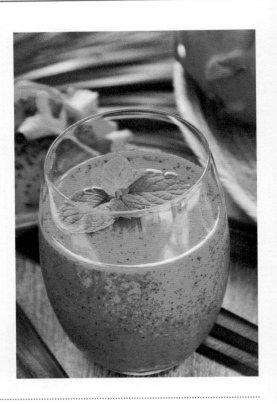

👤 专家点评

　　本品含有丰富的蛋白质及钙、镁和 B 族维生素、维生素 C 等，充足的蛋白质供给可促进肝细胞的修复与再生，帮助恢复肝功能。

金橘橙子柠檬饮

清肝泻火 + 保护肝脏

原料：橙子、柠檬各 1 个，金橘 30 克。

做法：

❶ 将金橘和橙子均去皮，切块；柠檬洗净，切块。

❷ 将三者放入榨汁机中，加适量凉开水搅打成汁，倒入杯中即可。

橙子

柠檬

👤 专家点评

　　本品营养丰富，含大量维生素 C、葡萄糖、类胡萝卜素等，可提高抗氧化能力，对保护肝脏有益，同时可以提高肝脏解毒作用。

西蓝花菠菜葱白饮

疏肝理气 + 提高免疫力

原料：西蓝花、菠菜各 50 克，葱白 30 克。

做法：

❶ 将西蓝花洗净，切块，用盐水浸泡片刻；菠菜洗净，切段；葱白洗净，切段。

❷ 将三者放入榨汁机中，加适量凉开水搅打成汁，倒入杯中即可。

西蓝花

菠菜

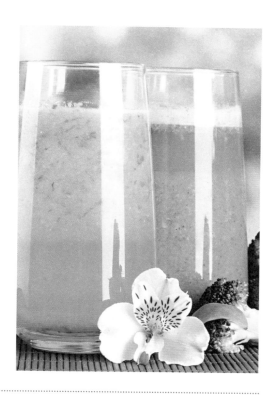

👤 专家点评

　　本品富含铁、维生素 C 和叶绿素，可以预防贫血，促进肝脏解毒，还可促进肝脏的自我修复和再生，对肝病的治愈很有益处。

李子蜂蜜饮

保肝护肝 + 促进消化

原料：李子、梨各 50 克，蜂蜜 10 毫升。

做法：

❶ 梨去皮去核，洗净切块；李子洗净去核备用。

❷ 将梨和李子放入榨汁机中，加适量凉开水搅打成汁后，倒入杯中，加入蜂蜜搅匀即可。

李子

梨

👤 专家点评

　　本品含有钙、磷、铁等营养物质，以及丰富的蛋白质、糖类、膳食纤维和多种维生素，对肝病患者十分有益。

香蕉柠檬荠菜饮

养肝护肝 + 消炎止血

原料：荠菜 60 克，香蕉、柠檬各 1 个。

做法：

❶ 香蕉去皮，切块；柠檬去皮，洗净切块；荠菜洗净，切段。

❷ 将三者放入榨汁机中，加适量凉开水搅打成汁，倒入杯中即可。

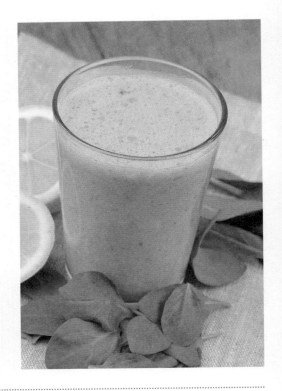

荠菜　　　　香蕉

👤 专家点评

本品含有 B 族维生素、维生素 C、胡萝卜素、烟酸及无机盐，对脂肪肝患者可去脂消炎，对脂肪肝发展成肝硬化者可缩短凝血酶原时间。

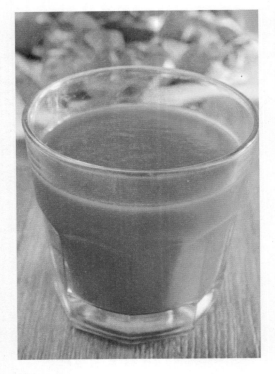

西红柿沙田柚蜂蜜饮

疏肝和胃 + 健脾润肺

原料：西红柿、沙田柚各 60 克，蜂蜜 30 毫升。

做法：

❶ 西红柿洗净去蒂，切块；沙田柚去皮去子切块。

❷ 将西红柿和沙田柚放入榨汁机中，加适量凉开水搅打成汁后，倒入杯中，加入蜂蜜搅匀即可。

西红柿　　　　蜂蜜

👤 专家点评

本品富含维生素 C、钾、果胶、叶酸等营养成分，几乎不含钠，能降低胆固醇和低密度脂蛋白水平，还可健胃润肺、清肠利便、疏肝理气。

杧果哈密瓜饮

保肝护肝 + 增强营养

原料：杧果 80 克，哈密瓜 60 克。

做法：

❶ 杧果去皮去核，切块；哈密瓜去皮去子，洗净切块。

❷ 将杧果和哈密瓜放入榨汁机中，加适量凉开水搅打成汁，倒入杯中，拌匀即可。

杧果

哈密瓜

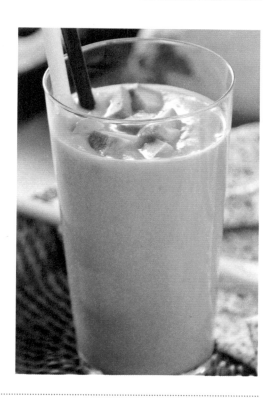

👤 专家点评

　　本品具有抗癌、清胃肠、降低胆固醇的作用，可在一定程度上分担肝脏负担，缓解肝病患者口干口苦等症，还能促进肝细胞的修复和再生。

美味西蓝花饮

清热解毒 + 防癌抗癌

原料：西蓝花 100 克，蜂蜜 50 毫升。

做法：

❶ 将西蓝花切成小块，用淡盐水浸泡片刻后洗净。

❷ 将西蓝花放入榨汁机中搅打成汁，倒入杯中，加入蜂蜜搅匀即可。

西蓝花

蜂蜜

👤 专家点评

　　本品富含蛋白质、糖类、脂肪、维生素和胡萝卜素，能增强肝脏的解毒能力，提高人体免疫力，防癌抗癌。

樱桃牛奶饮

平肝去热 + 调气活血

原料：樱桃 100 克，牛奶 100 毫升。

做法：

❶ 樱桃洗净，去核。

❷ 将樱桃放入榨汁机中，加入牛奶，搅打成汁，倒入杯中即可。

樱桃

牛奶

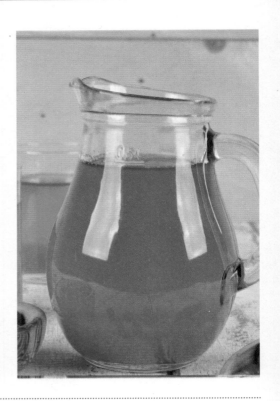

👤 专家点评

　　本品富含有多种营养素，有调中益脾之功，还能促进血红细胞的再生，肝病患者常饮，可调气活血、平肝去热。

葡萄哈密瓜蓝莓饮

补血养肝 + 抗氧化消肿

原料：蓝莓、葡萄、哈密瓜各 50 克 。

做法：

❶ 葡萄洗净，去子；蓝莓洗净；哈密瓜去皮去子，洗净切块。

❷ 将三者放入榨汁机中，加适量凉开水搅打成汁，倒入杯中即可。

蓝莓

葡萄

👤 专家点评

　　本品富含多酚类物质，具有很强的抗氧化活性，可以有效地调整肝脏细胞的功能，抵御或减少自由基对肝细胞的伤害，保护肝脏、减轻腹腔积液。

葡萄石榴饮

保护肝脏 + 利尿解毒

原料：葡萄 100 克，石榴 80 克。

做法：

❶ 葡萄洗净，去籽；石榴去皮，洗净。

❷ 将二者放入榨汁机中，加适量凉开水搅打成汁，倒入杯中即可。

葡萄　　　　　石榴

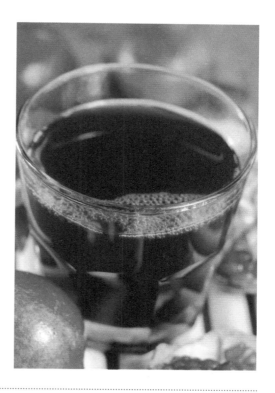

👤 专家点评

　　本品可补充肝病患者本身易缺乏的元素，以增加营养、提高免疫力、保护肝脏，让肝脏的功能得以恢复。还可以阻止致癌物质的形成。

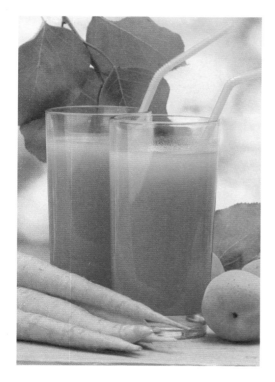

胡萝卜李子饮

清热养肝 + 解毒消炎

原料：胡萝卜 100 克，李子 50 克。

做法：

❶ 胡萝卜去皮，洗净切块；李子洗净，去核。

❷ 将二者放入榨汁机中，加适量凉开水搅打成汁，倒入杯中即可。

胡萝卜　　　　　李子

👤 专家点评

　　本品能防止肝脏受损、保护肝脏，可以阻止致癌物质的形成，起到软化血管、养肝清热、解毒消炎的功效，有助于肝脏恢复健康。

西瓜蜜桃蜂蜜饮

清肝养肝 + 补充营养

原料：西瓜、水蜜桃各 80 克，蜂蜜 30 毫升。

做法：

❶ 西瓜去皮去子，切块；水蜜桃去皮去核，洗净切块。

❷ 将西瓜和水蜜桃放入榨汁机中，加适量凉开水搅打成汁后，倒入杯中，加入蜂蜜搅匀，即可饮用。

西瓜

蜂蜜

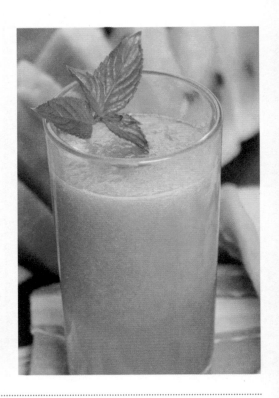

👤 专家点评

　　本品含有大量果糖、氨基酸、维生素 C 等物质，可为肝病患者补充营养，有利于肝脏的修复和再生，还能起到清肝泻火、利尿通便的作用。

苹果黄瓜饮

清肝泻火 + 预防肝癌

原料：苹果 100 克，黄瓜 50 克 。

做法：

❶ 将苹果去皮去核，洗净切块；黄瓜削皮，洗净切块。

❷ 将二者放入榨汁机中，加适量凉开水搅打成汁，倒入杯中，即可饮用。

苹果

黄瓜

👤 专家点评

　　本品能抗氧化，促进肝脏解毒功能，能减肥消脂、降胆固醇、清肝泻火，对脂肪肝、冠心病有调理作用，尤其适用于酒精性肝硬化患者。

山药冬瓜玉米饮

补气养肝 + 清热利湿

原料：山药、玉米粒各 50 克，冬瓜 100 克。

做法：

① 将山药去皮，洗净切块；玉米粒洗净；冬瓜去皮去子，洗净切块。

② 将山药、玉米粒和冬瓜放入榨汁机中，加适量凉开水搅打成汁，倒入杯中，即可饮用。

山药　　　　　冬瓜

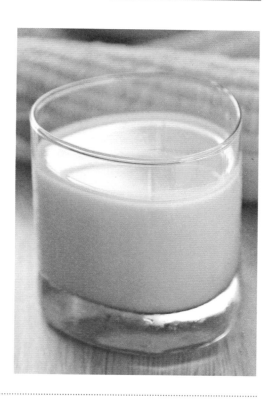

👤 专家点评

　　本品含多种维生素和矿物质，对急性肝炎湿热内蕴型患者起到清热、消退黄疸的功效，对肝炎后期肝硬化、肝腹水的患者有一定利尿消肿作用。

山楂乌梅饮

滋阴健脾 + 降酶开胃

原料：乌梅 20 克，山楂 15 克。

做法：

① 将山楂和乌梅用清水冲洗干净，然后同入锅加适量水煎汁，用大火煮沸后再转小火煮 10 分钟。

② 去渣取汁，倒入保温瓶中。

③ 喝时倒入杯中，可随时饮用，一天内服完。

乌梅　　　　　山楂

👤 专家点评

　　本方能健脾、滋阴、降低血清谷丙转氨酶。对肝肾阴虚型乙肝患者有一定辅助疗效。

菊花枸杞子饮

养肝健脾 + 清解里热

原料：菊花 25 克，枸杞子 15 克。

做法：

❶ 将菊花和枸杞子分别用清水洗净。

❷ 然后用开水冲泡，加盖约半小时后可随时饮用，枸杞子可以嚼服。

 菊花　 枸杞子

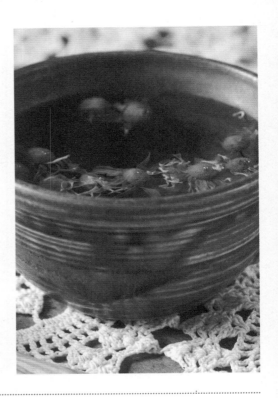

👤 专家点评

　　本品能清热解毒，养肝明目，对肝阴不足型肝病有一定疗效。一般人也可以饮用。

椰枣花生饮

健脾和胃 + 扶正补虚

原料：椰枣、花生仁、红糖各 50 克。

做法：

❶ 将椰枣用清水洗净，去核备用；花生仁洗净。然后将二者入锅加水适量煎汁，用大火煮沸后再转小火续煮 30 分钟。

❷ 去渣取汁，加入红糖拌匀，倒入瓶中。

❸ 喝时倒入杯中，可随时饮用，一天内服完。

 椰枣　 花生仁

👤 专家点评

　　本品能补中益气、养血补虚，还可排出肝脏里的毒素，用于辅助治肝脏疾病。

柴胡疏肝饮

疏肝理气 + 消痞止痛

原料：柴胡 7 克，赤芍 10 克，炒枳壳、制香附各 9 克，陈皮 6 克。

做法：

① 以上几味药用清水稍微冲洗，放入锅中，大火煎至沸腾后 15 分钟。

② 去渣取汁，置于保温瓶中。

③ 喝时可倒入杯中，随倒随饮。若肝郁明显，加郁金 9 克。

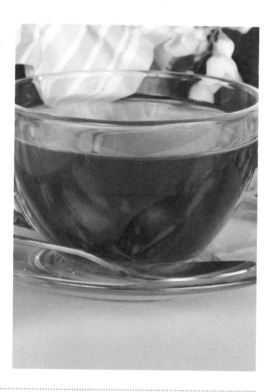

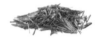

柴胡　　　　陈皮

👤 专家点评
本品具有疏肝理气、消痞止痛、镇静、镇痛、抗炎、抗病原体及保护肝脏的作用。

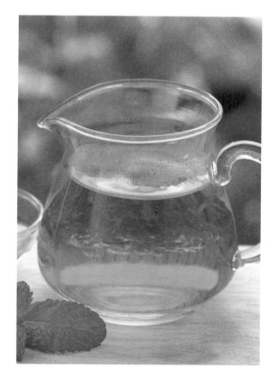

柴胡茯苓饮

疏肝解郁 + 健脾和中

原料：栝楼 30 克，茯苓 20 克，白芍、鸡内金、黄芪各 15 克，当归 12 克，柴胡、焦白术各 10 克。

做法：

① 将以上原料用清水洗净，然后一同放入锅中，大火煮沸后转小火煮 20 分钟。

② 去渣取汁，置于保温瓶中。

③ 喝时倒入杯中，可随时饮用。

茯苓　　　　白芍

👤 专家点评
本品能疏肝解郁、健脾消食。

半边莲猪苓饮

清热解毒 + 利水消肿

原料：半边莲 20 克，猪苓 10 克。

做法：

❶ 将半边莲和猪苓分别用清水稍微冲净，然后同入锅加水适量煎汁，大火煮沸后转小火续煮 15 分钟。

❷ 去渣取汁，倒入保温瓶中。

❸ 喝时倒入杯中，可随时饮用，一天内喝完。

半边莲　　　　猪苓

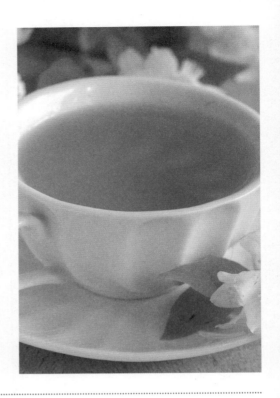

👤 专家点评

　　清热解毒，利水消肿，可辅助治疗肝病晚期出现的肝腹水。

枸杞子首乌饮

滋补肝肾 + 益精明目

原料：枸杞子 30 克，制首乌 12 克，红茶 2 克。

做法：

❶ 将以上原料分别用清水洗净，去除杂质，然后将枸杞子和制首乌入锅加水煎汁，用大火煮沸后转小火续煮 15 分钟。

❷ 去渣取汁，倒入保温瓶中，喝时倒入杯中，加入红茶，泡开后可随时饮用。

枸杞子　　　　红茶

👤 专家点评

　　本方能滋补肝肾、益精明目，防治乙肝出现的肝硬化。

郁金甘草饮

疏肝解郁 + 降酶退黄

原料：郁金5克，甘草2克。

做法：

❶ 将郁金和甘草去除杂质，用工具将其共同研磨成细粉末。

❷ 用时将其倒入杯中用开水冲泡，可随时饮用。

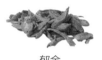
郁金

甘草

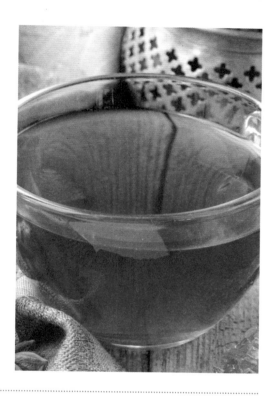

👤 专家点评

本方能疏肝解郁，修复受损的肝细胞、降酶、退黄，对肝郁脾虚型乙肝患者有一定疗效。

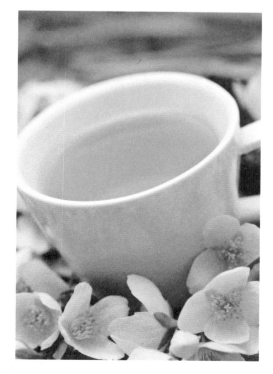

五味子木瓜饮

和胃化湿 + 滋阴降酶

原料：木瓜12克，五味子6克。

做法：

❶ 将五味子和木瓜分别用清水洗净，木瓜去皮、去子，切块，然后同入锅加水适量煎汁，大火煮沸后转小火续煮5分钟。

❷ 去渣取汁，倒入保温瓶中。

❸ 喝时倒入杯中，可随时饮用，一天内服完。

木瓜

五味子

👤 专家点评

本方中的木瓜能舒筋活络、化湿和胃，可用于辅助治疗食欲不振、消化不良等症。

天麻川芎枣仁饮

平肝潜阳 + 行气活血

原料：枣仁8克，天麻6克，川芎5克。

做法：

① 将天麻洗净，用淘米水泡软后切片。

② 将川芎、枣仁洗净。

③ 将川芎、枣仁、天麻一起放入碗中，冲入开水，加盖闷10分钟后即可饮用。

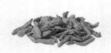

天麻　　　　　　川芎

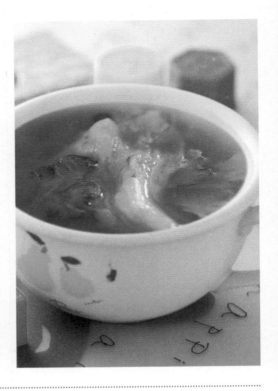

👤 专家点评

　　本品具有行气活血、平肝潜阳的功效，适合高血压、动脉硬化、脑梗死、脑卒中、肝硬化等患者食用。

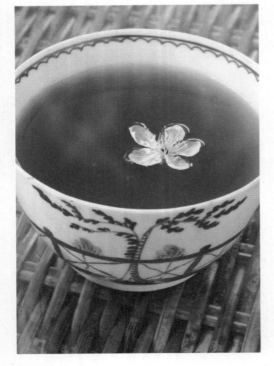

当归柴胡饮

活血调肝 + 清热解毒

原料：当归、柴胡、白术各10克，白花蛇舌草30克，茵陈20克，茯苓、虎杖各15克，甘草6克。

做法：

① 将以上药材分别用清水洗净，然后同入锅，加水煎汁。先用大火煮沸后再转小火煎煮20分钟。

② 去渣取汁，随时饮用。

白花蛇舌草　　　　　茯苓

👤 专家点评

　　本方能清热解毒、活血调肝，对乙型慢性病毒性肝炎有一定的疗效。

荷叶山楂饮

明目清肝 + 清热解毒

原料：荷叶、山楂、决明子、绞股蓝、三七花、代代花各 3 克。

做法：

❶ 将以上各种药材用清水洗净，去除浮渣。然后同入锅加水煎汁，先用大火煮沸再转小火续煮 10 分钟。

❷ 去渣取汁，倒入保温瓶中，用时倒入杯中，可随时饮用，一天内服完。

荷叶

山楂

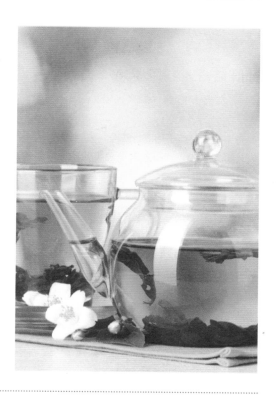

👤 **专家点评**

本品能清热解毒、养血益气、清肝明目，对脂肪肝患者有一定的辅助疗效。

垂盆草苦参饮

清热解毒 + 利湿退黄

原料：垂盆草、苦参各 30 克。

做法：

❶ 将垂盆草和苦参用清水洗净，然后同入锅煎汁，先用大火煮沸再转小火续煮 15 分钟。

❷ 去渣取汁，倒入保温瓶中。

❸ 喝时倒入杯中，可随时饮用，一天内服完。

垂盆草

苦参

👤 **专家点评**

本品能清热解毒、利湿、退除黄疸，对辅助治疗肝癌有一定疗效。

女贞子柴胡饮

补肝益肾 + 祛除湿热

原料：女贞子 15 克，柴胡 10 克。

做法：

❶ 将柴胡和女贞子用清水洗净，去除浮渣，然后入锅加水煎汁，先用大火煮沸再转小火续煮 10 分钟。

❷ 去渣取汁，倒入保温瓶中。

❸ 用时倒入杯中，可随时饮用，一天内服完。

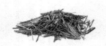

女贞子　　　　柴胡

> 👤 专家点评
>
> 　　本品有清除肝胆湿热的功效。女贞子性凉，味甘、苦，有补肝益肾的功效。

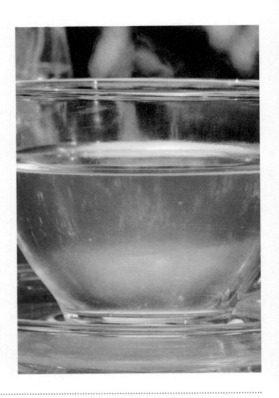

半枝莲山豆根饮

清热解毒 + 消肿利咽

原料：半枝莲 15 克，山豆根 10 克。

做法：

❶ 将山豆根和半枝莲用清水洗净，然后同入锅加水煎汁，先用大火煮沸再转小火煎 10 分钟。

❷ 去渣取汁，倒入保温瓶中，可随时饮用，一天内服完。

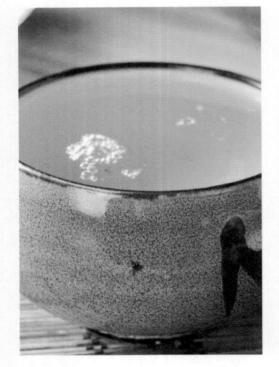

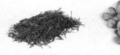

半枝莲　　　　山豆根

> 👤 专家点评
>
> 　　本品中的山豆根，性寒，味苦，归肺经、胃经，有清热解毒、消肿利咽的功效。

山茱萸荠菜饮

清热解毒 + 补肝益肾

原料：山茱萸、野荠菜各 90 克。

做法：

❶ 将山茱萸和野荠菜分别用清水洗净，然后分别入锅加水煎汁，煮好后去渣取汁，分别装入保温瓶中。

❷ 上午服山茱萸，下午服野荠菜茶，一天内服完。

山茱萸　　　　野荠菜

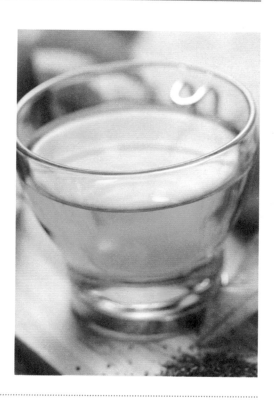

👤 专家点评

　　本品能清热解毒、滋补肝肾，适用于肝硬化、肝癌患者，对该类病症有一定辅助疗效。

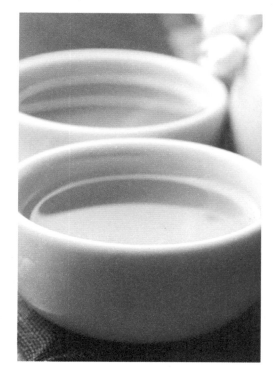

二莲薏苡仁饮

清热解毒 + 化湿消肿

原料：半边莲、半枝莲各 30 克，薏苡仁 30 克，玉簪根 9 克。

做法：

❶ 将以上药材分别用清水洗净，去除浮渣，然后入锅加水煎汁，先用大火煮沸再转小火续煮 15 分钟。

❷ 去渣取汁，倒入保温瓶中，用时倒入杯中，可随时饮用，一天内服完。

半枝莲　　　　薏苡仁

👤 专家点评

　　本品能清热解毒、化湿消肿、抗癌，对肝病患者有一定的辅助疗效。

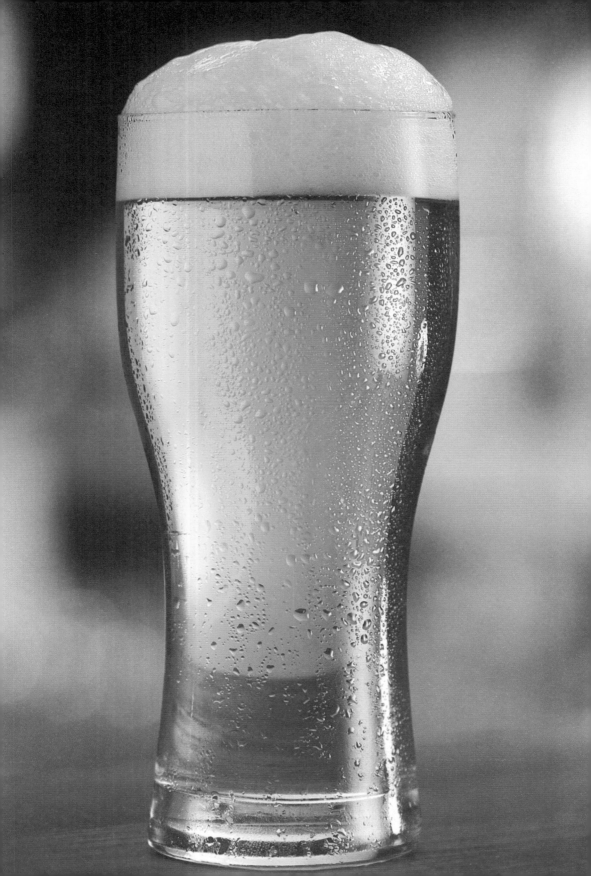

第六章

肝病患者忌食的
48 种食物

肝病随着病程的延长，除了需要接受一般的治疗外，在饮食上也要特别注意，以前喜欢吃的现在可能要少吃或禁止食用，要严格遵守肝病的饮食原则，不能吃的要坚决不"松口"，即使能吃的、对身体有益的也要适当控制，毕竟消化能力不如往常。

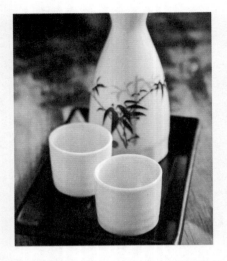

白酒

忌食关键词：
酒精。

忌饮白酒的原因

白酒属于酒精类饮品，酒精中的亚硝胺可使肝脂肪变性或致癌。因此，肝病患者不宜饮用，以免肝细胞受损，导致病情恶化。主要是因为酒精进入人体后大部分酒精会很快在胃肠内被吸收，90%以上在肝脏进行代谢，而肝病患者代谢能力差，长期饮酒则可引起其他肝病如脂肪肝、酒精性肝炎和肝硬化。

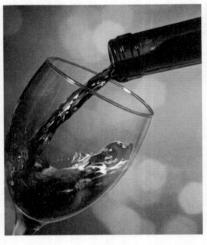

葡萄酒

忌食关键词：
酒精。

忌饮葡萄酒的原因

肝病患者特别是晚期患者，消化功能较低，食欲不佳，机体内蛋白质大量被消耗，因此，需要补充蛋白质和矿物质，饮用该类饮品没有补充上述营养物质的作用。

葡萄酒也属于酒精类饮品，酒精在肝脏代谢过程中还会产生一种对肝细胞有毒性作用的中间产物——乙醛，长期摄入，会造成肝细胞变性、坏死，肝硬化及脂肪肝患者不宜饮用。

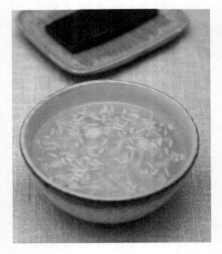

醪糟

忌食关键词：
酒精。

忌食醪糟的原因

醪糟属于酒酿，含有一定量的酒精，肝病患者要绝对禁止食用含有酒精成分的食物或饮品。因为酒精主要经过肝脏代谢和解毒，而患者本身肝功能较弱，饮用后无疑会加重其负担，此外，酒精进入人体后可有效抑制肝细胞的再生与修复，不利于患者康复，脂肪肝、酒精性肝炎及肝硬化患者尤为不宜。

啤酒

忌食关键词：
酒精。

忌饮啤酒的原因

啤酒属于酒精类饮品，肝病患者的肝脏解毒能力较弱，饮用后酒精不仅会直接造成肝细胞损伤，而且还会增加肝脏负担，故不宜饮用。

脂肪肝患者尤为不宜饮用，因为患者的肝脏内所含的乙醛脱氢酶相对减少，易导致酒精在肝脏代谢、解毒过程中产生强烈致癌物质——乙醛，该物质不但不能被完全分解，而且还可直接进入肝脏内损害肝细胞。

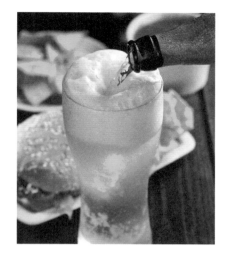

芥末

忌食关键词：
性热。

忌食芥末的原因

芥末性热，食用后能加速心跳，扩张血管，加快血液循环，对肝病晚期患者来说，由于门静脉高压，消化道的静脉有充血的现象，食用后易导致出血，故不宜食用。芥末是辛热的调味料，而肝病患者多有湿热的现象，食用此类食物会加重湿热，不利于康复。

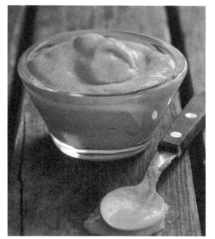

咖喱粉

忌食关键词：
辛热。

忌食咖喱粉的原因

咖喱粉是由多种辛热香料混合制作而成的，对肝病患者而言，食用此类食物能加速心跳，扩张血管，使血液循环加快，而肝病患者特别是肝硬化和肝癌的患者，大量食用此类食物易致门静脉压增高，加大出血的风险。咖喱粉是辛热食物，而肝病患者多数有湿热的症状，食用此类食物会加重湿热，不利于康复。

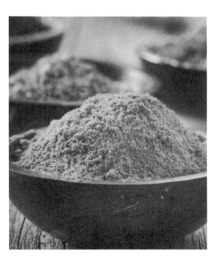

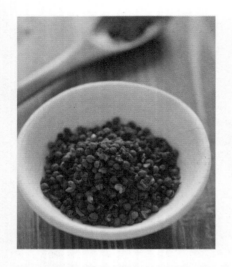

花椒

忌食关键词：
刺激性。

忌食花椒的原因

　　花椒为刺激性调味料，肝病患者不宜食用。因为即使是肝炎患者得以康复，食用此类食物后也可能会再次引起肝功能异常，对其不利。花椒性热，对肝病患者来说，多数有肝胆湿热的症状，食用后会加重湿热，对患者不利。

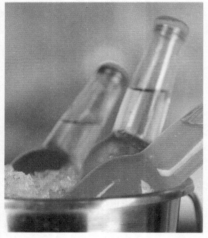

冷饮

忌食关键词：
生冷。

忌食冷饮的原因

　　肝病患者不宜食用冷饮。因为肝病患者本来就正气不足、脾胃虚弱，饮用生冷食品会引起胃肠道不适，特别是肝病晚期出现的肝硬化或肝腹水的患者，尤为不适。生冷食物往往易造成肠炎，从而导致蛋白质随腹泻而丢失，造成营养不良，而肝病患者本身体质虚弱，免疫力差，需要补充适当的营养，饮用冷饮无益。

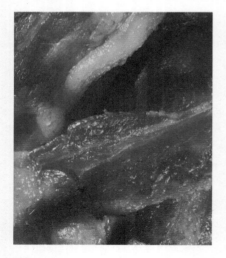

熏肉

忌食关键词：
腌渍。

忌食熏肉的原因

　　熏肉是腌渍品，大量摄入可引起血压升高，且熏肉在制作过程中可能产生致癌的亚硝酸盐，对健康不利。此外，熏肉的脂肪含量很高，大量的脂肪摄入可能引发脑卒中等心脑血管疾病，对脂肪肝患者也很不利。熏肉属于熏烤制品，在肉类食物熏制过程中烟会在肉的表面形成一层固态物，其含致癌物质，长期食用会损害健康，提高癌症发病率。

炸薯条

忌食关键词：
添加剂。

忌食炸薯条的原因

　　炸薯条属于加工食品，对肝病患者尤为不利。因为调味料含有人工添加剂，如香精、色素等成分，而这些有害物质都要经过肝脏代谢而排出，但是肝病患者的肝脏代谢排毒能力差，食用后会加大肝细胞的负担。炸薯条是油炸食品，对于肝病患者来说，特别是脂肪肝患者不宜食用，因为脂肪肝患者的脂肪代谢异常，食用后会加重病情。

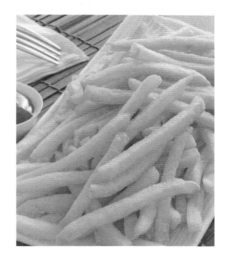

炸茄盒

忌食关键词：
油炸。

忌食炸茄盒的原因

　　茄盒是一种油炸食物。茄子营养丰富，但是经过油炸后就会造成茄子中的营养大大流失，而肝病晚期的患者，由于消化功能减弱，体质虚弱，营养不良，本应当补充适当的营养，若食用此类食物，显然对其不利。因为茄盒是油炸食品，脂肪肝患者不宜食用，因为食用后只会进一步加重脂肪颗粒在肝脏的堆积，加重肝细胞的损伤，故不宜食用。

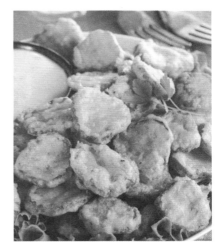

炸鸡块

忌食关键词：
高脂肪。

忌食炸鸡块的原因

　　炸鸡块为了保证口味，常会选择棕榈油等饱和脂肪酸含量较高的油来烹炸，而饱和脂肪酸是造成心脑血管疾病的主要原因，过多食用不利于身体健康。肝病患者不宜食用，脂肪肝患者尤为不宜食用。炸鸡块是高脂肪的食物，如果长期摄入高脂肪的食物，极易使肝脏负担加重，而肝病患者的肝脏代谢能力较弱，故肝病患者不宜食用。

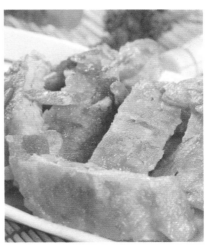

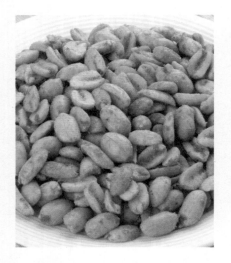

油炸花生

忌食关键词：
油炸。

忌食油炸花生的原因

　　油炸花生是油炸食品，肝病患者不宜食用，尤其是脂肪肝患者。因为脂肪肝患者的肝功能低下，脂肪代谢紊乱，食用油腻食物，易导致脂肪颗粒在肝细胞内堆积，会使脂肪肝患者病情进一步恶化。花生属于坚果类，质地坚硬，过多食用不宜消化吸收，还可导致腹泻，而肝病患者不宜食用难消化的食物，特别是肝硬化患者。

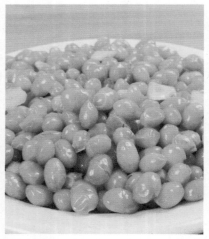

油炸黄豆

忌食关键词：
油炸。

忌食油炸黄豆的原因

　　油炸黄豆是油炸食物，肝病患者不宜食用。肝病患者多吃油腻煎炸等高脂肪食物，可引起消化功能减弱，易致吸收不良性脂肪泻。此外，过剩的脂肪沉积于肝脏，则容易形成脂肪肝，可致肝功能不全，迁延不愈，故不宜食用。黄豆中蛋白质含量丰富，肝病患者虽然体质虚弱、营养不良，但是补充蛋白质也要分时期。对肝硬化的晚期患者而言，应该限制蛋白质的摄入量。

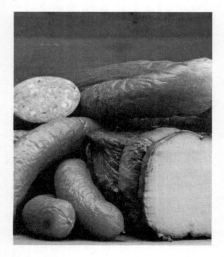

香肠

忌食关键词：
脂肪。

忌食香肠的原因

　　香肠脂肪含量高，而肝病患者不宜高脂肪饮食，否则会加重肝脏负担，损害肝脏，故不宜食用。为了使香肠新鲜，色泽好看，多数香肠还添加了防腐剂，即亚硝酸盐，而一次大量食入亚硝酸盐，可使血液失去携带氧气的功能而使人体缺氧，出现中毒症状。另外，防腐剂的摄入要经过肝脏的解毒功能才能得以排出体外，对肝脏损害极大，故不宜食用。

火腿

忌食关键词：
腌渍。

忌食火腿的原因

火腿是肉制品，经过腌渍而成，在制作过程中大量使用盐和亚硝酸钠，长期摄入过多会导致高血压和水肿，一般来说，肝病患者随着时间的延长会出现门静脉高压，若摄入过咸的食物，极易使消化道充血破裂，造成严重后果。

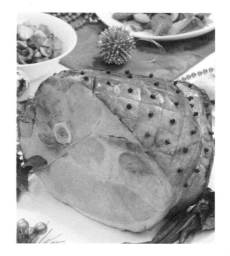

腊肉

忌食关键词：
腌渍。

忌食腊肉的原因

腊肉是腌渍品，在制作过程中，肉中很多维生素和微量元素等几乎丧失殆尽。可以说，腊肉是一种"双重营养失衡"的食物，过多食用不利于营养的吸收。对肝病患者来说，由于肝脏代谢障碍，所以需要补充优质的蛋白质和微量元素，食用此类食物有害无益。腊肉的盐分含量较高，肝病患者食用过咸的食物易影响水钠代谢，不利于水肿的消除。

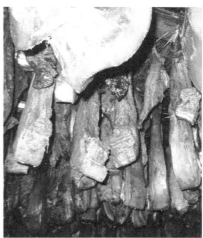

熏鹅

忌食关键词：
脂肪。

忌食熏鹅的原因

鹅肉脂肪含量极高，而肝病患者肝脏代谢障碍，不能顺利地分解多余的脂肪，从而使脂肪堆积于肝脏，影响肝细胞的正常功能，故不宜食用。熏鹅属于熏烤制品，在熏制过程中烟会在肉的表面形成一层固态物，其中可能含有致癌物质，长期食用会损害健康，提高癌症发病率。而肝病患者，肝脏的解毒功能有限，而且抵抗力较差，食用后显然会加重病情。

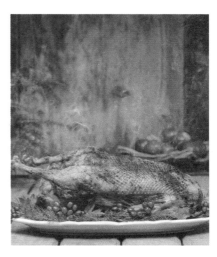

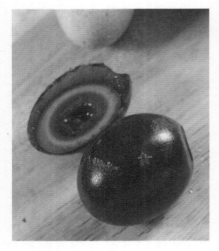

松花蛋

忌食关键词：
铅、胆固醇。

忌食松花蛋的原因

松花蛋含有一定量的铅，铅在人体内能影响钙质吸收，经常食用松花蛋会使钙质缺乏和造成骨质疏松，严重者还会引起铅中毒。对肝病患者来说，随着病期的延长，肝功能有不同程度的损伤，食用松花蛋后会加重肝脏代谢和解毒负担，对患者不利。松花蛋的蛋黄中胆固醇含量较高，脂肪肝患者不宜食用，否则会加重肝脏负担，使病情恶化。

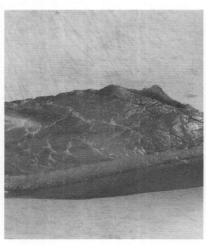

咸肉

忌食关键词：
腌渍、盐分。

忌食咸肉的原因

咸肉中含有一种嗜盐菌，人体一旦摄入过量，会对身体起到侵害作用。此外，咸肉还是腌渍类产品，含有一定量的亚硝酸胺，而人体摄入过多的亚硝酸胺，对健康是极为不利的，能增加患癌症的风险。咸肉的盐分含量较高，而过多的盐分会使人体的渗透压失衡，易致高血压和水肿，而肝病患者由于代谢较差，在后期有肝腹水的症状，此时应该严格限制盐的摄入。

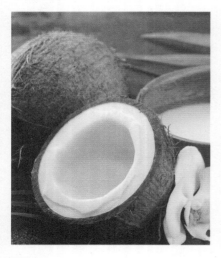

椰子肉

忌食关键词：
寒凉、坚硬。

忌食椰子肉的原因

椰子肉是凉性食物，肝病患者不宜过多食用寒凉食物，因为有的肝病患者脾气较为虚弱，若食用此类食物，会加重脾虚，对其不利。椰子肉的肉质较为坚硬，多食用不易消化，对肝病患者而言，不宜食用坚硬且难消化的食物，特别是肝硬化患者，否则易引起消化道大出血，对患者极为不利。

话梅

忌食关键词：
糖分、添加剂。

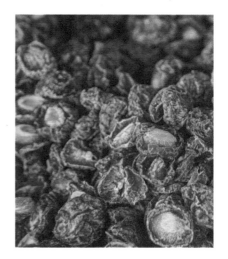

忌食话梅的原因

话梅属于蜜饯类食品，话梅在加工过程中，水果所含的维生素 C 基本完全被破坏，而加工中所用的白糖纯度高达 99.9% 以上，此纯度的糖中除了大量热量之外，几乎没有其他营养。而且过多的糖还容易转化成脂肪，脂肪肝患者不宜食用。话梅在加工过程中或多或少的添加了色素及甜味剂等食品添加剂，而肝病患者肝脏代谢能力较弱，食用后会加重肝脏负担。

方便面

忌食关键词：
防腐剂、油。

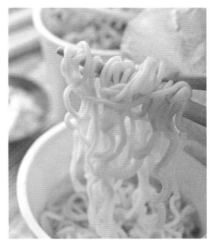

忌食方便面的原因

方便面属于加工食品，加工食品中大都含有色素及防腐剂等成分，而这些都有一定的毒性。对肝病患者来说，其本身肝功能有不同程度的损伤，食用此类食物会加重肝脏代谢和解毒负担，对其病情不利。方便面是油炸食品，脂肪肝患者不宜食用。

咸鱼干

忌食关键词：
腌渍、盐分。

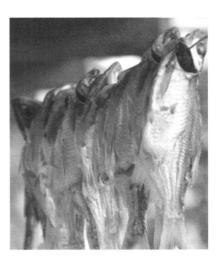

忌食咸鱼干的原因

咸鱼干盐分含量较高，而肝病患者不宜食用过咸的食物，因为盐分的摄入影响水钠代谢，使肝病患者出现水肿，故不宜食用。肝病患者代谢功能较差，营养得不到供给，需要补充优质蛋白质和矿物质，而风干食品营养不全面，且鱼肉类产品经过风干后不易消化吸收，而肝病患者不宜食用难消化的食物，否则会加重脏器负担，加重病情。

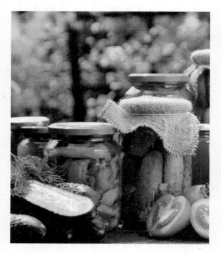

腌菜

忌食关键词：
盐分、亚硝酸盐。

忌食腌菜的原因

腌菜中盐分含量较高，而过多盐分的摄入会影响水钠代谢，从而导致水肿。对肝病患者而言，尤其是肝病晚期出现肝腹水的患者，食用后不利于水钠代谢，故不宜食用。腌菜的营养较为单一，而肝病患者由于体质虚弱、营养缺乏，需要适宜地补充优质蛋白质和微量元素，食用此类食物显然无益。而且蔬菜在短期腌渍下还易产生亚硝酸盐，食用后易中毒，故不宜食用。

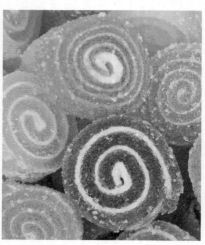

糖果

忌食关键词：
糖分、甜味剂。

忌食糖果的原因

糖果含糖量较高，若吃得过多会使胃肠道的酶分泌发生障碍，而肝病患者肝脏代谢能力差，消化能力较弱，过多食用易加重病情。此外，糖容易发酵，加重胃肠胀气，并易转化为脂肪，加速肝脏中脂肪的贮存，促进脂肪肝的发生，故脂肪肝患者不宜食用。糖果含有添加剂，如香精、色素及甜味剂等成分，由于肝病患者的肝脏解毒能力差，食用后会加重肝脏负担。

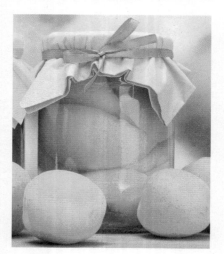

罐头

忌食关键词：
添加剂。

忌食罐头的原因

罐头中加入了食品添加剂，包括香料、色素、人工调味剂等，会影响身体的健康，甚至还会因某些化学物质的逐渐积累而引起慢性中毒。对肝病患者而言，食用含食品添加剂的食物会伤肝，故不宜食用。

豆腐乳

忌食关键词：
霉菌、防腐剂。

忌食豆腐乳的原因

豆腐乳属于发酵的豆腐制品，其含有霉菌，长期过多食用，对身体健康不利。对肝病患者来说，由于肝脏的解毒能力有所降低，特别是肝病后期，免疫力较差，食用此类食物会加重对肝脏的损害，故不宜食用。豆腐乳在其加工过程中，为了保存和使其保质期延长，多数会添加防腐剂等成分，长期食用对健康威胁较大。而肝病患者不宜食用加工食品，否则会加重病情。

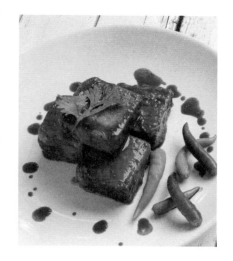

黄油

忌食关键词：
饱和脂肪酸。

忌食黄油的原因

黄油脂肪含量达 80% 以上，油脂中的饱和脂肪酸含量达 60% 以上，还有 30% 左右的单不饱和脂肪酸。其饱和脂肪酸含量较高，还含有胆固醇，而饱和脂肪酸易使血胆固醇含量升高，会加重肝脏负担。黄油属于动物性油脂，脂肪含量极高，而脂肪摄入过多后会影响胆汁的分泌，而肝病患者常伴有胆囊炎，会影响胆汁的排泄，食用后易造成消化不良。

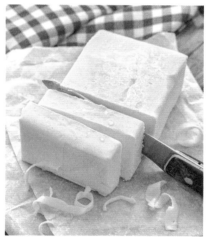

鱼露

忌食关键词：
添加剂。

忌食鱼露的原因

鱼露是由鱼、虾等原料通过腌渍、加工而成，里面或多或少的含有食品添加剂，如香精、色素及调味剂等，而肝病患者不宜食用加工食品，因为患者本身肝功能不好，尤其是肝病晚期出现肝硬化、肝腹水者，食用这些添加剂本身对肝细胞有一定毒性，而且肝脏又不能将这些有毒物质代谢出去，对肝脏损害极大。鱼露的含盐量较高，肝病患者食用后还会影响水钠代谢。

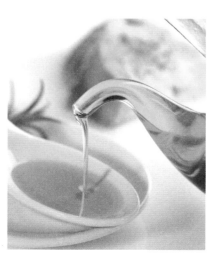

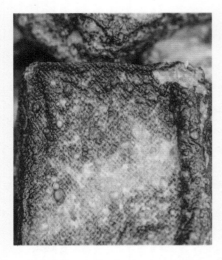

臭豆腐

忌食关键词：
腐败物质。

忌食臭豆腐的原因

臭豆腐在发酵过程中极易被微生物污染，还含有大量挥发性盐基以及硫化氢等，这些都是蛋白质分解的腐败物质，对人体有害。由于肝病患者的代谢能力差，食用此类食物易导致毒素在体内堆积，会加大对肝细胞的损伤。臭豆腐属于油炸食品，而油腻食物会影响胆汁的分泌，而肝病患者常伴有胆囊炎，食用后胆汁排泄不畅就易导致消化不良，故不宜食用。

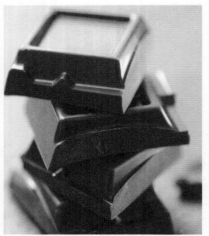

巧克力

忌食关键词：
糖分。

忌食巧克力的原因

巧克力含糖量较高，不宜多吃，吃得过多会使胃肠道的酶分泌发生障碍，影响食欲，而肝病患者尤其是肝病晚期的患者，消化功能低下，营养缺乏，食用巧克力会使病情恶化。另外，糖容易发酵，加重胃肠胀气，并易转化为脂肪，加速肝脏中脂肪的贮存，促进脂肪肝的发生。巧克力含脂肪较高而且热量也高，对脂肪肝患者尤为不利。

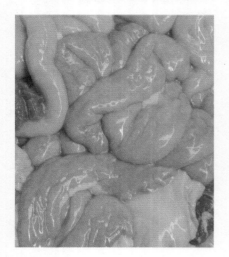

猪大肠

忌食关键词：
脂肪。

忌食猪大肠的原因

猪大肠含有较高的脂肪，而脂肪的代谢要经过肝脏才能得以利用，而肝病患者的肝脏随着患病时间的延长，有不同程度的损伤，食用高脂肪的食物无疑会给肝脏带来负担。脂肪肝患者本身肝细胞中有脂肪颗粒聚集，食用后只会使病情更为严重。

猪皮

忌食关键词：
高脂肪。

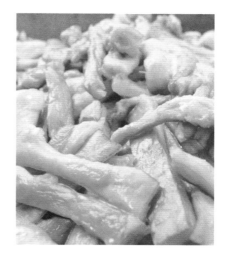

忌食猪皮的原因

　　猪皮为高脂肪的食物，肝病患者要少吃或禁吃，尤其是脂肪肝患者要忌吃。因为肝病患者，由于患病时间和各种病因的影响，肝脏及肝功能出现不同程度的损伤或降低，而肝脏为脂肪的主要代谢器官，食用猪皮后显然会加重肝脏负担，故不宜食用。

猪肥肉

忌食关键词：
脂肪。

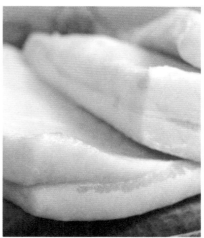

忌食猪肥肉的原因

　　猪肥肉的脂肪比例高，长期大量进食猪肥肉，将不可避免地导致脂肪摄入过多，使人体蓄积过多脂肪，容易诱发身体肥胖。肝病患者常有恶心、呕吐、厌油腻感，要禁止食用肥甘厚腻之物。猪肥肉中油脂的含量多为饱和脂肪酸，长期食用不仅会导致消化不良，还会导致与体内的胆固醇结合堆积于血管壁，导致管腔变窄，容易造成心血管疾病，对肝病患者不利。

鹅肝

忌食关键词：
脂肪。

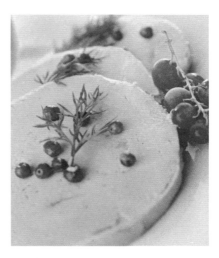

忌食鹅肝的原因

　　鹅肝脂肪含量较高，有数据显示，鹅肝中含脂肪40%～60%，相当于装饰蛋糕的奶油，其中含不饱和脂肪酸65%～68%，而另三分之一是饱和脂肪酸，食用后会增加胆固醇含量。动物肝脏同样也是动物的主要解毒器官，或多或少地存在有毒物质残存，对肝病患者来说，由于肝脏代谢不强，不能顺利地排出毒素，极易对其他正常的肝细胞造成损害，故不宜食用。

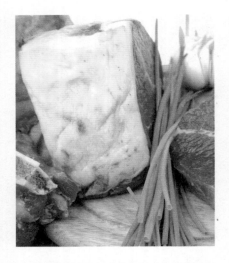

牛肥肉

忌食关键词：
脂肪。

忌食牛肥肉的原因

　　牛肥肉脂肪含量偏高，肝病患者如果摄入过多的脂肪，会使肝脏产生不同程度的损伤，不利于病情恢复。肝病患者忌吃油炸、油煎的牛肉，未煮熟透的牛肉更不宜。因为煎炸类的食物含油脂高，对肝病患者不利，而没熟透的不易消化，故不宜食用。

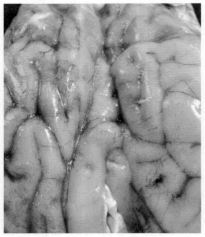

猪脑

忌食关键词：
胆固醇。

忌食猪脑的原因

　　猪脑中胆固醇含量特别高，有资料显示，每100克的猪脑中胆固醇含量为540毫克，故脂肪肝患者不宜食用。因为胆固醇过多摄入容易导致高脂血症，而高脂血症是导致脂肪肝的一个主要原因。猪脑容易感染寄生虫或细菌等微生物，肝病患者体质较虚弱、怠倦无力、抵抗力较差，食用后对其不利，特别是食用没有煮熟透的猪脑，患病概率更大。

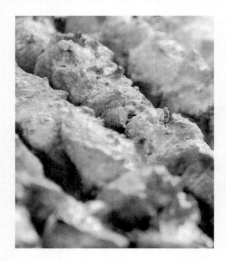

羊肥肉

忌食关键词：
大热之物。

忌食羊肥肉的原因

　　羊肥肉是大热之物，而无论是病毒性肝炎患者、酒精肝患者及脂肪肝患者都不宜食用大热之物，因为有中医研究表明，肝病患者多数有肝胆湿热的证型，若食用此类大辛大热之物，会加重内热，热积化火，上扰肝阳，显然会加重肝胆湿热的现象，故肝病患者不宜食用。羊肥肉是高脂肪类食物，而肝病患者肝脏代谢异常，故不宜食用。

鱼子

忌食关键词：
脂肪、胆固醇。

忌食鱼子的原因

　　肝病患者不宜食用动物性油脂，鱼子中含有较高的脂肪和胆固醇，肝病患者食用鱼子后，由于其肝脏代谢能力差，容易使脂肪堆积于肝脏，从而影响正常肝细胞的功能，故肝病患者，尤其是脂肪肝患者不宜食用。鱼子虽小，但是难煮熟透，食用后不利于消化吸收，而肝病患者不宜食用难消化的食物，因为会加重各类脏器的负担，还会损害肝脏，故不宜食用。

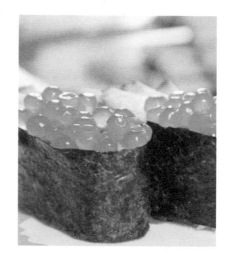

蟹黄

忌食关键词：
胆固醇、脂肪。

忌食蟹黄的原因

　　蟹黄中胆固醇和脂肪含量极高，故高脂血症、肝病、高胆固醇血症、高血压等患者不宜食用。因为肝病患者肝脏代谢能力差，食用高胆固醇食物后胆固醇不能及时排出，容易损害正常的肝细胞。

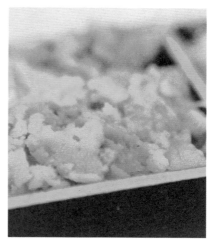

笋

忌食关键词：
膳食纤维。

忌食笋的原因

　　笋中膳食纤维的成分较高，食用后会加重胃肠负担，对于肝病出现肝硬化者而言，由于肝细胞失去原有的活性，从而使得肝门静脉出现高压，时间长了就会使胃肠静脉充血，食用此类食物，极易造成胃出血，使病情恶化，故肝病患者不宜食用。竹笋一般人食用时将其熏干后食用，而肝病患者不宜食用烟熏制品，否则会损伤正常的肝细胞，故笋不宜食用。

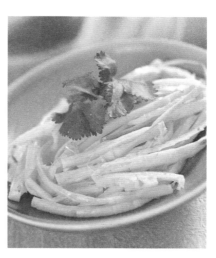

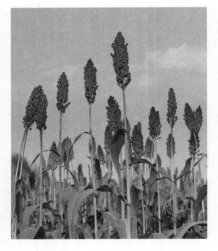

高粱

忌食关键词：
性温、糖分。

忌食高粱的原因

　　高粱属于粗粮，一般来说粗粮类要少食，而且要和其他营养物质搭配食用。高粱性温，长期过多食用易酿生湿热，而肝病患者本身多有肝胆湿热的症状，食用高粱易加重湿热，对其不利。严格地说肝病患者应少量食用。另外，高粱中糖分的含量较高，过多食用后易出现腹胀等不适感，肝病患者，尤其是肝硬化患者更不宜食用。

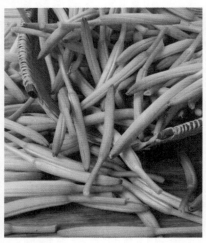

鲜黄花菜

忌食关键词：
秋水仙碱。

忌食鲜黄花菜的原因

　　鲜黄花菜中含有一种叫秋水仙碱的物质，它经过胃肠道的吸收，在体内氧化为二秋水仙碱后，则具有较大的毒性。成年人如果一次食入 0.1 ~ 0.2 毫克的秋水仙碱就会发生急性中毒，如出现咽干、口渴、恶心、呕吐、腹痛、腹泻等症状，严重者还会出现血便、血尿或尿闭等。而肝病患者，肝脏解毒功能不强，食用后容易损伤肝脏。

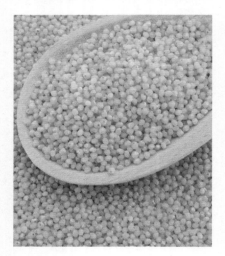

黄米

忌食关键词：
燥热。

忌食黄米的原因

　　黄米具有利肺养阴的功效，但是黄米具有一定的燥性，故燥热者不宜多食。对肝病患者来说，多数患者有肝胆湿热的症状，过多食用黄米会加重湿热，故不宜食用。

扁豆

忌食关键词：
阻碍胆汁排泄。

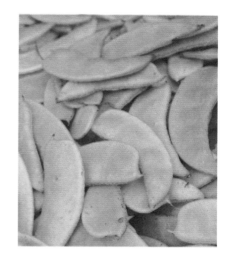

忌食扁豆的原因

　　肝病患者往往伴有胆囊炎，特别是肝硬化患者绝大多数都有胆囊壁继发性改变，扁豆中含有有碍胆汁排泄的物质，所以过食会出现胁痛、腹胀、嗳气或加重症状，故应尽量少吃或不吃。扁豆中含有一种内源性有毒成分皂苷，又称皂素。皂素对消化道黏膜有强烈的刺激性，会引起局部充血、肿胀及出血性炎症，肝病晚期出现肝硬化者不宜食用。

魔芋

忌食关键词：
有毒性。

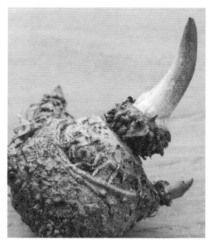

忌食魔芋的原因

　　生魔芋有毒，一般来说煎煮 3 小时才能去除其毒性，肝病患者应少食，因为肝病患者肝脏解毒功能大大降低，若食用没煮熟的魔芋就会造成肝细胞损害。魔芋中膳食纤维成分较多，过多食用不利于消化吸收，脾胃虚者不宜，对肝病晚期出现有肝硬化者更为不宜，否则会引起消化道大出血。

大麦

忌食关键词：
膳食纤维。

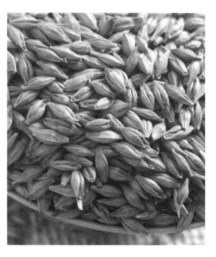

忌食大麦的原因

　　对肝病患者来说，食用适量的大麦对其有益。大麦泡茶饮用，或将其炒黑后服用，具有美白减肥、消食的作用，但是肝病晚期的患者要慎用。大麦也是粗粮的一类，其膳食纤维含量较高，过多食用易给胃肠带来不适或腹胀感。而肝病后期的患者不宜食用过多高膳食纤维食物，否则会加重消化脏器负担，肝硬化患者食用后尤其容易引起消化道大出血，故不宜食用。